中国医师协会超声医师分会超声造影图鉴丛书

浅表器官超声造影图鉴

主　审　唐　杰

总主编　罗渝昆　何　文

主　编　罗渝昆　罗葆明

副主编　陈　琴　阮骊韬　谢　芳

人民卫生出版社
·北京·

图书在版编目（CIP）数据

浅表器官超声造影图鉴 / 罗渝昆，罗葆明主编 . —
北京：人民卫生出版社，2022.6
ISBN 978-7-117-33046-6

Ⅰ. ①浅… Ⅱ. ①罗… ②罗… Ⅲ. ①人体组织学–
超声波诊断–图集 Ⅳ. ①R445.1-64

中国版本图书馆 CIP 数据核字（2022）第 059809 号

人卫智网	www.ipmph.com	医学教育、学术、考试、健康，购书智慧智能综合服务平台
人卫官网	www.pmph.com	人卫官方资讯发布平台

浅表器官超声造影图鉴

Qianbiao Qiguan Chaosheng Zaoying Tujian

主　　编：罗渝昆　罗葆明
出版发行：人民卫生出版社（中继线 010-59780011）
地　　址：北京市朝阳区潘家园南里 19 号
邮　　编：100021
E - mail：pmph @ pmph.com
购书热线：010-59787592　010-59787584　010-65264830
印　　刷：廊坊一二〇六印刷厂
经　　销：新华书店
开　　本：889×1194　1/16　印张：30
字　　数：806 千字
版　　次：2022 年 6 月第 1 版
印　　次：2022 年 7 月第 1 次印刷
标准书号：ISBN 978-7-117-33046-6
定　　价：238.00 元

打击盗版举报电话：010-59787491　E-mail：WQ @ pmph.com
质量问题联系电话：010-59787234　E-mail：zhiliang @ pmph.com
数字融合服务电话：4001118166　　E-mail：zengzhi @ pmph.com

前　言

随着超声造影剂的升级和造影成像技术的不断完善,超声造影的优势逐渐凸显,临床应用得以快速发展。以声诺维(SonoVue)为代表的第二代微泡超声造影剂经静脉或经腔道注射,通过增强血流、管腔与周围组织的对比显影,显示组织结构及血流灌注信息,从而达到诊断及鉴别诊断的目的,显著提高了超声诊断的敏感性和准确性,具有较高的安全性。

超声造影技术最早应用于心脏,对心脏分流性疾病、瓣膜病、冠心病等疾病的诊断及精确评价室壁运动和心功能提供了有价值的依据。近十年来,超声造影技术在腹部应用较为成熟,弥补了常规超声的缺憾,尤其是其对于肝脏局灶性病变的鉴别诊断能力,准确率达 90% 以上。超声造影剂提高了细小血管和低速血流检出的敏感性,可以精确判断脑部、颈部及外周动脉的狭窄或闭塞,评估动脉粥样硬化斑块的易损性等。近年来,超声造影在浅表器官病变中也取得了很大的进步和发展,特别是为乳腺、甲状腺、淋巴结等疾病的良恶性鉴别诊断提供了有价值的参考依据。另外,超声造影也应用于妇科良恶性疾病的鉴别诊断、盆腔占位性病变的鉴别诊断和输卵管通畅性检查等,提高了疾病诊断的可靠性和准确性。

为了更好地探讨超声造影在临床的应用价值,提高超声造影的诊断准确性,我们组织全国超声医学界从事腹部、浅表器官、心血管、妇产科领域的知名专家于 2021 年 6 月成立了超声造影图鉴丛书编写委员会,并于 2021 年 7 月正式启动丛书的编写工作。

超声造影图鉴丛书共四册,包括《腹部超声造影图鉴》《浅表器官超声造影图鉴》《心血管超声造影图鉴》《妇产超声造影图鉴》。丛书以病例的方式呈现给读者,内容包含了病史概要、常规超声图像、超声造影图像、超声造影视频、超声造影诊断要点、鉴别诊断及病理诊断,充分融入了编者们丰富的理论知识和宝贵的临床经验。每一种疾病都有丰富精彩的病例,图文并茂,同时配有造影视频影像,对疾病的超声造影诊断要点及鉴别诊断思路进行了分析和总结,适合各年资医师学习和阅读,是指导超声医师规范性开展超声造影工作的系列参考用书。

在编写和修订过程中,各位参编作者在繁忙的工作之余齐心协力、倾注心血,在此,对编写委员会的各位专家表示衷心的感谢!

超声造影技术处于发展阶段,新的知识和内容还将不断更新,超声造影用于某些疾病的临床诊断时间不长,尚处于探索阶段,书中难免有疏漏,希望学界同仁多提宝贵意见,共同探讨,携手为促进超声医学的发展而不懈努力!

罗渝昆　何　文

2022 年 4 月

目 录

第一章

甲 状 腺

JIAZHUANGXIAN

第一节　甲状腺超声造影概述

一、甲状腺超声造影检查方法

超声造影技术是在常规超声检查的基础上,通过静脉注射超声造影剂,利用血流背向散射信号及微泡在声场中的非线性效应获得对比增强图像,实时动态观察组织的微血流灌注情况,以提高病变的检出率。甲状腺超声造影在临床工作中主要用于甲状腺结节的定性诊断和鉴别诊断、甲状腺结节穿刺活检部位的判断、甲状腺结节消融术后疗效的评估等。

超声造影剂经外周静脉快速团注,每次用量1.2~2.4ml(用量以造影效果达到最佳为宜),如需多次注射,间隔时间应>10min,以保证循环中的微泡已经清除。选定甲状腺病灶最大切面或血流最丰富切面,切换至造影模式。选择预设的甲状腺造影条件,MI为0.05~0.08,聚焦置于病灶深部边缘,调整增益抑制甲状腺背景回声,维持气管、筋膜等在可见水平。保持探头位置、体位不变,同时嘱患者不做吞咽动作,避免深呼吸对超声造影的影响,连续实时观察病灶的动态灌注过程,并进行图像存储。

甲状腺超声造影主要观察四个方面。①增强水平:以病变周围甲状腺实质增强程度为参照,分为高增强、等增强、低增强及无增强;②增强时间:以病变周围甲状腺实质开始增强时间为参照,分为早增强、同步增强及晚增强;③增强模式:分为均匀增强、不均匀增强及环状增强;④增强方向:分为向心性增强、离心性增强及弥漫性增强。

时间-强度曲线分析:应用超声造影定量分析软件,对甲状腺感兴趣区的造影特征进行分析,是实时超声造影定量研究的主要方法。可以根据时间-强度曲线的形态判断病变的性质,也可以对曲线的声学参数进行定量分析。

二、正常甲状腺超声造影

1. 常规超声图像　甲状腺实质呈均匀等回声,高于颈部带状肌回声水平;甲状腺周围是由甲状腺真被膜和假被膜形成的薄层高回声带,光滑整齐,边界清晰。颈前正中横切面显示甲状腺呈马蹄形或蝶形,两叶较厚,位于气管两侧,中间由较薄的峡部相连,见图1-1-1A;颈部纵切面显示甲状腺呈上窄下宽的锥形,见图1-1-1B。彩色多普勒血流成像(color Doppler flow imaging,CDFI)显示甲状腺实质内散在点状及条状血流信号,见图1-1-1C。

2. 超声造影图像　甲状腺实质整体同步开始增强,分布均匀,达峰后呈弥漫性均匀等增强,增强晚期同步消退,见图1-1-2、ER1-1-1。

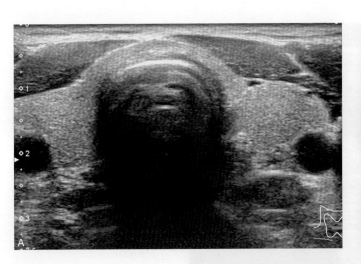
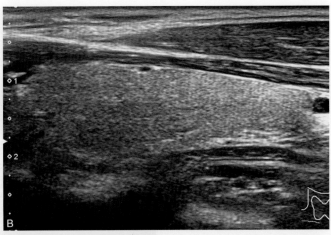
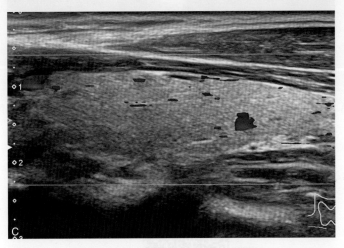

图 1-1-1 正常甲状腺常规超声声像图
A. 甲状腺横切面灰阶超声图像；B. 甲状腺纵切面灰阶超声图像；C. 甲状腺彩色多普勒血流图像

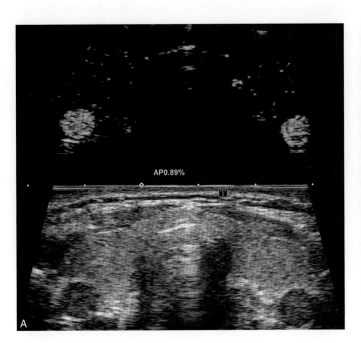
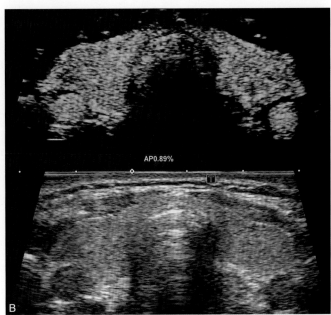

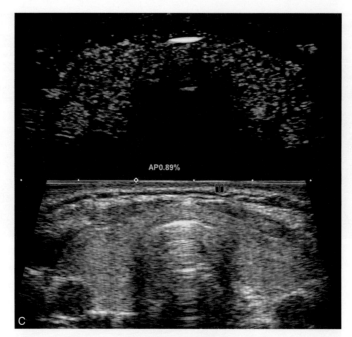

图 1-1-2　正常甲状腺超声造影图

A. 甲状腺造影 12s 图像；B. 甲状腺造影 16s 图像；C. 甲状腺造影 36s 图像

ER1-1-1　正常甲状腺超声造影视频

视频注解：甲状腺呈快速均匀高增强，达峰后均匀消退

第二节　甲状腺炎性病变

一、急性化脓性甲状腺炎

1. 病史概要　男性,16岁,因15天前发现颈部肿物就诊,发热,局部皮肤红肿。1年前曾因"化脓性甲状腺炎"行脓肿切开引流术。体格检查:甲状腺Ⅲ度肿大,左叶扪及一肿物,约3cm,质软,边界不清,轻度压痛。实验室检查:白细胞计数:9.10×10⁹/L,血小板计数:

256×10⁹/L,C反应蛋白:6.0mg/L,血沉2.4cm/h。

2. 常规超声图像　甲状腺左叶体积增大,上部可见一低回声区,边界不清,形态不规则,内部回声分布不均匀,向浅层延伸至皮下,向深层延伸至气管食管沟;CDFI显示低回声区内少量血流信号,见图1-2-1。

3. 超声造影图像　急性化脓性甲状腺炎超声造影见图1-2-2,ER1-2-1。

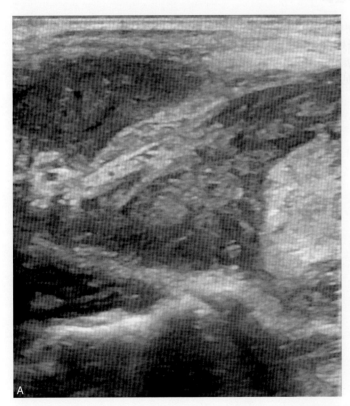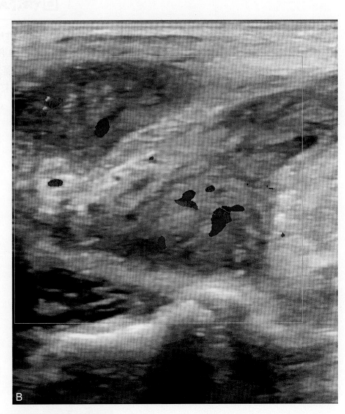

图1-2-1　急性化脓性甲状腺炎常规超声声像图
A. 甲状腺左叶纵切面;B. CDFI血流图

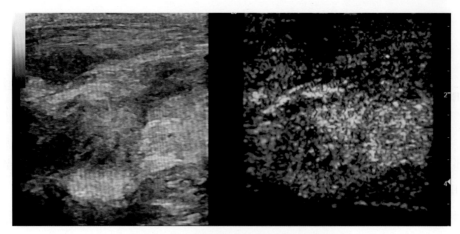

图 1-2-2　急性化脓性甲状腺炎超声造影图

造影示甲状腺左叶内低回声区呈不均匀低增强

ER1-2-1　急性化脓性甲状腺炎超声造影视频

视频注解：甲状腺左叶低回声区超声造影（12s）开始出现增强，起始时间与周围正常甲状腺组织同步，增强程度低于周围正常组织，呈不均匀低增强表现，部分区域未见增强。增强后 22s 与周围组织同步消退。与二维超声图像比较，低回声区范围未见明显改变

4. 超声造影诊断要点

（1）多表现为增强时间基本同步或稍晚于周边正常甲状腺组织，与周围甲状腺组织基本同步消退。

（2）达峰时以低增强为主，有脓液形成时呈无增强。

5. 鉴别诊断

（1）亚急性甲状腺炎：超声造影特点为甲状腺低回声区弥漫性均匀性低增强，增强后与周围组织无明显分界。

（2）慢性淋巴细胞性甲状腺炎：超声造影特点为甲状腺实质呈整体弥漫性不均匀增强。

（3）甲状腺癌：结节内造影剂多晚于周围甲状腺组织，达峰时多呈不均匀低增强。

二、亚急性甲状腺炎

病例一

1. 病史概要　男性，60 岁，5 天前因颈部疼痛就诊。体格检查：甲状腺左叶Ⅱ度肿大，上部扪及一肿物，约 2cm，质韧，边界欠清，压痛明显。实验室检查：白细胞计数 $7.98×10^9$/L，血小板计数 $230×10^9$/L，C 反应蛋白 102.73mg/L，血沉 12cm/h。抗甲状腺过氧化物酶抗体 13.80IU/ml，抗甲状腺球蛋白抗体 380IU/ml，促甲状腺激素 0.015mIU/L，游离三碘甲状腺原氨酸 7.43pmol/L，游离甲状腺素 25.85 pmol/L。摄碘率：2h 4%、4h 5%、24h 0.1%。

2. 常规超声图像　甲状腺左叶体积增大，中上部可见一低回声区，边界不清，形态不规则，内部回声分布不均匀；CDFI 显示低回声区内少量血流信号，见

图 1-2-3。

3. 超声造影图像 见图 1-2-4、ER1-2-2。

4. 超声造影诊断要点

（1）多表现为增强时间基本同步或稍晚于周边正常甲状腺组织，与周围甲状腺组织基本同步消退。

（2）达峰时峰值强度以均匀增强、低增强为主，增强后迅速与周围组织融为一体。

5. 病理诊断 亚急性甲状腺炎，见图 1-2-5。

6. 鉴别诊断

（1）急性化脓性甲状腺炎：处于不同时期其血供特点亦有差别，超声造影特点可呈弥漫性不均匀性低增强或无增强。

（2）结节性甲状腺肿：超声造影模式呈多样性，环状增强较常见于结节性甲状腺肿均匀增强

（3）甲状腺癌：结节内造影剂信号增强多晚于周围甲状腺组织，达峰时多呈不均匀低增强。

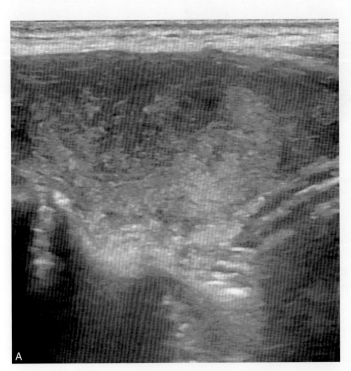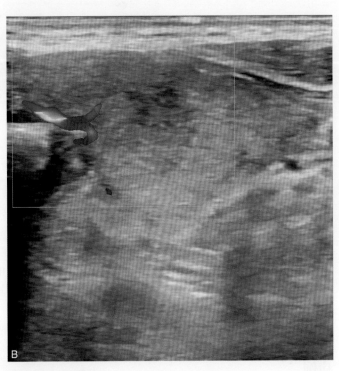

图 1-2-3 亚急性甲状腺炎常规超声声像图
A. 甲状腺左叶纵切面；B. CDFI 血流图

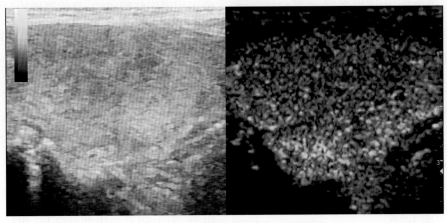

图 1-2-4 亚急性甲状腺炎超声造影图
甲状腺左叶纵切图造影示低回声区呈均匀低增强

ER1-2-2 亚急性甲状腺炎超声造影视频

视频注解:甲状腺左叶低回声区超声造影9s开始出现增强,起始时间与周围正常甲状腺组织同步,增强程度低于周围正常组织,呈均匀低增强表现。增强后15s与周围组织同步消退。与二维超声图像比较,低回声区范围稍增大

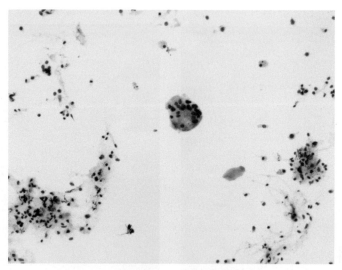

图1-2-5 亚急性甲状腺炎病理结果图
病理结果示符合亚急性甲状腺炎(细胞学涂片)

病例二

1. 病史概要 女性,41岁,发现甲状腺结节1个月,无压痛,无呼吸困难,无发热、出汗增多、心悸等症状。体格检查:甲状腺无明显肿大,左叶上部扪及1cm×0.5cm结节,质硬,边界不清,无压痛,可随吞咽上下活动。实验室检查:抗甲状腺过氧化物酶抗体12.54IU/ml,抗甲状腺球蛋白抗体10.25IU/ml,TSH 2.39mIU/L,FT3 4.79pmol/L,FT4 13.59pmol/L。

2. 常规超声图像 甲状腺左叶上部低回声区,边界不清,形态不规则,内部回声分布欠均匀;CDFI见低回声区内稀疏血流信号,见图1-2-6。

3. 超声造影图像 见图1-2-7、ER1-2-3。

4. 超声造影诊断要点 亚急性甲状腺炎超声造影表现为病变内低回声区与周围正常甲状腺组织同步或稍晚于周围甲状腺组织,呈弥漫性均匀性等增强,增强后低回声区迅速与周围组织融为一体,与周围正常甲状腺组织同步消退。

5. 鉴别诊断

(1)慢性淋巴细胞性甲状腺炎:超声造影特点为甲状腺双叶呈整体弥漫性不均匀性增强,增强后实质内无局灶性高增强或等增强结节。

(2)甲状腺癌:肿瘤结节内造影剂晚于周围甲状腺组织,先于结节周边部分强化,而后达到中央区,呈"向心性"强化特点,达峰时呈不均匀低增强。

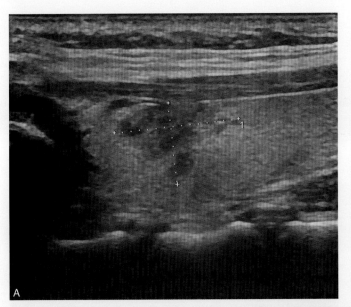
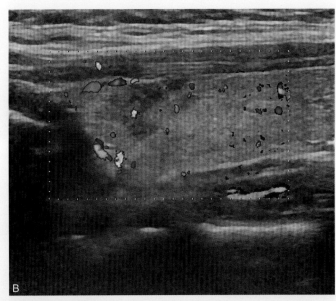

图 1-2-6　亚急性甲状腺炎常规超声声像图
A. 甲状腺左叶纵切面；B. CDFI 血流图

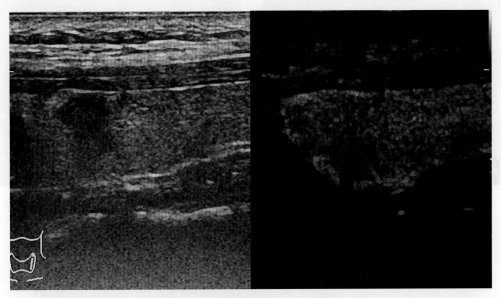

图 1-2-7　亚急性甲状腺炎超声造影图
甲状腺左叶纵切图造影示低回声区呈均匀等增强

ER1-2-3　亚急性甲状腺炎超声造影视频
视频注解：甲状腺左叶低回声区与周围正常甲状腺组织同步增强，呈均匀等增强，增强后与周
围组织同步消退

三、慢性淋巴细胞性甲状腺炎

病例一

1. 病史概要 女性,46岁,1年前无明显诱因发现颈部包块。体格检查:甲状腺双叶Ⅱ度肿大,左叶扪及一肿物,约3cm,质韧,边界不清。实验室检查:抗甲状腺过氧化物酶抗体99.32IU/ml,抗甲状腺球蛋白抗体524.30IU/ml,促甲状腺激素(TSH)2.30mIU/L,游离三碘甲状腺原氨酸(FT3)4.97pmol/L,游离甲状腺素(FT4)9.21pmol/L。

2. 常规超声图像 甲状腺实质回声减低、增粗,双叶体积增大,左叶中下部可见两个低回声区,边界不清,形态不规则,内部回声分布不均匀;CDFI示低回声区内少量血流信号,见图1-2-8。

3. 超声造影图像 见图1-2-9,ER1-2-4。

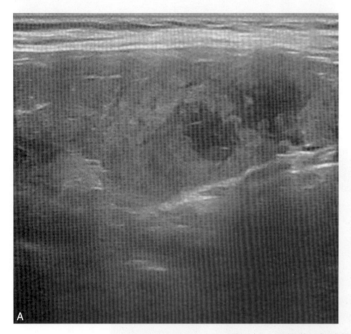
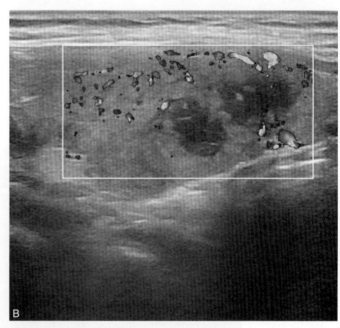

图1-2-8 慢性淋巴细胞性甲状腺炎常规超声声像图
A. 甲状腺左叶纵切面;B. CDFI 血流图

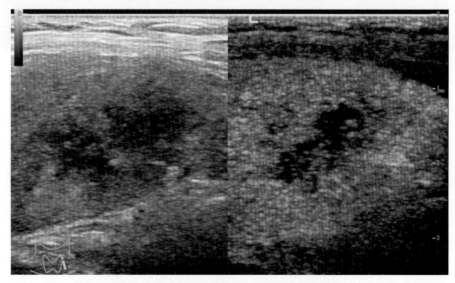

图1-2-9 慢性淋巴细胞性甲状腺炎超声造影图
甲状腺左叶纵切图造影示低回声区呈不均匀低增强

ER1-2-4　慢性淋巴细胞性甲状腺炎超声造影视频

视频注解:甲状腺左叶低回声区超声造影13s开始出现增强,起始时间与周围正常甲状腺组织同步,增强程度低于周围正常组织,呈不均匀低增强表现,部分区域未见增强。增强后20s与周围组织同步消退。与二维超声图像比较,低回声区范围未见明显改变

4. 病理结果　慢性淋巴细胞性甲状腺炎苏木精-伊红染色(HE)×40,见图1-2-10。

5. 超声造影诊断要点

(1)慢性淋巴细胞性甲状腺炎结节病程进展复杂多变,血供特点不一,造影模式也呈多样性。

(2)多表现为增强时间基本同步或稍晚于周边正常甲状腺组织,与周围甲状腺组织基本同步消退。

(3)达峰时峰值强度不一,以均匀增强、低增强为主;也可呈不均匀增强、无增强等,可能与淋巴细胞浸润范围、程度不同,滤泡破坏程度不同及纤维组织的增生程度不同有关。

6. 鉴别诊断

(1)亚急性甲状腺炎:超声造影特点为甲状腺低回声区弥漫性均匀性低增强,增强后迅速与周围组织融为一体。

(2)结节性甲状腺肿:结节性甲状腺肿的结节可处于不同的增生时期,其血供特点亦有差别,因而超声造影模式表现为多样性,环状增强较常见于结节性甲状腺肿的结节。

(3)甲状腺癌:结节内造影剂增强多晚于周围甲状腺组织,达峰时多呈不均匀低增强。

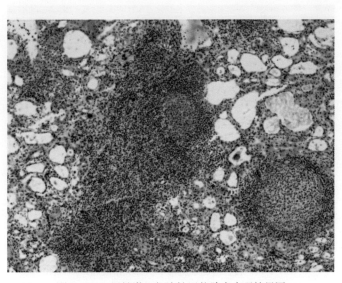

图1-2-10　慢性淋巴细胞性甲状腺炎病理结果图

病例二

1. **病史概要**　女性,48岁,体检发现甲状腺结节17个月,无不适。体格检查:甲状腺Ⅰ度肿大,质韧,无压痛,未扪及明显结节,未闻血管杂音。实验室检查:抗甲状腺过氧化物酶抗体107IU/ml,抗甲状腺球蛋白抗体330IU/ml,TSH 1.6mIU/L,FT3 5.45pmol/L,FT4 16.97pmol/L。

2. **常规超声图像**　甲状腺轻度肿大,表面饱满,实质回声减低,分布不均匀,内可见低回声区及条状高回声带;CDFI示甲状腺内血流分布稍多,血管增粗,见图1-2-11。

3. **超声造影图像**　见图1-2-12,ER1-2-5。

4. **超声造影诊断要点**　慢性淋巴细胞性甲状腺炎超声造影约10s左右造影剂进入,15s左右达峰,早期呈不均匀增强,达峰后呈均匀高增强。当慢性淋巴细胞性甲状腺炎合并结节时,超声造影可以区分真性结节或假性结节,真性结节具有相应的异常增强改变。

5. **鉴别诊断**

(1)亚急性甲状腺炎:病变叶内低回声区与周围正常甲状腺组织同步增强或略晚于周围甲状腺组织,呈均匀性等增强,病变区与周围组织同步消退。

(2)弥漫硬化型甲状腺癌:甲状腺双叶内造影剂快速进入腺体内,达峰时呈整体弥漫性不均匀增强,实质内无异常增强结节。

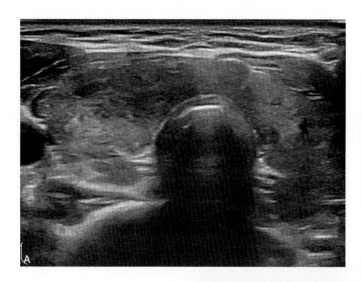
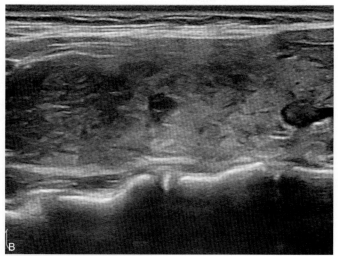
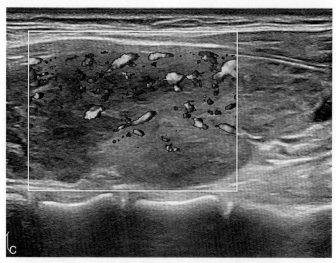

图1-2-11　慢性淋巴细胞性甲状腺炎常规超声声像图

A. 甲状腺横切面;B. 甲状腺右叶纵切面;C. 左叶CDFI血流图

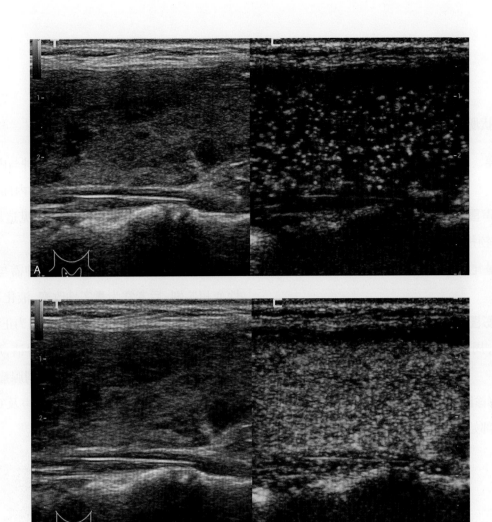

图 1-2-12 慢性淋巴细胞性甲状腺炎超声造影图
A. 超声造影 10s 甲状腺不均匀增强；B. 16s 呈均匀增强

ER1-2-5 慢性淋巴细胞性甲状腺炎超声造影视频
视频注解：9s 造影剂进入，呈不均匀增强，约 14s 达峰，均匀增强

第三节 甲状腺良性结节

一、单纯性甲状腺囊肿

1. 病史摘要 女性,51岁,因乏力就诊,无颈前区不适。

2. 常规超声图像 甲状腺囊肿常规超声表现为边界清晰、形态较规则的无回声结节,内可见点状强回声,后伴"彗星尾"征,CDFI内部无明显血流信号,见图1-3-1。

3. 超声造影图像 注入造影剂后结节始终呈无增强,边界清晰,周围腺体呈均匀等增强,见图1-3-2、ER1-3-1。

4. 超声造影诊断要点

(1)结节内部始终无造影剂灌注,表现为边界清晰、形态规则的无增强区。

(2)结节周边被膜连续完整。

(3)超声造影可以鉴别单纯囊肿与内部为极低回声的甲状腺实性结节,单纯囊肿造影时内部始终呈无增强,边界清,实性结节在造影过程中可见造影剂灌注,边界不清。

5. 鉴别诊断 甲状腺单纯囊肿需与甲状腺腺瘤囊性变相鉴别,后者常为囊实性改变,液化不全为其特征。超声造影鉴别点在于:单纯囊肿周围为正常腺体,因此其周围增强程度较均匀,无增强区边界清,形态规则;而腺瘤囊性变囊性区多形态不规则,周围腺瘤组织增强程度多高于周围正常腺体,结合常规超声及CDFI特征有助于鉴别。

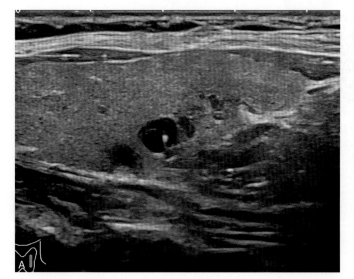
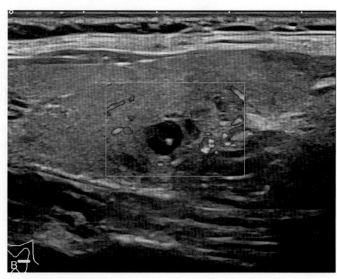

图1-3-1 甲状腺囊肿常规超声声像图
A. 甲状腺左叶纵切面;B. CDFI血流图

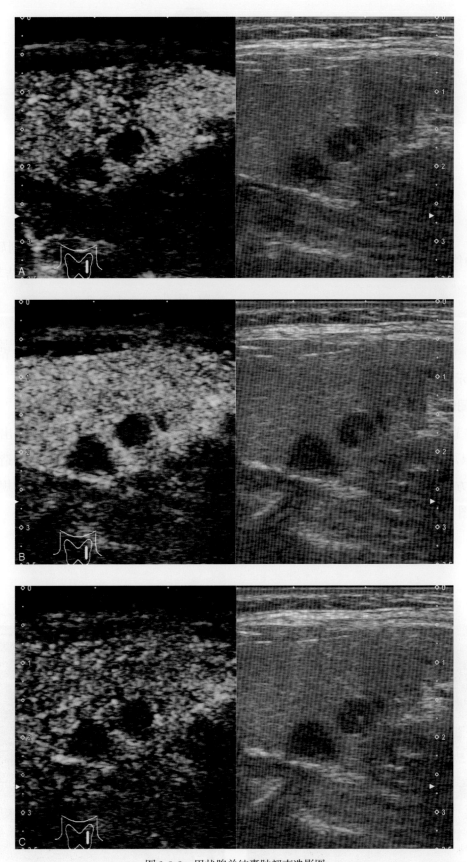

图 1-3-2 甲状腺单纯囊肿超声造影图

A. 注入造影剂后 10s；B. 腺体增强达峰时（15s）图像；C. 注入造影剂后 19s，结节内部始终呈无增强

ER1-3-1 甲状腺单纯囊肿超声造影视频

二、甲状腺囊肿伴出血

病例一

1. 病史摘要 女性,60岁,自觉颈部肿大3个月余。2年前常规超声提示甲状腺多发囊实性结节。

2. 常规超声图像 甲状腺左叶明显增大,可见一囊性为主的囊实性结节,该结节体积较2年前明显增大,挤压周围甲状腺组织,结节内部回声欠均匀,见多发点、条状强回声,结节后方回声增强;CDFI显示结节内部未见明显血流信号,见图1-3-3。

3. 超声造影图像 注入造影剂后甲状腺左叶囊实性结节内始终呈无增强,边界清晰,结节周围甲状腺被膜完整,见图1-3-4、ER1-3-2。

4. 超声造影诊断要点

（1）周围囊壁呈均匀高增强,边界清,内部始终无造影剂灌注。

（2）结节周边被膜连续且完整。

5. 鉴别诊断 甲状腺囊肿伴出血需要与甲状舌管囊肿、淋巴管囊肿相鉴别。超声造影显示囊肿周围是否有增强的甲状腺腺体,结合常规超声可以鉴别其来源。

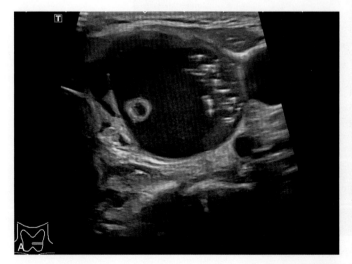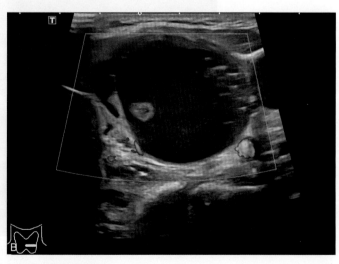

图1-3-3 甲状腺囊肿伴出血常规超声声像图
A. 甲状腺左叶横切面;B. CDFI血流图

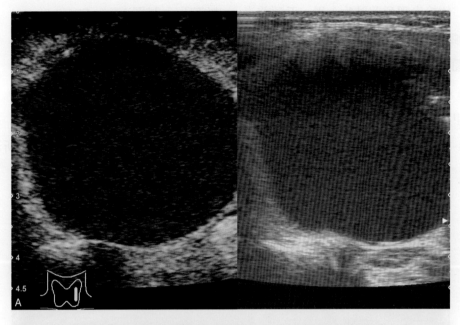

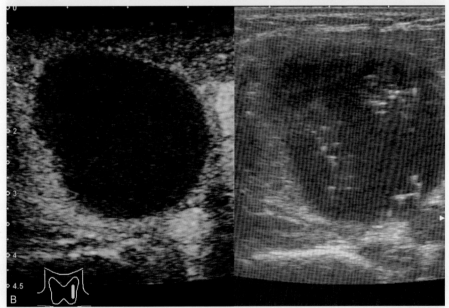

图 1-3-4　甲状腺囊肿伴出血超声造影图
A. 注入造影剂后 17s 图像；B. 注入造影剂后 28s 图像，结节内部始终呈无增强

ER1-3-2　甲状腺囊肿伴出血超声造影视频

病例二

1. **病史概要** 体检发现颈前肿物1周。无颈前牵拉感,无咽痛,无声嘶。

2. **常规超声图像** 甲状腺左叶下极可见一低回声结节,大小约1.2cm×1.0cm×1.0cm,边界清楚,内未见强回声。CDFI显示甲状腺左叶下极结节内部及周边均未见血流信号,见图1-3-5。

3. **超声造影图像** 甲状腺左叶下极结节超声造影全程呈整体无增强,病灶边界清楚,无增强面积等于灰阶超声所示,见图1-3-6、ER1-3-3。

4. **超声造影诊断要点**

(1)病灶增强的边界清楚。

(2)一般为圆形或者椭圆形。

(3)病灶为整体无增强。

(4)无增强范围等于灰阶超声所示。

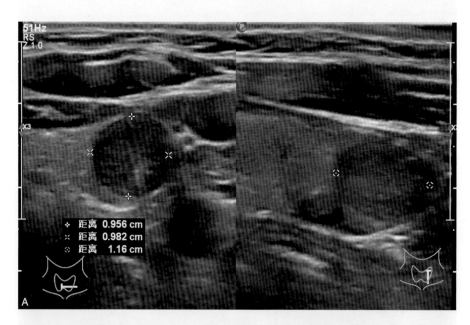

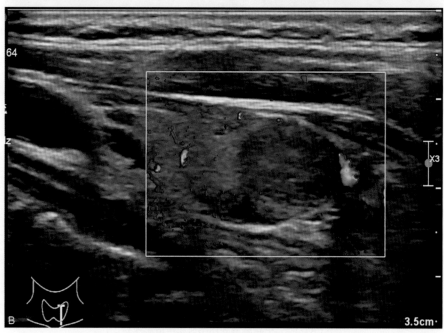

图 1-3-5 常规超声声像图

A. 甲状腺左叶横切面超声图像;B. 甲状腺左叶纵切面超声图像

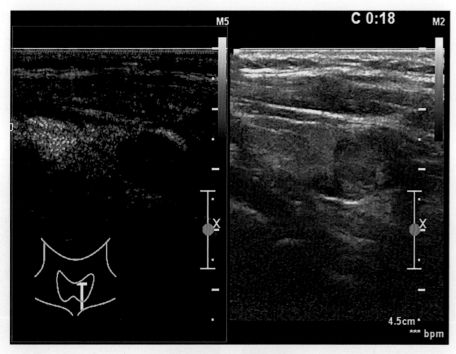

图 1-3-6　超声造影声像图

ER1-3-3　甲状腺囊肿伴出血超声造影视频

5. 鉴别诊断

（1）结节性甲状腺肿：常为多发性，内部回声多为等回声，合并坏死囊变时的结节性甲状腺肿超声造影表现内部可见无增强区域，但是，结节内部实性成分在增强晚期表现为等增强或高增强。

（2）亚急性甲状腺炎：患者常常有上呼吸道感染病史，甲状腺区域可有疼痛及压痛，不同于甲状腺囊肿伴出血，亚急性甲状腺炎的病灶超声造影边界不清楚，内部表现为低增强。

（3）甲状腺结节消融治疗后改变：患者有消融治疗的病史，虽然消融灶也表现为整体无增强，但是，无增强区域的边界为消融治疗后的特征性改变，结节内部紧邻甲状腺包膜处可出现等增强区域，该区域对应于结节周边残留活性腺体。

三、结节性甲状腺肿

病例一

1. 病史概要　女性，56 岁，体检超声发现甲状腺结节 1 周，无不适。甲状腺功能正常，实验室检查：FT3 3.76pmol/L，FT4 11.68pmol/L，TSH 2.8414μIU/ml。手术病理提示结节性甲状腺肿。

2. 常规超声图像　甲状腺形态基本正常，甲状腺实质回声稍增粗，分布尚均匀，甲状腺包膜尚光滑。甲状腺两叶内见多发结节，较大者位于左叶上极，呈类椭圆形，边界清楚，形态规则，纵横比 <1，内部回声均匀，未见钙

化,后方回声稍增强。CDFI 显示左叶较大结节边缘可见丰富的条状血流信号,内部可见条状、点状血流信号,见图 1-3-7。

3. 超声造影图像 甲状腺左叶上极较大结节增强早期呈稍高增强,自结节外周向中央灌注,增强晚期呈等增强,结节内部可见不均匀低增强区,见图 1-3-8、ER1-3-4。

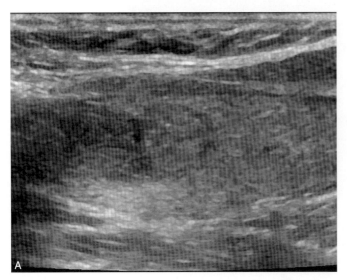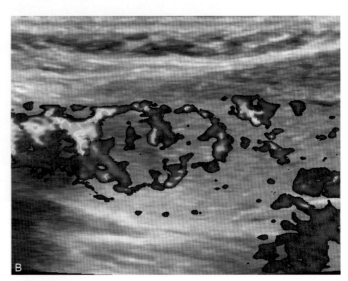

图 1-3-7 结节性甲状腺肿常规超声表现
A. 常规超声图像;B. CDFI 超声图像

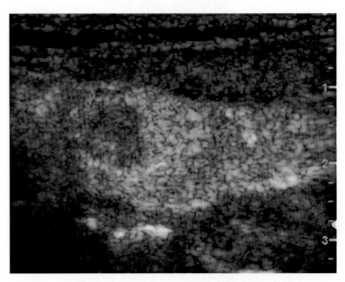

图 1-3-8 结节性甲状腺肿超声造影图像

ER1-3-4 结节性甲状腺肿的超声造影

病例二

1. 病史概要　男性,64 岁,体检发现甲状腺结节 1 天。体格检查:甲状腺无明显肿大。

2. 常规超声图像　甲状腺左叶中部实性中等回声,边缘光整,纵横比 <1,内未见明显强回声,CDFI:结节内见血流信号,见图 1-3-9。

3. 超声造影图像　甲状腺左叶中部结节 15s 开始增强。增强早期与周围正常甲状腺组织呈同步等增强,内部增强不均匀,增强后结节边界清,形态规则,周边可见环状高增强,增强晚期呈不均匀性低增强,见图 1-3-10、ER1-3-5。

4. 超声造影诊断要点　结节性甲状腺肿超声造影表现为病变多与周围正常甲状腺组织呈同步等或高增强,增强多较均匀,伴有囊性变者,内部可见无增强区,增强后结节边界清,周边可见环状增强,增强晚期呈等或稍高增强,也可呈稍低增强。

5. 鉴别诊断

(1)甲状腺腺瘤:多早于周围正常甲状腺组织增强,从周边向中心快速充盈,呈均匀性高增强,增强后结节边界清,形态较规则,周边亦可见环状增强。

(2)甲状腺癌:造影后结节大多呈同进或慢进,以不均匀性低增强多见,也可呈等或高增强,增强后结节边界不清,形态不规则,增强晚期可呈低增强或等增强。

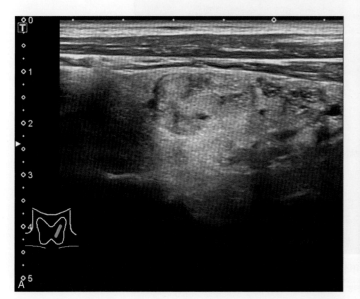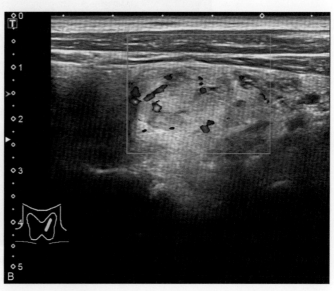

图 1-3-9　结节性甲状腺肿常规超声声像图
A. 甲状腺左叶纵切面;B. CDFI 血流图

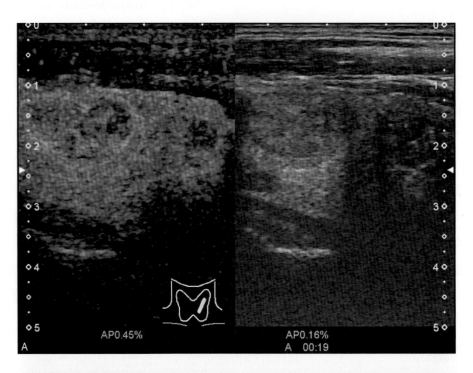

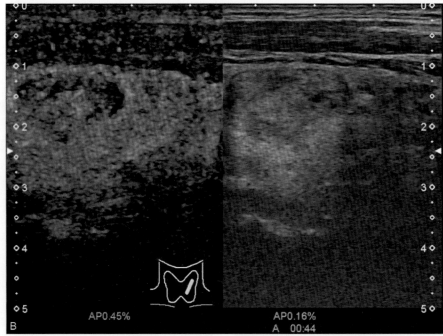

图 1-3-10　结节性甲状腺肿超声造影图

A. 增强早期结节呈同步不均匀性等增强；B. 增强晚期呈不均匀性低增强

ER1-3-5　结节性甲状腺肿超声造影视频

四、甲状腺"木乃伊"结节

病例一

1. **病史概要** 女性，67 岁，体检发现甲状腺右叶结节 1 年。体格检查：颈软，气管居中，无压痛，双侧甲状腺未触及明显肿块。实验室检查：A-TP 10.00IU/ml，A-Tg 45.40IU/ml，TSH 3.26mIU/L，FT3 5.13pmol/L，FT4 15.35pmol/L。

2. **常规超声图像** 甲状腺右叶下极可见一低回声结节，紧贴甲状腺包膜，突出于甲状腺包膜，大小约 0.82cm×0.72cm×0.55cm，呈椭圆形，边界清楚，内部为低回声，分布不均匀，后方回声稍增强，CDFI 显示结节内未见明显血流信号，弹性成像示弹性评分为 3 分，见图 1-3-11。

3. **超声造影图像** 经肘正中静脉团状注射造影剂 SonoVue1.2ml 后，13s 周围甲状腺组织开始增强，病灶边缘部呈稍增强，病灶内部始终呈无增强，在整个造影过程中病灶内始终呈无增强，见图 1-3-12、ER1-3-6。

4. **超声造影诊断要点** "木乃伊"结节超声造影表现为无增强。

5. **鉴别诊断** 部分良性甲状腺结节囊液吸收后超声表现为低回声、缩小，超声表现为可疑恶性征像，二维超声表现与甲状腺乳头状癌难以鉴别，超声造影可以明确病灶内有无增强，提高诊断准确性。

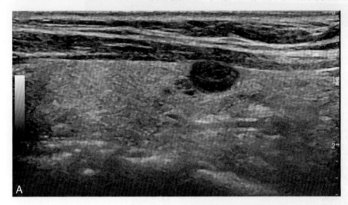
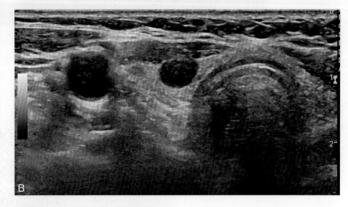
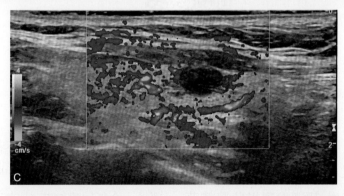
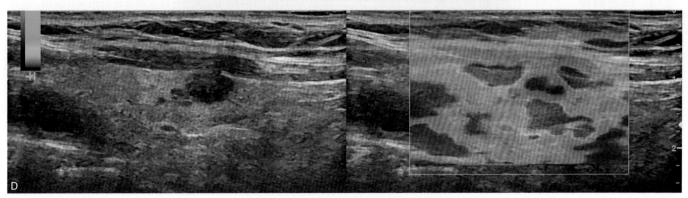

图 1-3-11 甲状腺"木乃伊"结节
A、B、C、D. 甲状腺"木乃伊"结节常规超声图像

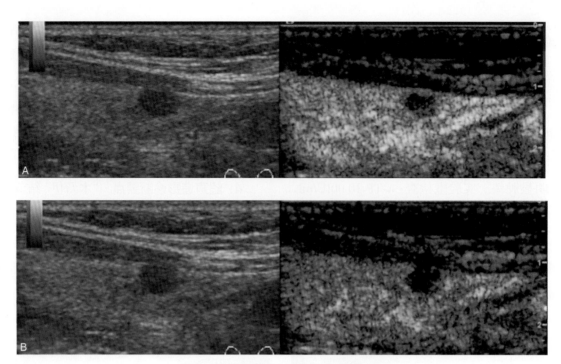

图 1-3-12　甲状腺 "木乃伊" 结节造影图像
A. 造影示低回声结节呈无增强；B. 增强晚期仍呈无增强

ER1-3-6　甲状腺 "木乃伊" 结节造影视频

病例二

1. **病史概要**　男性 31 岁, 超声发现甲状腺结节 2 年余, 无不适。既往右侧颈前区可扪及 3cm×2cm 包块, 质韧, 无压痛, 可随吞咽动作运动。2 年内自觉颈前区包块逐渐缩小, 1 年前包块消失。

2. **常规超声图像**　第一次常规超声检查: 甲状腺右叶形态失常, 中部可见一个类椭圆形混合回声结节, 大小约 2.5cm×2.2cm×2.4cm, 边界清楚, 形态规则, 内部回声不均匀, 以无回声为主, 内见稍低回声实性成分, 后方回声增强。CDFI 显示结节周边可见少量点条状血流信号, 内部无回声区及实性成分均未见血流信号, 见图 1-3-13。

第二次常规超声检查: 甲状腺右叶形态基本正常, 中部见一个低回声结节, 大小: 0.5cm×0.7cm×0.5cm, 边界欠清, 边缘不规则, 纵横比 >1, 内部回声不均匀, 可见小片状强回声, 后方回声衰减。结节大小较第一次超声检查明显缩小。CDFI 显示结节边缘可见点状血流信号, 内部未见血流信号, 见图 1-3-14。

3. **超声造影图像**　图像描述: 甲状腺右叶中部结节增强早期大部分无增强, 仅见内部线样等增强; 增强晚期内部线样增强逐渐廓清, 全结节呈无增强, 见图 1-3-15、ER1-3-7。

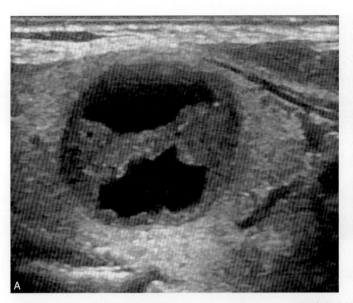
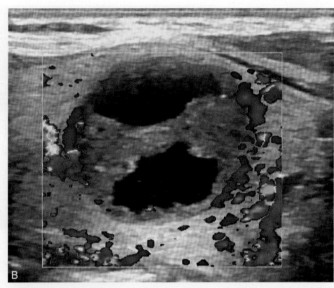

图 1-3-13　甲状腺右叶结节第一次常规超声检查
A. 甲状腺右叶结节灰阶超声图像；B. 甲状腺右叶结节 CDFI 超声图像

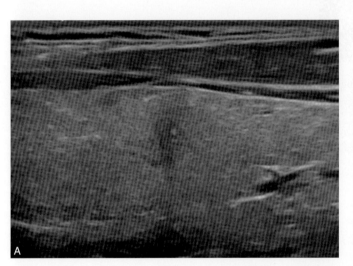
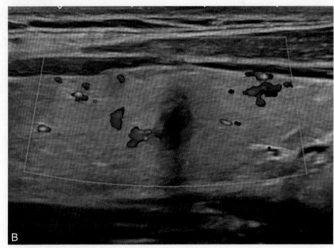

图 1-3-14　甲状腺右叶结节第二次常规超声检查
A. 甲状腺右叶结节灰阶超声图像；B. 甲状腺右叶结节 CDFI 图像

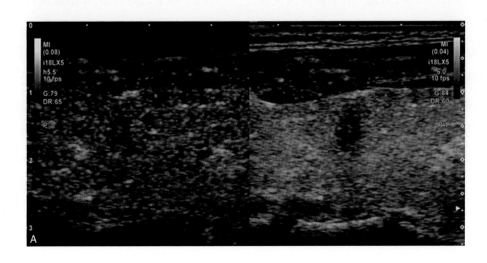

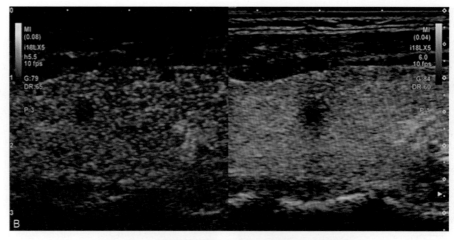

图 1-3-15　甲状腺右叶"木乃伊"结节超声造影图像

A. 增强早期结节内大部分无增强,仅中央少量线状等增强;B. 增强晚期结节呈完全无增强

ER1-3-7　木乃伊结节的超声造影

病例三

1. 病史概要　女性,35 岁,自述"两年前体检发现甲状腺左叶囊实性结节",2 个月前复诊提示甲状腺左叶实性结节伴钙化,为进一步明确诊断就诊。

2. 常规超声图像　甲状腺左叶下部见一低回声结节,边界清,形态尚规则,内见多发斑状强回声,后方伴声影,CDFI 内未见明显血流信号,见图 1-3-16。

3. 超声造影图像　注入造影剂后结节内实性部分大部分呈无增强,其周边可见少许点状造影剂灌注,结节边界清,形态较规则,周边甲状腺被膜完整,见图 1-3-17、ER1-3-8。

4. 超声造影诊断要点

(1)结节内部呈无增强或低增强。

(2)结节边界清晰,形态较规则。

(3)结节周边被膜连续完整。

5. 鉴别诊断　甲状腺"木乃伊"结节既往常规超声多表现为囊实混合性回声,边界清晰,经过一段时间后,结节萎缩塌陷,呈实性低回声,部分内有钙化。超声造影结节内部多呈无增强或低增强,呈低增强时则难与乏血供的甲状腺恶性肿瘤鉴别,鉴别要点为超声造影"木乃伊"结节与腺体分界较为清晰,无被膜浸润征象,且需要结合既往常规超声检查及动态随访。

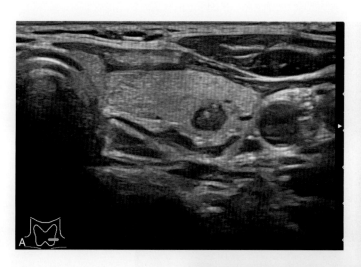

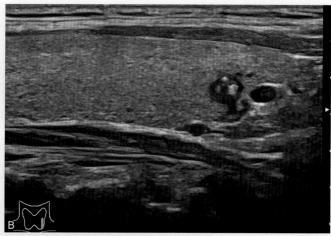

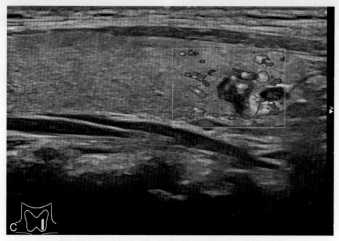

图 1-3-16　甲状腺"木乃伊"结节常规超声声像图

A、B. 甲状腺左叶纵切面示甲状腺左叶下部低回声结节,边界清,形态不规则,内可见多发斑状强回声;C. CDFI 血流图示结节内未见明显血流信号。

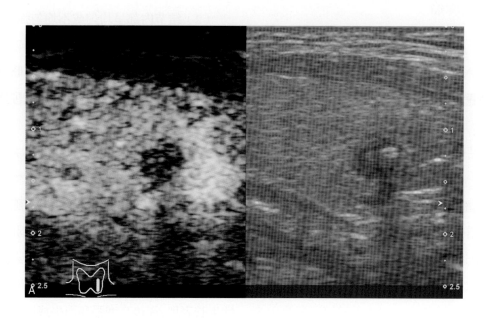

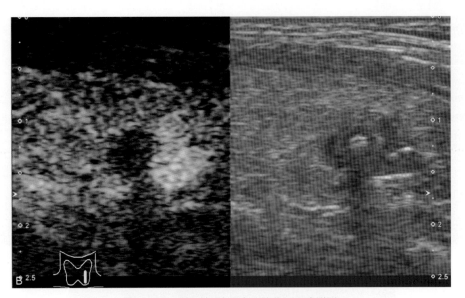

图 1-3-17 甲状腺 "木乃伊" 结节超声造影图
A. 注入造影剂后 16s 图像；B. 注入造影剂后 42s 图像

ER1-3-8 甲状腺 "木乃伊" 结节超声造影视频

五、甲状腺滤泡性腺瘤

1. 病史概要 男性，52 岁，外院发现甲状腺结节，为求进一步诊治收入我院。

2. 常规超声图像 甲状腺左叶中下部见一混合回声结节，边界清，形态规则，中心部可见斑状强回声，CDFI 显示周边可见环状血流信号，其内可见丰富血流信号，见图 1-3-18。

3. 超声造影图像 该结节早于周围腺体组织增强，结节内部呈高增强表现，可见部分无增强区；结节晚于周围腺体组织消退，仍呈高增强表现；结节周边可见均匀高增强环，甲状腺被膜未见明显中断，见图 1-3-19、ER1-3-9。

4. 超声造影诊断要点

（1）结节增强早期早于腺体增强或与腺体同步增强，增强晚期晚于腺体消退或与腺体同步消退。

（2）结节内部呈均匀或不均匀弥漫性等增强或高增强，增强水平通常高于周围腺体。

（3）结节与周围腺体分界清晰，形态较规则。

（4）部分结节周边可见均匀高增强环。

（5）结节周边被膜连续完整。

5. 鉴别诊断 甲状腺滤泡性腺瘤通常为富血供病灶，其增强水平等于或高于周围腺体，并呈现"早增强，晚消退"的特点，重点需要与滤泡性腺癌鉴别，腺瘤多边界清晰、形态较规则，造影时结节周围的高增强环厚薄一致、较为均匀，结节周边被膜连续完整、无浸润表现，颈部淋巴结无异常肿大等。而滤泡性腺癌边界不清、呈浸润性生长表现，周边高增强环消失或厚薄不均，如发现颈部异常肿大淋巴结及被膜连续性中断等，需要高度警惕甲状腺恶性肿瘤。

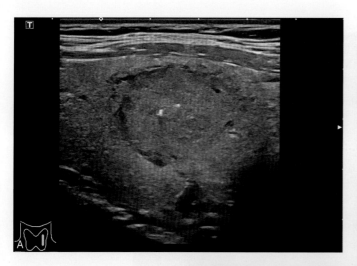
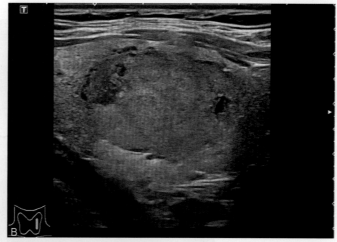
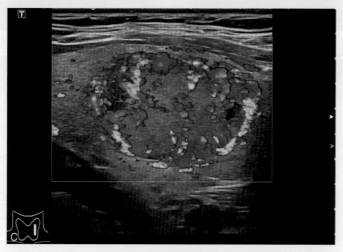

图 1-3-18　甲状腺滤泡性腺瘤常规超声声像图

A. 甲状腺左叶纵切面超声图像；B. 结节内部点状及斑状强回声；C. CDFI 血流图

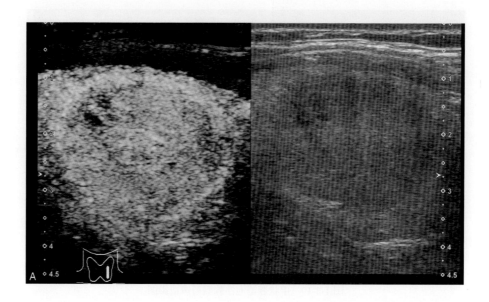

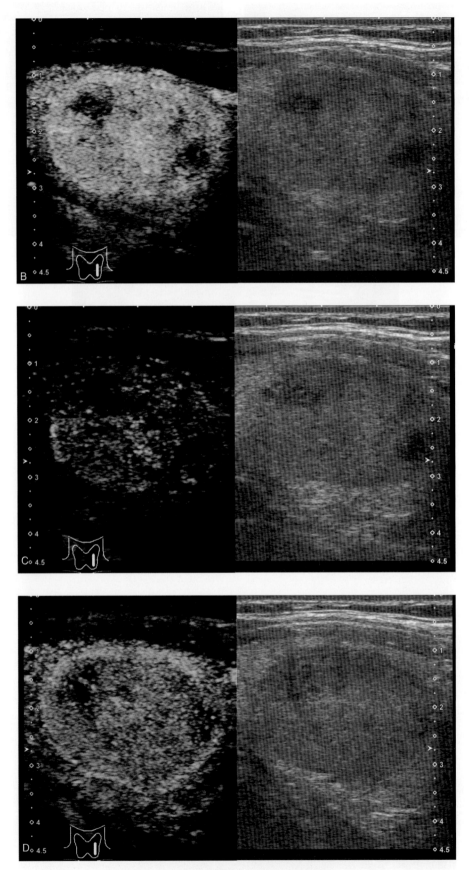

图 1-3-19　甲状腺滤泡性腺瘤超声造影图
A. 注入造影剂后 9s；B. 注入造影剂后 11s；C. 注入造影剂后 16s；D. 注入造影剂后 27s

ER1-3-9　甲状腺滤泡性腺瘤超声造影视频

六、甲状腺腺瘤伴囊性变

病例一

1. 病史概要　女性，32岁，体检发现甲状腺右叶结节1个月余。体格检查：甲状腺无明显肿大，双侧甲状腺未触及明显异常，颈软，气管居中，无压痛。实验室检查：A-TP 10.60IU/ml，A-Tg 9.57IU/ml，TSH 2.65mIU/L，FT3 4.40pmol/L，FT4 11.35pmol/L。

2. 常规超声图像　甲状腺右叶中部可见一囊实性结节，大小约2.1cm×1.8cm×1.5cm，形状尚规则，边界尚清楚，分布不均匀，后方回声无变化，CDFI显示结节内可见丰富的血流信号，见图1-3-20。

3. 超声造影图像　注射造影剂后，12s病灶实性部分稍晚于周围甲状腺组织开始增强，病灶增强模式为等增强，增强形态为不均匀增强，15s病灶实性部分增强达峰值，20s病灶实性部分增强开始减退，35s病灶实性部分呈不均匀低增强，整个造影过程中病灶内囊性部分始终呈无增强，见图1-3-21、ER1-3-10。

4. 超声造影诊断要点

（1）病灶内实性部分同步或先于周围甲状腺组织开始增强。

（2）病灶内实性部分增强为高增强或等增强。

（3）病灶内囊性部分在造影过程中始终呈无增强。

5. 鉴别诊断　甲状腺腺瘤囊性变超声表现为实性或混合回声，腺瘤囊性变在囊液吸收后，体积逐渐缩小，超声显像时，回声会从混合回声变为低回声，超声表现易与甲状腺癌混淆，超声造影可以明确病灶内始终无增强，从而提高诊断准确性。

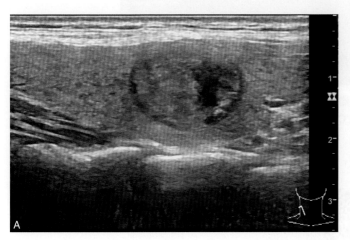
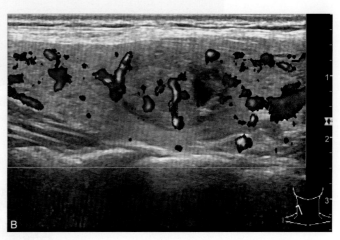

图1-3-20　甲状腺腺瘤伴囊性变示意图

A. 甲状腺右叶纵切面示甲状腺右叶中下部囊实性结节，形态规则，边界清楚；B. CDFI显示其内部分可见丰富的血流信号，部分未见血流信号

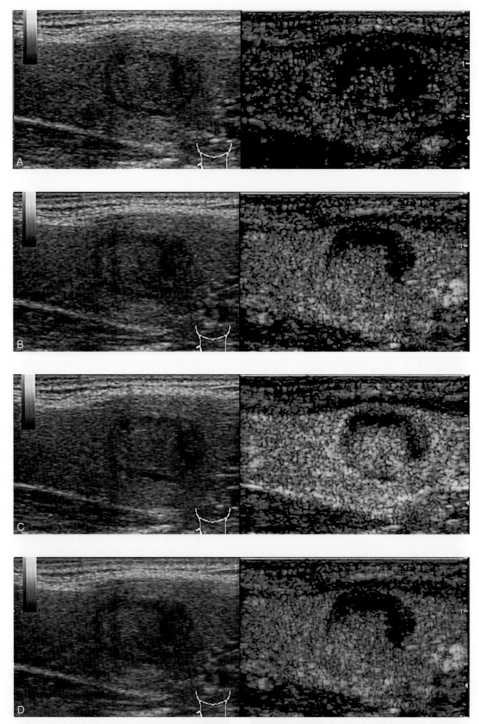

图 1-3-21 甲状腺腺瘤伴囊性变造影图像

A. 注入造影剂 12s；B. 注入造影剂 15s；C. 注入造影剂 20s；D. 注入造影剂 35s

ER1-3-10 甲状腺腺瘤伴囊性变造影视频

病例二

1. 病史概要　女性,65 岁,发现"右侧颈部肿块 2 年余"就诊,其他无特殊。

2. 常规超声图像　甲状腺腺瘤伴囊性变常规超声图像,见图 1-3-22。

3. 超声造影图像　甲状腺腺瘤伴囊性变超声造影图像,见图 1-3-23、ER1-3-11。

4. 超声造影诊断要点　甲状腺腺瘤伴囊性变超声造影表现为病变内实性部分与周围正常甲状腺组织同步或稍早于周围甲状腺组织,呈弥漫性均匀性等增强或稍高增强,与周围正常甲状腺组织同步消退。病灶囊性部分呈无增强。病灶边缘可见环状高增强。

5. 鉴别诊断

（1）结节性甲状腺肿囊性变:实性部分超声造影多表现为呈均匀或不均匀等增强,结节边缘无环状高增强。

（2）甲状腺囊实性恶性结节:实性部分超声造影达峰时多表现为不均匀低增强。

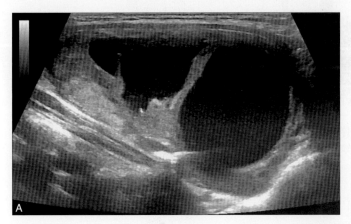
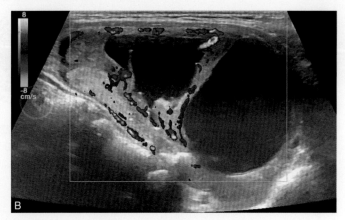

图 1-3-22　甲状腺腺瘤伴囊性变常规超声示意图

A. 灰阶图像示甲状腺右叶内可见以囊为主的混合回声,边缘光滑,纵横比 <1,实性部分呈等回声,回声均匀; B. CDFI 血流成像示结节内部及边缘可见丰富血流信号

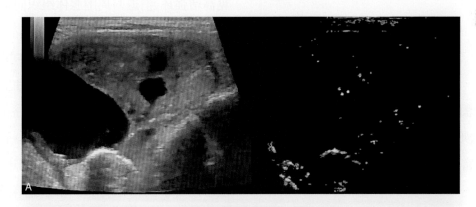
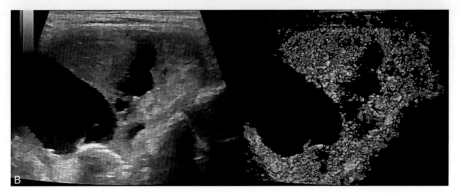

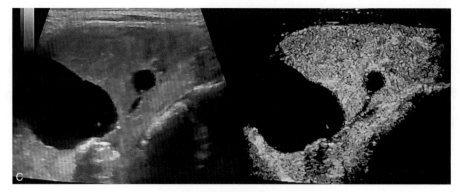

图 1-3-23 甲状腺腺瘤伴囊性变超声造影图
A. 增强早期；B. 达峰时；C. 增强晚期

ER1-3-11 甲状腺腺瘤伴囊性变超声造影视频
视频注解：在造影剂注射后 10s 病灶实质部分与甲状腺实质同步增强、同步廓清呈等增强，囊性部分呈无增强，结节周边可见环状高增强

七、甲状腺嗜酸性细胞腺瘤

1. **病史概要** 患者 71 岁女性，因"发现甲状腺包块 1.5 年，颈部疼痛 5 个月"入院。5 个月前间断出现吞咽后梗阻，颈部疼痛。

2. **常规超声图像** 图像描述：右叶中下部见一等回声结节，边界清，形态规则，周边见低回声晕，内回声欠均；结节内见较丰富点条状血流信号，周边见环状血流信号，见图 1-3-24。

3. **超声造影图像** 图像描述：甲状腺右叶中下部结节早于周围腺体组织增强，达峰后呈不均匀高增强，周边见高增强环，消退与周围腺体组织同步，仍呈稍高增强，见图 1-3-25。

4. **超声造影诊断要点** 甲状腺嗜酸细胞腺瘤超声造影与其他腺瘤表现基本一致，呈膨胀性生长，包膜完整。因供应其生长的动静脉被增大的瘤体挤压至周边形成丰富的包绕血管，并向内部逐级发出分支。因此超声造影常从周边开始向内部不均匀增强，可见周边环状增强，内部轻度增强或等增强，强度小于周边，达峰时结节整体呈高增强，而廓清时结节通常晚于相邻甲状腺实质呈缓慢消退。

5. 鉴别诊断

（1）甲状腺乳头状癌：结节内造影剂稍晚于周围正常甲状腺组织增强，从周边向中心充填，达峰时呈不均匀性等增强或低增强，增强后结节边界不清，形态不规则，结节较二维增大，与周围组织同步消退，少部分可早于周围组织消退。

（2）结节性甲状腺肿：大部分与正常甲状腺组织同步增强，也有部分早于或晚于正常甲状腺组织，达峰时呈均匀等增强或高增强，达峰呈不均匀性增强，大小较二维超声无明显变化，与正常甲状腺组织同步消退或稍晚消退。

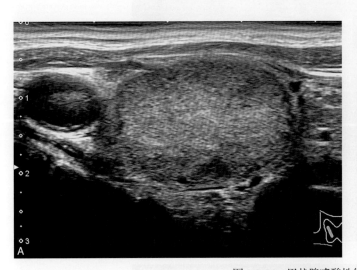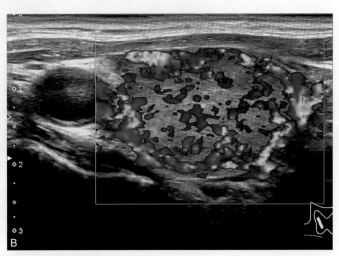

图 1-3-24　甲状腺嗜酸性细胞腺瘤常规超声声像图
A. 甲状腺右叶等回声结节纵切面灰阶超声图像；B. 甲状腺右叶等回声结节 CDFI 图像

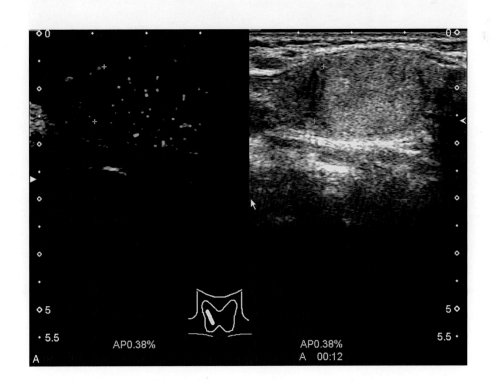

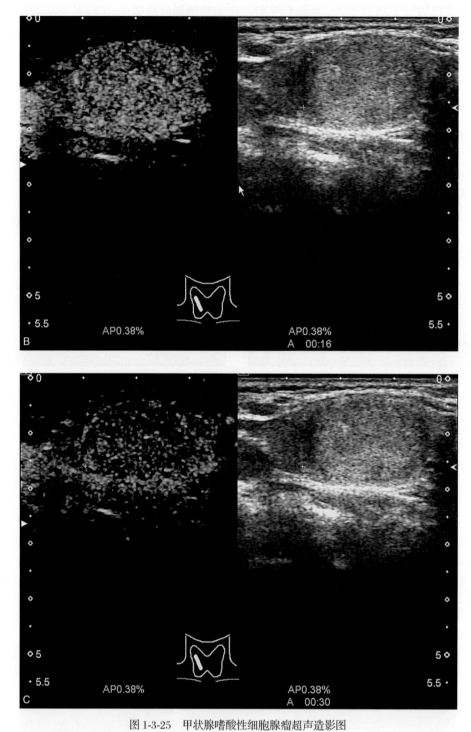

图 1-3-25 甲状腺嗜酸性细胞腺瘤超声造影图

A. 甲状腺结节造影后 12s 图像;B. 甲状腺结节造影后 16s 图像;C. 甲状腺结节造影后 30s 图像

八、甲状腺功能性腺瘤

1. 病史概要　女性,73 岁,发现颈部肿胀 1 个月,伴多汗、心悸、睡眠不佳。甲状腺功能检查:FT3 8.21nmol/L, FT4 20.14nmol/L, TSH 0.001 1μIU/ml。[131]I 核素扫描结果提示高功能腺瘤。

2. 常规超声图像　甲状腺大小形态失常,左叶增大。甲状腺左叶内见一个等回声结节,边界清楚,形态规则,内部呈均匀等回声,纵横比 <1,结节内未见钙化,后方回声无明显变化。CDFI 显示结节内有丰富的血流信号,以周边供血为主,见图 1-3-26。

3. 超声造影图像　图像描述:甲状腺左叶结节增强早期呈周边环状增强,向中央逐渐扩张,增强晚期呈均匀稍高增强,见图 1-3-27。

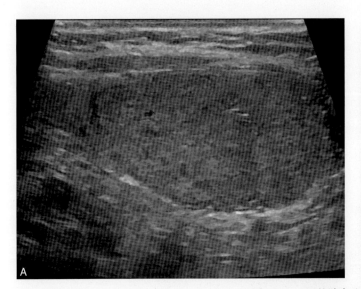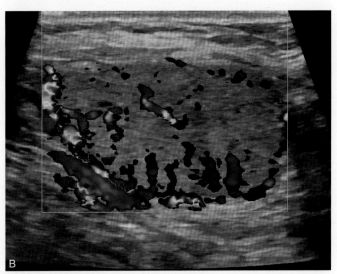

图 1-3-26　甲状腺高功能腺瘤常规超声表现
A. 甲状腺左叶等回声结节纵切面灰阶超声图像;B. 甲状腺左叶等回声结节 CDFI 图像

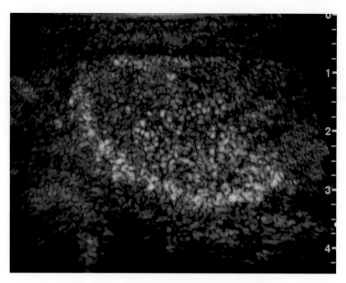

图 1-3-27　甲状腺高功能腺瘤超声造影图像

第四节 甲状腺乳头状癌

一、甲状腺乳头状癌（经典亚型）

病例一

1. **病史概要** 女性43岁,体检发现甲状腺右叶结节10余天,无压痛,无发热等症状。体格检查:甲状腺无明显肿大,颈前甲状腺区域偏右侧可触及皮下包块,包块质稍韧,活动度差,不随吞咽上下移动,无明显压痛。实验室检查:A-TP 2.03IU/ml, A-Tg<10.00IU/ml, TSH 1.57mIU/L, FT3 3.92pmol/L, FT4 11.12pmol/L。

2. **常规超声图像** 甲状腺乳头状癌经典型常表现为实性低回声结节,因微钙化、粗钙化、液化等回声呈不均质,形态不规则,周边可见低回声晕。CDFI示病变未见明显血流信号,见图1-4-1。

3. **超声造影图像** 超声造影后甲状腺右叶中上部低回声结节与周围甲状腺实质基本同步增强,由周边向中心充填,达峰时结节呈不均匀性等增强,增强后结节与周围甲状腺组织分界不清,病变与周围甲状腺实质基本同步消退(图1-4-2, ER1-4-1)。

4. **超声造影诊断要点** 甲状腺乳头状癌经典型常表现为与周围甲状腺组织同步或稍晚于周围甲状腺组织增强,由周边向中心逐步增强,达峰时呈不均匀等或低增强,与周围组织分界不清,病变通常与周围甲状腺组织同步消退,部分早于周围甲状腺组织消退。

5. **鉴别诊断**

（1）桥本甲状腺炎:造影通常表现为甲状腺双叶的不均匀性增强,达峰时呈均匀性高增强。

（2）亚急性甲状腺炎:通常表现为稍晚于周围甲状腺组织,达峰时呈较均匀性的稍低增强,无低增强区,与周围甲状腺同步消退。

（3）结节性甲状腺肿:部分病变可呈较杂乱增强模式,可见无增强区,但其通常为多发性,大小不一,病变形态规则,边界清楚。

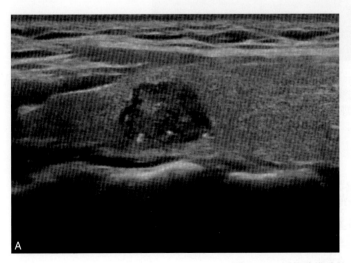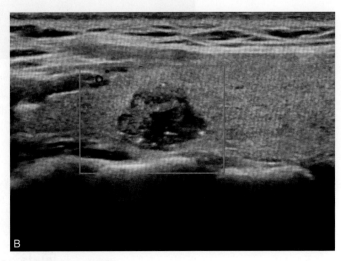

图1-4-1 甲状腺乳头状癌经典型常规超声声像图
A. 甲状腺右叶纵切面灰阶超声图像;B. CDFI图像

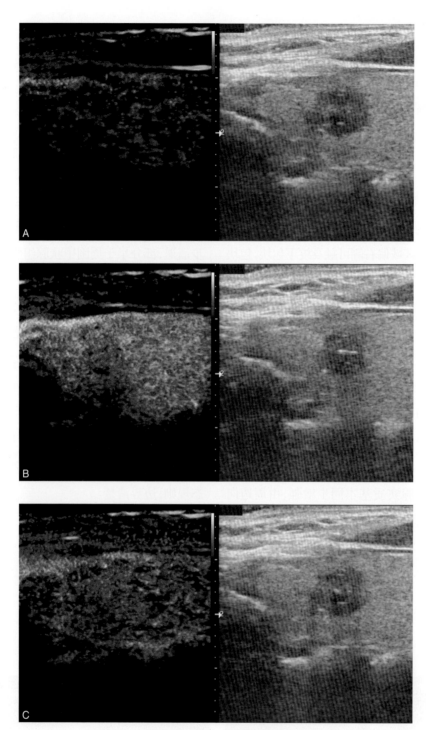

图 1-4-2 甲状腺乳头状癌经典型动脉早期超声造影图

A. 动脉早期；B. 达峰时；C. 增强晚期

甲状腺右叶纵切图造影示低回声区呈不均匀性等增强

ER1-4-1 甲状腺乳头状癌经典型超声造影视频

病例二

1. **病史概要** 女性,49 岁,常规超声体检。体格检查提示甲状腺无明显肿大。

2. **常规超声图像** 甲状腺右叶中下部见实性低回声结节,边缘欠光整,纵横比 <1,内未见明显强回声;CDFI:结节内见血流信号,见图 1-4-3。

3. **超声造影图像** 甲状腺右叶中下部结节开始增强时间 10s,增强早期呈不均匀低增强,与周围甲状腺组织分界不清,增强晚期呈等增强,见图 1-4-4、ER1-4-2。

4. **超声造影诊断要点** 经典型甲状腺乳头状癌超声造影表现大多呈同进或慢进,以不均匀性低增强多见,也可呈等增强或高增强,增强后结节边界不清,形态不规则,增强晚期可呈低增强或等增强。

5. **鉴别诊断**

(1)结节性甲状腺肿:多呈均匀性同步等或高增强,当伴有囊性变者,内部可见无增强区,增强后结节边界清,周边可见环状增强,增强晚期呈等或高增强,也可呈低增强。

(2)亚急性甲状腺炎:与周边正常甲状腺组织呈同进或慢进增强,增强后病变呈等增强或低增强,边界不清,可结合病程较短、局部压痛等临床病史及体征加以鉴别。

(3)慢性淋巴细胞性甲状腺炎:甲状腺呈整体不均匀性低增强,后呈均匀性高增强,无异常结节状增强。

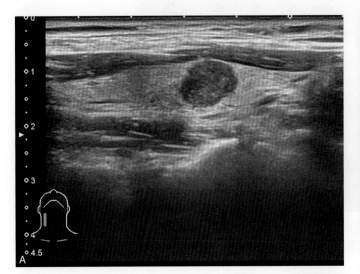
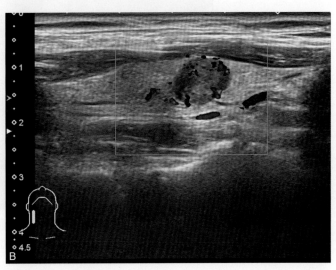

图 1-4-3 甲状腺乳头状癌经典型常规超声声像图

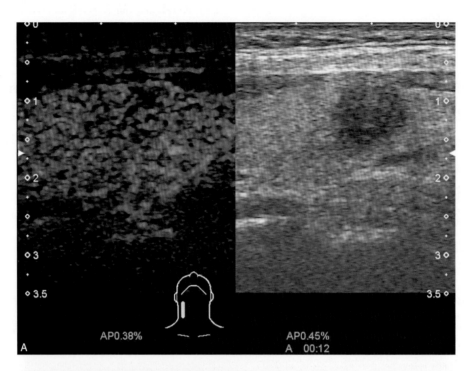

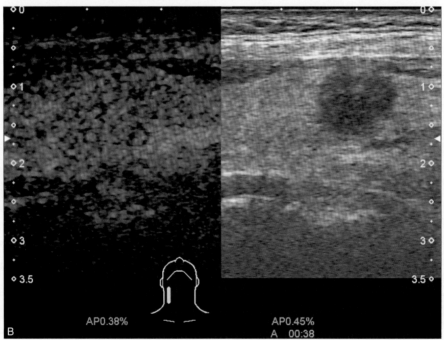

图 1-4-4　甲状腺乳头状癌经典型超声造影图
A. 增强早期结节呈不均匀性低增强；B. 增强晚期基本呈等增强

ER1-4-2　甲状腺乳头状癌经典型超声造影视频

病例三

1. **病史概要**　男,37岁,体检发现甲状腺结节4个月余。

2. **常规超声图像**　甲状腺右叶见一不均质偏低回声结节,大小约1.0cm×0.7cm×1.3cm,边界不清,形态不规则,内可见多发点状强回声,CDFI示结节内部及周边均可见血流信号,见图1-4-5。

3. **超声造影图像**　甲状腺右叶结节超声造影后自周边向中心开始增强,呈向心性增强,达峰值时,结节内呈不均匀稍高增强,局部可见低增强区,周边可见不规则环状高增强,晚期晚于周围组织消退呈不均匀等增强,见图1-4-6、ER1-4-3。

4. **超声造影诊断要点**　甲状腺乳头状癌常表现为实性低回声结节,边界不清,形态规则或不规则,内可见多发点状强回声钙化,超声造影后呈不均匀增强表现,可见局灶性低增强区,周边不规则环状高增强。

5. **鉴别诊断**　甲状腺乳头状癌有特征性的乳头状结构和典型的乳头状癌核特征,即核增大、排列拥挤重叠、核轮廓不规则、核内假包涵体、核沟、毛玻璃样、裸核仁和砂砾体等。常规超声多表现为低回声实性结节,伴有多发点状强回声钙化,超声造影表现与结节大小相关,1cm以下多为乏血供,呈低增强表现,1cm以上结节则可为等或高增强表现,周边可见不规则环状增强。需要与髓样癌、滤泡癌、结节性甲状腺肿鉴别。

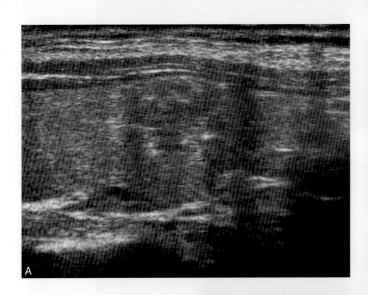

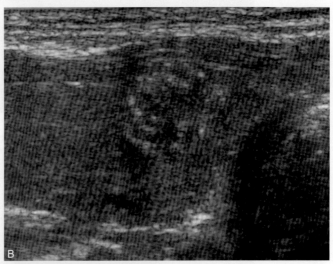

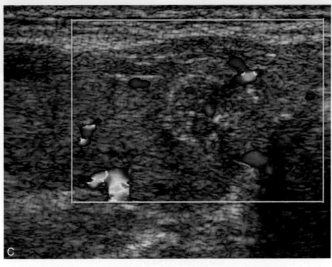

图1-4-5　甲状腺乳头状癌经典型常规超声声像图
A. 甲状腺右叶结节纵切面灰阶超声图像;B. 甲状腺右叶结节横切面灰阶超声图像;C. 甲状腺右叶结节CDFI图像

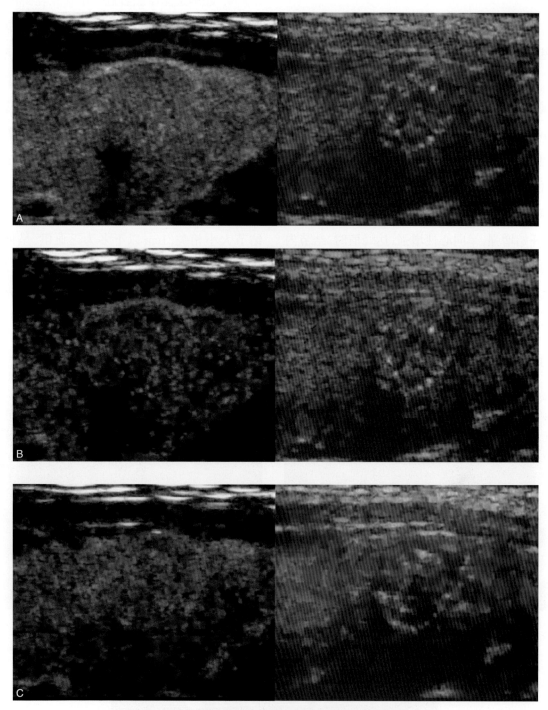

图 1-4-6 甲状腺乳头状癌经典型增强早期超声造影图
A. 动脉早期；B. 达峰时；C. 增强晚期

ER1-4-3 甲状腺乳头状癌经典型增强晚期超声造影视频

病例四

1. 病史概要 女性 30 岁,自觉颈部不适 1 周。

2. 常规超声图像 甲状腺左叶中部见一低回声结节,大小约 2.4cm × 1.3cm × 1.4cm,边界清楚,形态不规则,内可见散在点状强回声。CDFI 显示结节内可见丰富血流信号,见图 1-4-7。

3. 超声造影图像 甲状腺左叶结节超声造影后早于周围甲状腺组织快速增强;13s 达峰呈整体高增强表现,范围较常规超声显示结节扩大,周边可见不规则环状高增强,增强晚期消退缓慢(图 1-4-8,ER1-4-4)。

4. 超声造影诊断要点 甲状腺乳头状癌的超声造影表现多样,该病例达峰时结节呈弥漫性高增强,范围较

常规超声显示结节扩大,周边可见不规则环状高增强,消退缓慢,上述特征均提示恶性。

5. 鉴别诊断

(1)甲状腺腺瘤:灰阶超声显示结节多呈圆形或椭圆形,内部等、高回声居多,无微小钙化,超声造影后多呈均匀高增强,周边可见规则环状增强。

(2)甲状腺髓样癌:部分病例灰阶超声也可见微钙化,结节较小时与乳头状癌表现类似,结节内血流丰富,超声造影也可表现为高增强。实验室检查:降钙素、癌胚抗原(CEA)是诊断的重要依据。

(3)原发性甲状腺淋巴瘤:常规超声多表现为极低回声,内可见条索样回声,血流异常丰富,超声造影呈弥漫性高增强表现,周边多无明显环状增强。

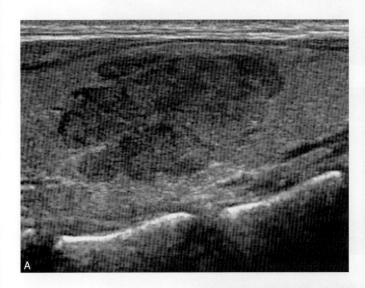
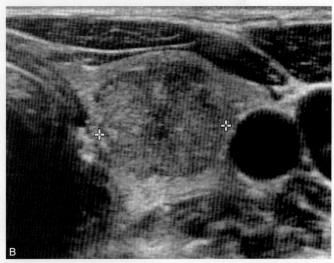
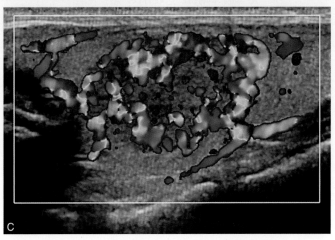

图 1-4-7 甲状腺乳头状癌经典型常规超声声像图
A. 甲状腺左叶结节横切面灰阶超声图像;B. 甲状腺左叶结节纵切面灰阶超声图像;C. 甲状腺左叶结节 CDFI 图像

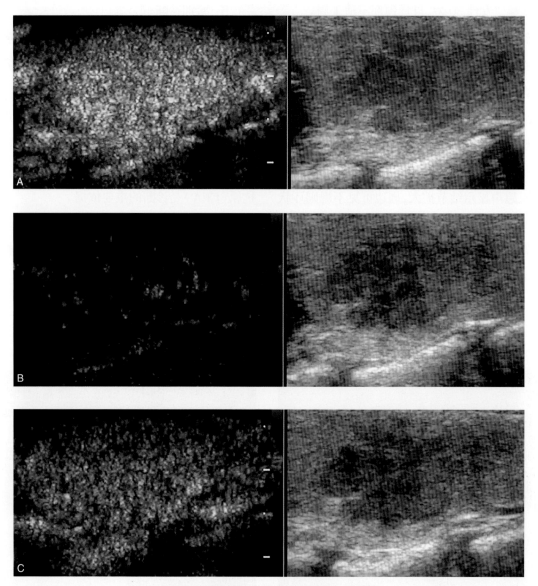

图 1-4-8　甲状腺乳头状癌经典型超声造影图
A. 动脉早期；B. 达峰时；C. 增强晚期

ER1-4-4　甲状腺乳头状癌经典型超声造影视频

二、甲状腺乳头状癌（滤泡亚型）

病例一

1. 病史概要　女性，24 岁，发现"甲状腺左叶结节 3 个月"就诊。无压痛，无发热等症状。体格检查：甲状腺无明显肿大。

2. 常规超声图像　甲状腺右叶下极可见一个低回声区，大小约 0.9cm×1.0cm，纵横比 >1，边缘光滑，内部回声不均匀，周边见不规则低回声晕。CDFI 示病灶边缘见点状血流信号。弹性成像评分：4 分，见图 1-4-9。

3. 超声造影图像　甲状腺乳头状癌滤泡型超声造影图像，见图 1-4-10、ER1-4-5。

4. 超声造影诊断要点　甲状腺乳头状癌超声造影表现为病灶晚于周围正常甲状腺组织开始增强，达峰时呈均匀等增强，增强后与周围组织同步消退，部分病例达峰时可表现为不均匀低增强。

5. 鉴别诊断

（1）甲状腺乳头状癌经典型：结节内造影剂晚于周围甲状腺组织，先于结节周边部分增强，而后达到中央区，呈"向心性"增强特点，达峰时呈不均匀低增强。

（2）甲状腺腺瘤：超声造影时多表现为与周围正常甲状腺组织同步或稍早于周围甲状腺组织，呈弥漫性均匀性等增强均匀或高增强，且周边多见环状增强。

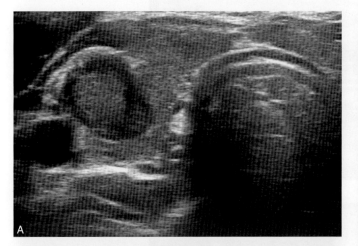
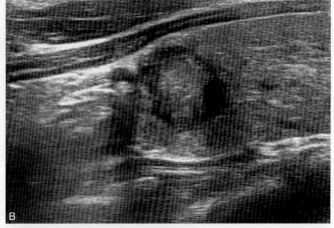
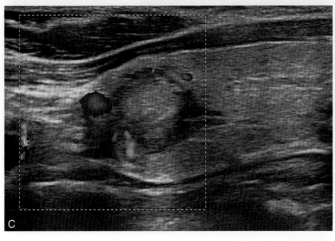
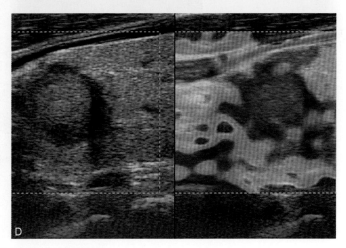

图 1-4-9　甲状腺乳头状癌滤泡型常规超声图

A、B. 横切面、纵切面示甲状腺右叶下低回声结节；C. CDFI 示病灶边缘见点状血流信号；D. 弹性成像

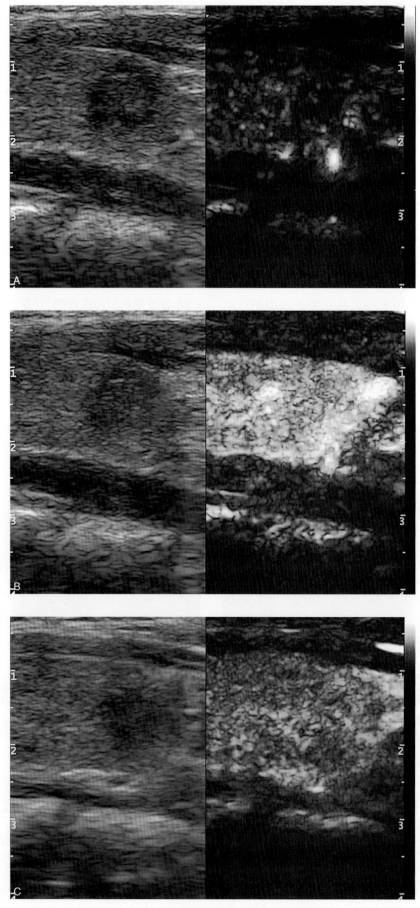

图 1-4-10　甲状腺乳头状癌滤泡型超声造影图
A. 动脉早期（10s）；B. 达峰时（16s）；C. 增强晚期（61s）

ER1-4-5　甲状腺乳头状癌滤泡型超声造影视频

视频注解：甲状腺左叶下极病灶与周围正常甲状腺组织同步增强，呈均匀等增强，增强后与周围组织同步消退

病例二

1. **病史概要**　女性，55岁，发现右颈部肿块3个月余。不伴声音嘶哑及吞咽困难，无手抖、食欲亢进、突眼等。

2. **常规超声图像**　甲状腺右叶可见一不均质偏低回声结节，大小3.2cm×2.6cm×2.1cm，边界不清，形态不规则，内可见多发点状强回声，周边可见不规则极低回声晕，结节内因纤维条带分割呈现"结中结征"。CDFI示结节内可见极丰富血流信号，见图1-4-11。

3. **超声造影图像**　超声造影后该结节早于周围腺体开始快速增强，达峰值时呈整体高增强表现，周边可见不规则高增强环，之后晚于周围组织缓慢消退，增强晚期呈稍高增强表现，见图1-4-12。

4. **超声造影诊断要点**　该结节呈快速高增强表现，周边可见不规则环状高增强，结合灰阶超声显示结节边界不清，内可见多发微钙化，提示该结节为恶性。

5. **病理诊断**　术后常规病理示：甲状腺（右叶）乳头状癌，滤泡亚型，癌组织局部侵及甲状腺被膜。分子病理检查结果：$BRAF^{V600E}$未见突变。

6. **鉴别诊断**　甲状腺癌滤泡亚型呈滤泡生长模式或以滤泡生长模式为主，具有乳头状癌的核特征，主要有两类：

（1）非包膜亚型：无包膜，其生物学行为、病理特征及声像图表现均与经典型乳头状癌类似，其超声表现为边界不清晰、边缘不规则、微小钙化、低回声、纵横比>1、CDFI及超声造影结节内血流信号不丰富。

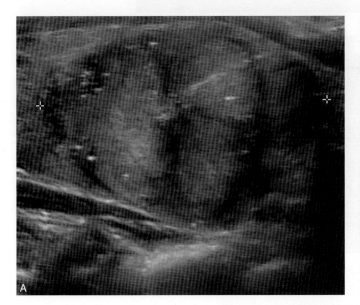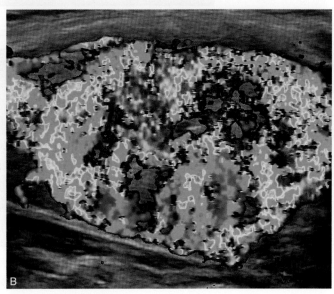

图1-4-11　甲状腺乳头状癌（滤泡亚型）常规超声声像图

A. 甲状腺右叶纵切面灰阶超声图像；B. CDFI图像

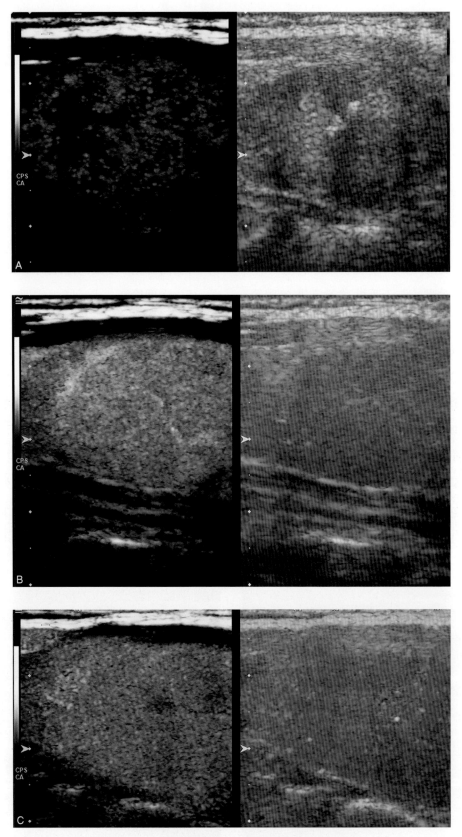

图 1-4-12　甲状腺乳头状癌（滤泡亚型）超声造影图
A. 动脉早期；B. 达峰时；C. 增强晚期

（2）包膜亚型：乳头状癌侵袭性包裹型滤泡亚型，与滤泡癌同属有包膜环绕的滤泡性肿瘤，CDFI及超声造影多呈富血供表现，二维声像图多表现为边界清楚，形态规则，可见声晕、钙化等，与滤泡癌相似，其与滤泡癌主要区别在于病理上有无乳头状癌核特征。

三、甲状腺乳头状癌（包裹亚型）

1. 病史概要 女性，30岁，体检发现甲状腺结节1年。不伴声音嘶哑及吞咽困难，无手抖、食欲亢进、突眼等。

2. 常规超声图像 甲状腺右叶下极可见一实性低回声结节，大小为0.8cm×0.8cm×1.1cm，边界清楚，形态不规则，可见分叶及成角，纵横比>1，可见极低回声晕环绕。CDFI示结节周边及内部可见较丰富血流信号，见图1-4-13。

3. 超声造影图像 增强早期结节呈快速高增强，周边可见明显高增强环；达峰时，结节呈等增强，周边可见高增强环；增强晚期，结节呈稍高增强，周边仍可见高增强环，见图1-4-14。

4. 超声造影诊断要点

（1）甲状腺乳头状癌包裹亚型超声造影多呈富血供表现。

（2）增强早期早于或同步于周围腺体组织开始强化，呈快速增强。

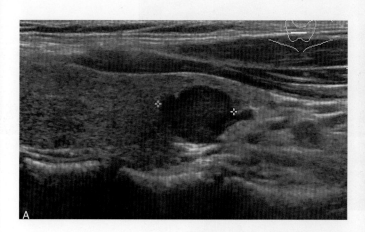
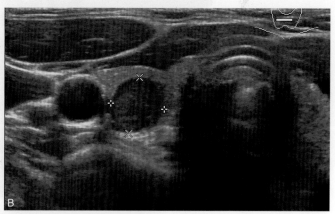
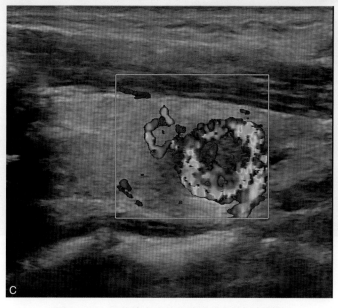

图1-4-13 甲状腺右叶结节横切面常规超声图像

A. 甲状腺右叶结节纵切面灰阶超声图像；B. 甲状腺右叶结节横切面灰阶超声图像；C. 甲状腺右叶结节CDFI图像

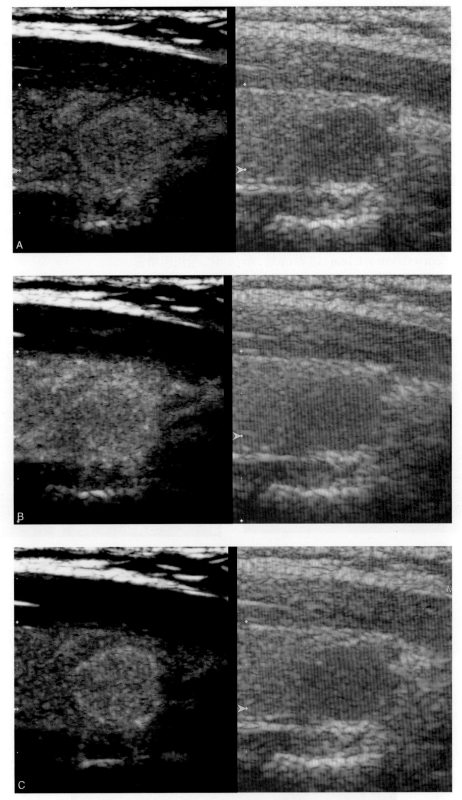

图 1-4-14　甲状腺右叶结节增强早期超声造影示意图
A. 动脉早期；B. 达峰时；C. 增强晚期

（3）达峰时多呈等增强或高增强。

（4）增强晚期同步于或晚于周围组织开始消退，消退缓慢。

（5）可见高增强环。

5. 病理诊断 术后组织病理提示：甲状腺包裹型乳头状癌。分子病理检查结果：BRAF^V600E 未见突变。

6. 鉴别诊断 甲状腺乳头状癌包裹亚型具有典型的乳头状癌组织结构和细胞形态特点，其特征在于有纤维包膜环绕。而与甲状腺乳头状癌滤泡亚型相比，两者均为具有乳头状癌核特征且都有包膜环绕的肿瘤，两者的区别在于包裹亚型呈乳头状结构，而滤泡亚型呈滤泡结构。作为有包膜环绕的恶性肿瘤，甲状腺乳头状癌包裹亚型还需与具有包膜环绕特征的良性肿瘤，即甲状腺滤泡性腺瘤鉴别。两者因有包膜环绕，均有声晕，且边界清晰，在超声造影上具有相似表现，即均呈富血供表现。而在二维超声上，包裹亚型具有典型乳头状癌超声特征，即实性、低回声、边缘不规则及钙化。

四、甲状腺微小乳头状癌

病例一

1. 病史概要 女性，48岁，体检发现甲状腺结节半年。体格检查：颈软，气管居中，无压痛，双侧甲状腺未触及明显肿块。实验室检查：A-TP 5.00IU/ml，A-Tg 37.93IU/ml，TSH 4.16mIU/L，FT3 4.03pmol/L，FT4 14.76pmol/L。

2. 常规超声图像 图像描述：甲状腺右叶下1/3处可见一低回声结节，突出于背侧包膜，大小约0.6cm×0.4cm×0.5cm，纵横比大于1，形态不规整，边界不清楚，内部为低回声，分布不均匀，后方回声无明显变化，CDFI 显示其内未见明显血流信号，见图1-4-15。

3. 超声造影图像 图像描述：注射造影剂后，11s病灶晚于周围甲状腺组织开始增强，病灶增强模式为不均匀低增强，呈向心性增强，16s病灶增强达峰值，20s病灶增强开始减退，至造影晚期病灶减退呈不均匀低增强，见图1-4-16、ER1-4-6。

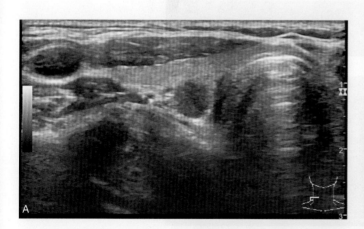

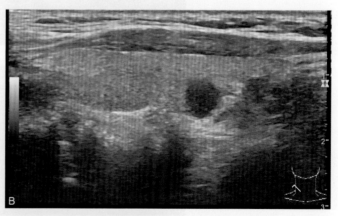

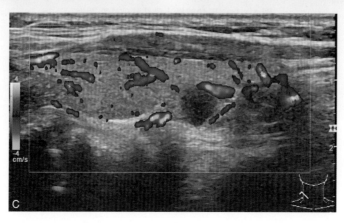

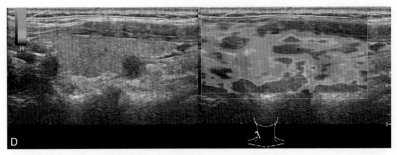

图 1-4-15 甲状腺微小乳头状癌示意图

A. 纵切面示甲状腺右叶中下部结节,纵横比 >1; B. 纵切面示甲状腺右叶中下部低回声结节,形态不规则,
边界不清; C. CDFI 血流图示其内未见明显血流信号; D. 甲状腺右叶弹性成像图示弹性评分为 2 分

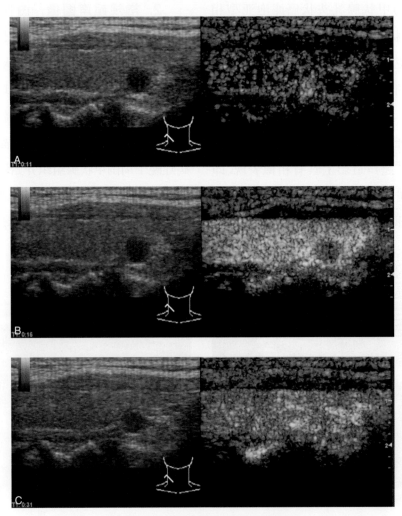

图 1-4-16 甲状腺微小乳头状癌造影图像

A. 动脉早期; B. 达峰时; C. 增强晚期

ER1-4-6 甲状腺微小乳头状癌超声造影视频

4. 超声造影诊断要点

（1）病灶同步或晚于周围甲状腺组织增强。

（2）病灶增强后呈低增强或等增强。

5. 鉴别诊断　甲状腺微小癌超声表现为实性低回声结节，但是结节性甲状腺肿合并陈旧性出血、局灶性桥本甲状腺炎、亚急性甲状腺炎时高频超声也会表现为低回声结节。超声造影时甲状腺结节合并陈旧性出血结节常呈无增强的表现，而局灶性桥本甲状腺炎则会表现出高增强或等增强，可与甲状腺癌进行区别，由此提高常规超声诊断的准确性。

病例二

1. 病史概要　女性，40 岁，体检发现甲状腺结节 2 周。

2. 常规超声图像　甲状腺右叶中部见一低回声结节，大小约 0.6cm×0.5cm×0.5cm，边界尚清，形态欠规则，纵横比 >1。CDFI 显示结节内可见较丰富血流信号，见图 1-4-17。

3. 超声造影图像　甲状腺右叶中部结节超声造影后早于周围甲状腺组织开始出现增强；达峰时呈不均匀高增强，增强范围扩大，边界不清，增强晚期缓慢消退，呈稍高增强，见图 1-4-18、ER1-4-7。

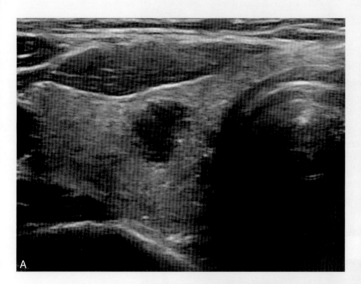
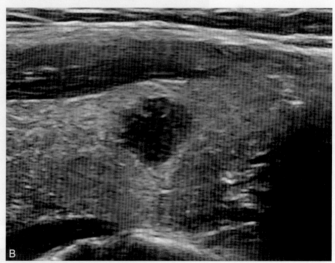
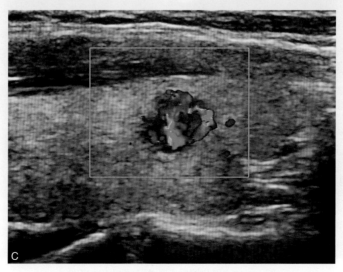

图 1-4-17　甲状腺微小乳头状癌常规超声声像图

A. 甲状腺右叶结节横切面灰阶超声图像；B. 甲状腺右叶结节纵切面灰阶超声图像；C. 甲状腺右叶结节 CDFI 图像

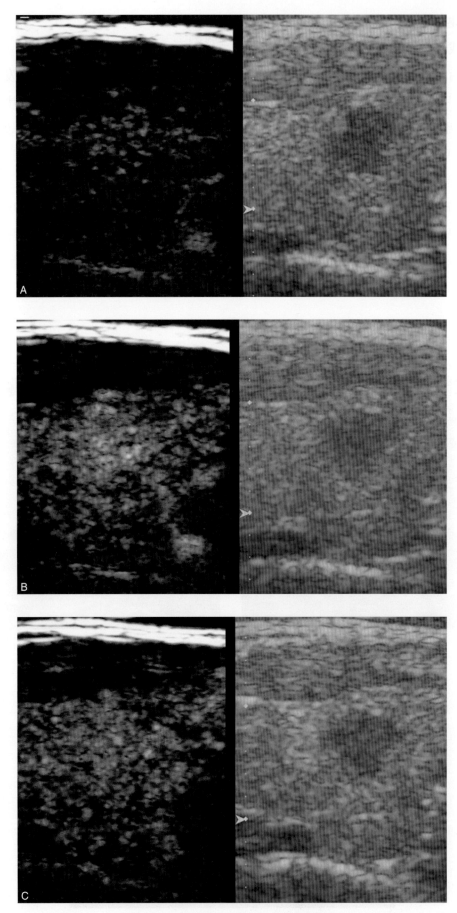

图 1-4-18　甲状腺微小乳头状癌超声造影图
A. 动脉早期；B. 达峰时；C. 增强晚期

ER1-4-7　甲状腺微小乳头状癌超声造影视频

4. 超声造影诊断要点　甲状腺右叶实性低回声结节超声造影后呈整体高增强表现,边界不清,增强范围扩大、提示恶性。

5. 鉴别诊断　本例结节血供较丰富,需要与以下疾病鉴别:

(1)滤泡性腺瘤:内部回声多为等回声或高回声,边界清楚,形态规则,超声造影后结节周边可见规则环状增强,增强范围无扩大。

(2)滤泡癌:内部回声多不均匀,可呈结节样改变,本例结节呈明显低回声。超声造影时结节周边可见不规则环状增强,部分病例鉴别诊断困难,主要依靠手术病理确诊。

(3)髓样癌:体积较小时与乳头状癌的超声及超声造影表现均可类似,实验室检查指标(降钙素、CEA)升高是其重要诊断依据。

病例三

1. 病史概要　女性43岁,体检发现甲状腺结节1周。

2. 常规超声图像　甲状腺左叶中下部偏内侧见一低回声结节,大小约0.7cm×0.9cm×0.7cm,边界尚清,形态不规则,纵横比大于1。CDFI结节内部及周边可见血流信号,见图1-4-19。

3. 超声造影图像　甲状腺右叶中下部低回声结节超声造影后早于周围甲状腺组织开始出现增强;达峰时呈不均匀等增强表现,边界不清,增强晚期造影剂缓慢消退,见图1-4-20、ER1-4-8。

4. 超声造影诊断要点　甲状腺微小乳头状癌多呈低增强表现,部分病例可呈等增强表现,与周围组织增强程度无明显差异。

5. 鉴别诊断

(1)甲状腺"木乃伊"结节:具有结节性甲状腺肿病史,且结节内无明显血流信号,超声造影后内部以无增强为主要表现。

(2)局灶性炎性病变:造影后多呈等增强表现,常伴有甲状腺炎性改变病史。

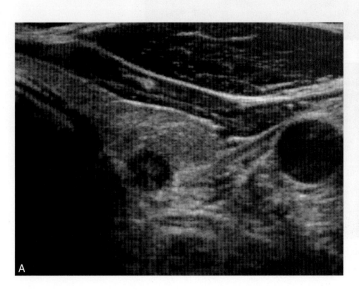

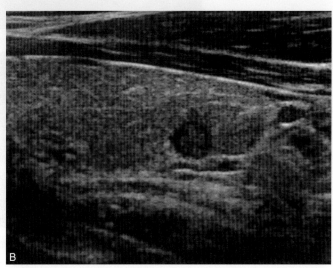

A　　　　　　　　　　　　　　　　　　　　B

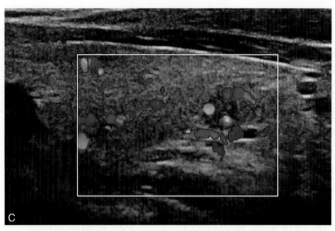

图 1-4-19　甲状腺微小乳头状癌常规超声声像图

A. 甲状腺左叶结节横切面灰阶超声图像；B. 甲状腺左叶结节纵切面
灰阶超声图像；C. 甲状腺左叶结节 CDFI 图像

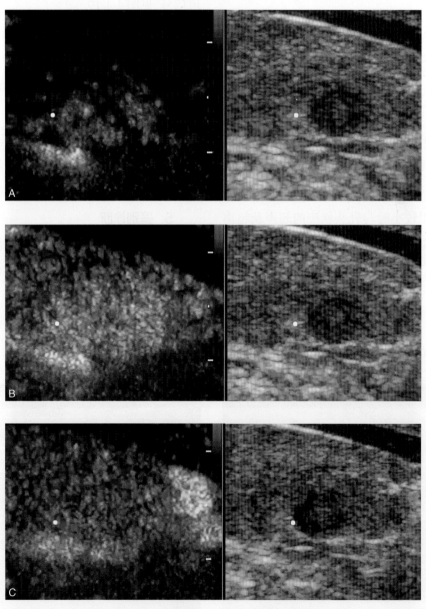

图 1-4-20　甲状腺微小乳头状癌超声造影图

A. 动脉早期；B. 达峰时；C. 增强晚期

ER1-4-8　甲状腺微小乳头状癌超声造影视频

（3）腺瘤：多表现为规则的实性结节,部分结节伴有囊性变,边界清楚,血流丰富,超声造影后多呈高增强,边界清楚,周边可见规则环状增强。

五、甲状腺乳头状癌（柱状细胞亚型）

1. 病史概要　女性,48 岁,体检发现甲状腺结节 4 年余。不伴声音嘶哑及吞咽困难,无手抖、食欲亢进、突眼等。

2. 常规超声图像　甲状腺右叶下极可见一低回声结节,大小为 1.5cm×1.5cm×1cm,边界欠清,形态不规则,边缘呈分叶状,CDFI 示结节周边及内部可见较丰富血流信号,见图 1-4-21。

3. 超声造影图像　甲状腺右叶低回声结节于 8s 开始强化,呈快速高增强,12s 达峰时,结节呈不均匀高增强,增强晚期,造影剂消退缓慢,仍呈高增强,见图 1-4-22。

4. 超声造影诊断要点　甲状腺乳头状癌柱状亚型超声造影多呈富血供表现;增强早期早于或同步周围组织开始增强;达峰时多呈等增强或高增强;增强晚期同步于或晚于周围组织开始消退,消退缓慢。

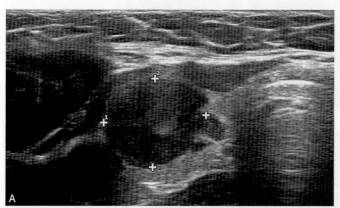

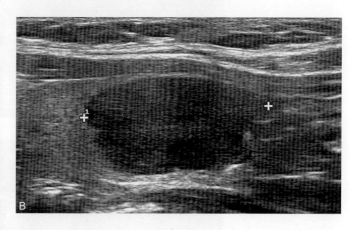

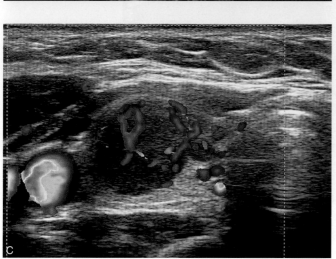

图 1-4-21　甲状腺乳头状癌柱状细胞型超声声像图
A. 右叶下极低回声结节（横切面）,实性低回声,边缘呈分叶状;B. 右叶下极低回声结节（纵切面）,实性低回声,边缘呈分叶状;C. CDFI 示右叶下极低回声结节可见较丰富血流信号

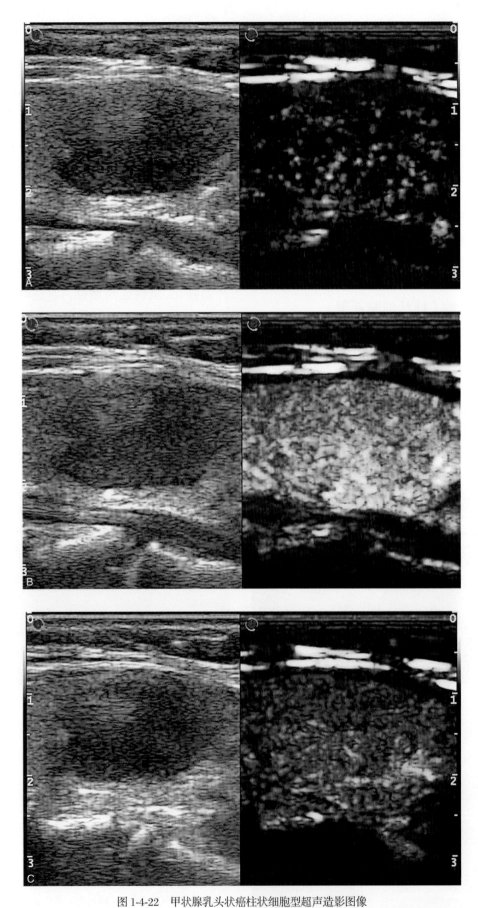

图 1-4-22 甲状腺乳头状癌柱状细胞型超声造影图像

A. 结节动脉早期（8s），早于周围甲状腺组织；B. 结节达峰时图像（12s），呈不均匀高增强；

C. 增强晚期（67s），造影剂消退缓慢，结节仍呈高增强

5. **病理诊断** 术后组织病理结果：甲状腺乳头状癌柱状细胞亚型。分子病理结果：BRAF^{V600E} 未见突变。

6. **鉴别诊断** 甲状腺乳头状癌柱状亚型极为罕见，由假复层柱状细胞构成，缺乏典型乳头状癌核特征，细胞学诊断困难。预后取决于是否有包膜环绕还是呈侵袭性生长。关于柱状亚型甲状腺乳头状癌的超声表现，目前文献报道较少。

六、甲状腺乳头状癌（嗜酸细胞亚型）

病例一

1. **病史概要** 女性，59 岁，体检发现甲状腺结节 1 个月。

2. **常规超声图像** 甲状腺左叶中部见一低回声结节，大小为 0.6cm×0.7cm×0.8cm，边界不清，形态不规则，纵横比 >1，内可见点状强回声，CDFI 示结节内未见明显血流信号，见图 1-4-23。

3. **超声造影图像** 甲状腺左叶结节与周围组织同步开始增强，达峰值时呈不均匀偏低增强表现，周边可见不规则环状高增强，增强晚期与周围甲状腺组织同步消退，甲状腺被膜增强连续性好，见图 1-4-24，ER1-4-9。

4. **超声造影诊断要点** 常规超声甲状腺内微小实性结节纵横比 >1，并且含有微钙化，可疑恶性，超声造影后结节呈不均匀偏低增强表现，周边可见不规则环状高增强，进一步考虑恶性。

5. **鉴别诊断** 甲状腺乳头状癌嗜酸细胞亚型占全部乳头状癌的 1%~11%。对于该亚型尚缺乏特征性超声表现的报道。临床诊断需与良性病变相鉴别。研究表明，甲状腺乳头状癌多呈低增强，部分结节也可呈等增强或高增强，增强多分布不均匀，周边可见不规则环状增强，增强范围可扩大。结节性甲状腺肿及腺瘤多呈等或高增强，伴有液化时结节内可见无增强区域，增强边界清楚，周边可见规则的环状增强。

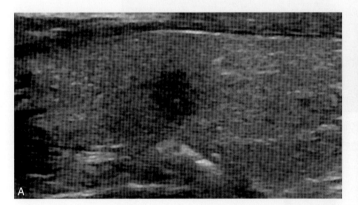
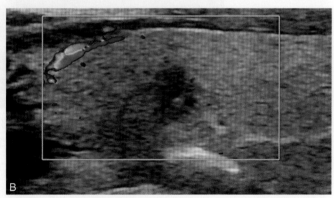

图 1-4-23 甲状腺乳头状癌（嗜酸细胞亚型）常规超声声像图
A. 甲状腺左叶结节纵切面灰阶超声图像；B. 甲状腺左叶结节 CDFI 图像

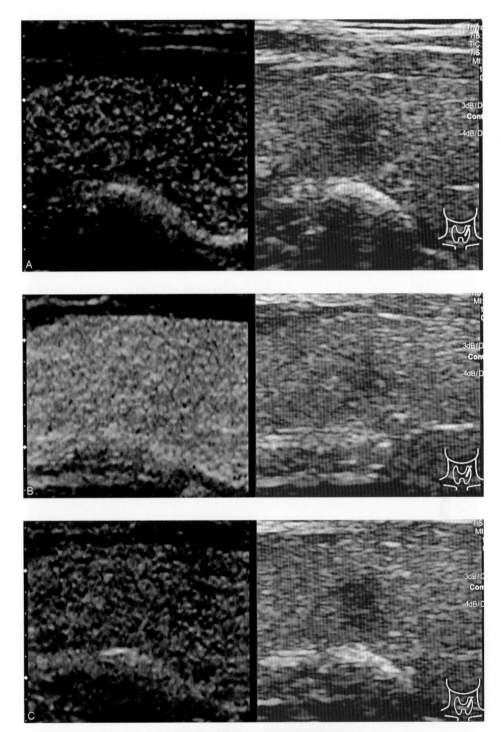

图 1-4-24 甲状腺左叶结节超声造影图
A. 动脉早期；B. 达峰时；C. 增强晚期

ER1-4-9 甲状腺乳头状癌（嗜酸细胞亚型）超声造影视频

病例二

1. **病史概要**　女性,59岁,体检发现甲状腺结节1个月。

2. **常规超声图像**　甲状腺右叶中部见一低回声结节,大小为0.6cm×0.7cm×0.8cm,边界不清,形态不规则,内可见点状强回声。CDFI示结节内可见少许血流信号,见图1-4-25。

3. **超声造影图像**　甲状腺右叶结节与周围组织同步开始增强,达峰时呈不均匀等增强,周边隐约可见不规则高增强环,增强晚期与周围甲状腺组织同步消退,被膜增强连续性好,见图1-4-26。

4. **超声造影诊断要点**　甲状腺右叶实性低回声结节超声造影后呈不均匀中等增强表现,周边可见不规则环状高增强,提示恶性。

5. **鉴别诊断**　甲状腺微小乳头状癌多呈低增强,分布均匀或不均匀。少数病例可呈等增强或高增强表现:

(1)炎症性病灶:病灶小时多呈等增强表现,周边无明显环状增强特征,患者有感染病史,或压痛症状,部分患者甲状腺功能异常。

(2)结节性甲状腺肿:多回声不均匀,伴有液性暗区。超声造影可见无增强区,周边可见规则环状增强。

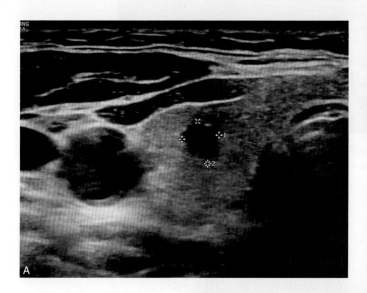
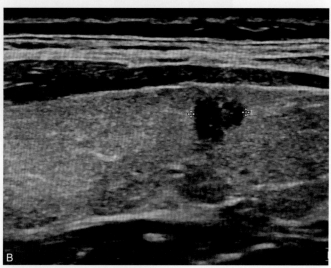
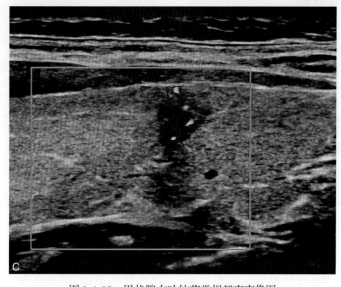

图1-4-25　甲状腺右叶结节常规超声声像图

A. 甲状腺右叶结节横切面超声图像;B. 甲状腺右叶结节纵切面超声图像;C. 甲状腺右叶结节CDFI图像

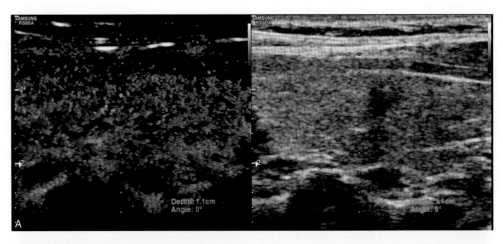

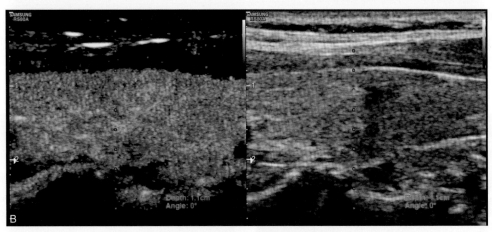

图 1-4-26　甲状腺右叶结节超声造影图
A. 增强早期；B. 增强晚期

七、弥漫硬化型甲状腺乳头状癌

病例一

1. 病史概要　女性，37 岁，发现甲状腺肿物 2 个月。体格检查：甲状腺右叶触及 4.5cm×3.0cm 的肿块，质中，无压痛，边界清，随吞咽活动上下移动。实验室检查：A-TP>400IU/ml，A-Tg 436.50IU/ml，TSH 3.11mIU/L，FT3 5.28pmol/L，FT4 13.84pmol/L。

2. 常规超声图像　甲状腺右叶内可见一个异常回声区，范围约 3.1cm×1.6cm×1.5cm，形状欠规整，边界不清楚，内部为低回声，分布不均匀，并可见多个细点状强回声，后方回声无明显变化，CDFI 显示：肿块内可见紊乱丰富的血流信号，见图 1-4-27。

3. 超声造影图像　图像描述：经肘正中静脉团状注射造影剂 SonoVue 1.2ml 后，6s 病灶与周围甲状腺组织同步开始增强，病灶增强模式为高增强，增强形式为不均匀增强，12s 病灶增强达峰值，16s 病灶增强开始减退，至造影晚期病灶仍呈不均匀低增强，见图 1-4-28、ER1-4-10。

4. 超声造影诊断要点

（1）病灶同步或晚于周围甲状腺组织增强。

（2）病灶增强后呈低增强或等增强。

5. 鉴别诊断　弥漫硬化型甲状腺乳头状癌典型超声表现：部分甲状腺患叶腺体均弥漫性肿大，甲状腺实质回声粗糙减低，可见弥漫性或散在点状强回声，部分出现颈部淋巴结转移，一般不易误诊。

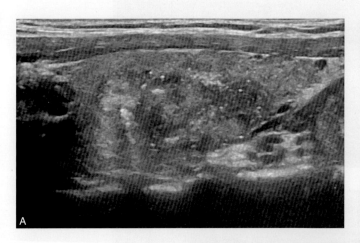
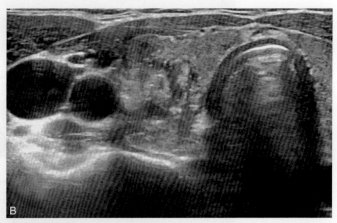
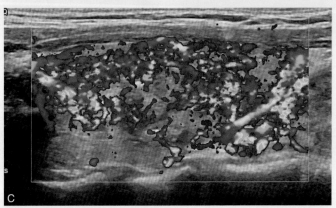
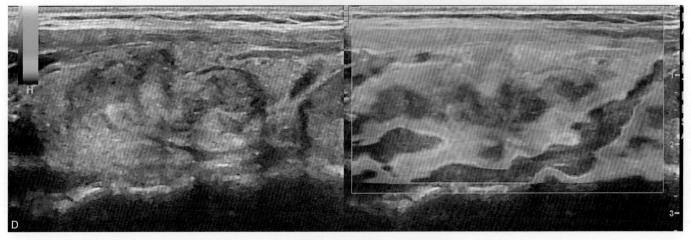

图 1-4-27 弥漫硬化型甲状腺乳头状癌示意图

A. 甲状腺右叶纵切面示右叶异常回声区,形态不规则,其内可见多发点状强回声;B. 甲状腺右叶横切面右叶异常回声区,边界不清;C. CDFI 示内可见丰富紊乱的血流信号;D. 甲状腺右叶异常回声区弹性成像示弹性评分为 3~4 分

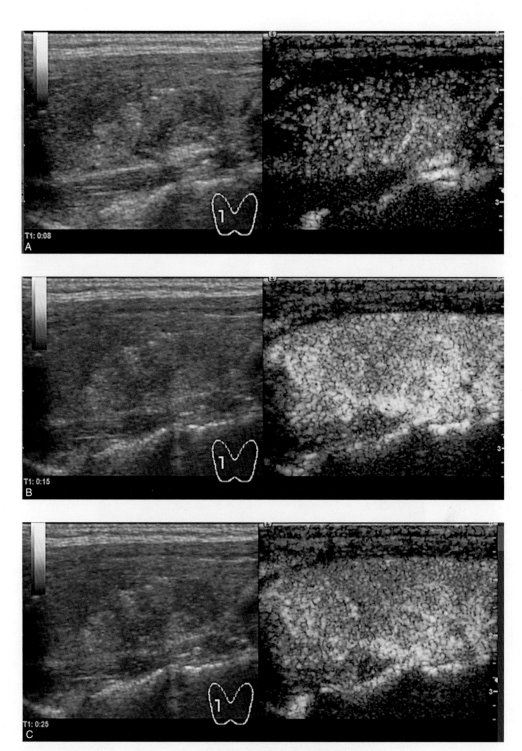

图 1-4-28　弥漫硬化型甲状腺乳头状癌造影图像
A. 动脉早期；B. 达峰时；C. 增强晚期

ER1-4-10　弥漫硬化型甲状腺乳头状癌造影视频

病例二

1. **病史概要** 女性,18岁,体检发现甲状腺结节1周。无压痛,无发热等症状。体格检查:甲状腺无明显肿大,无压痛。

2. **常规超声图像** 甲状腺纵切面灰阶图像甲状腺右叶上极可见一个实性低回声病灶,大小为1.1cm×0.6cm,纵横比<1,边缘模糊,内可见数个点状强回声;CDFI示病灶内未见明显血流信号,甲状腺灰阶图像(横切面)示甲状腺双叶内可见多发点状强回声,弥漫分布。颈部淋巴结灰阶图像示双侧颈部Ⅲ、Ⅳ、Ⅵ区可见数个淋巴结,其中左颈Ⅲ区一个大小约1.2cm×0.4cm,内可见团状高回声,见图1-4-29。

3. **超声造影图像** 弥漫硬化型甲状腺乳头状癌超声造影图像,见图1-4-30、ER1-4-11。

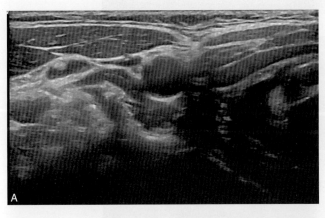
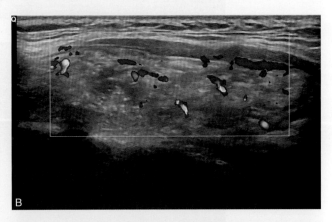
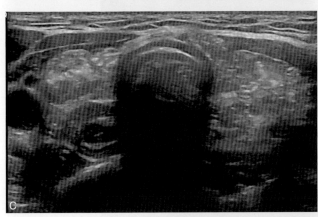
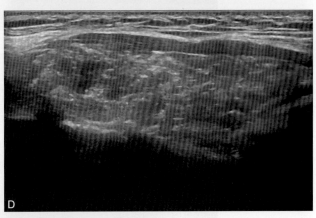
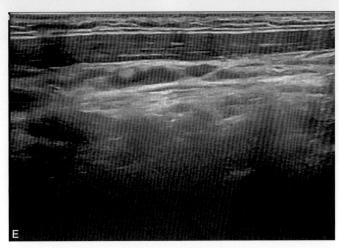

图 1-4-29 弥漫硬化型甲状腺乳头状癌常规超声图

A. 纵切面灰阶图像;B. CDFI 血流成像;C. 横切面示甲状腺两叶内多发点状强回声;D. 颈部淋巴结横切面灰阶图像;E. 颈部淋巴结纵切面灰阶图像

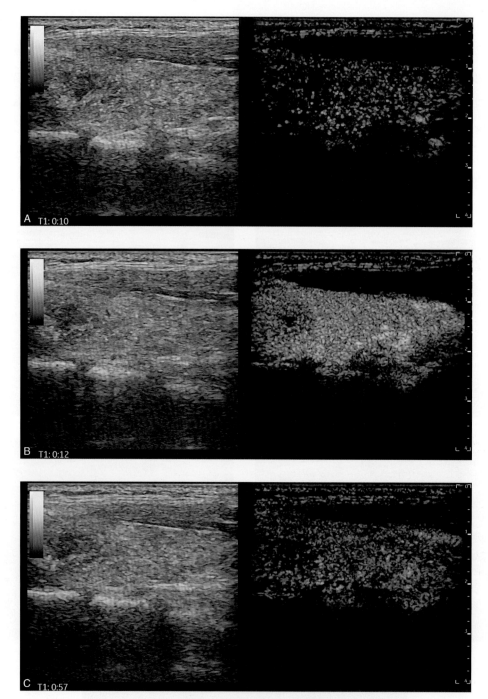

图 1-4-30　弥漫硬化型甲状腺乳头状癌超声造影图
A. 增强早期；B. 达峰时；C. 增强晚期

ER1-4-11　弥漫硬化型甲状腺乳头状癌超声造影视频

视频注解：甲状腺右叶上极病灶造影剂晚于周围甲状腺组织，先于结节周边部分强化，而后达到
中央区，呈"向心性"强化特点，达峰时呈不均匀低增强。甲状腺实质始终呈均匀增强

4. 超声造影诊断要点　弥漫硬化型甲状腺乳头状癌合并恶性结节时,结节造影剂晚于周围甲状腺组织,先于结节周边部分增强,而后达到中央区,呈"向心性"增强特点,达峰时呈不均匀低增强。甲状腺实质始终呈均匀增强。不合并结节时,甲状腺病变腺体多呈均匀增强。

5. 鉴别诊断　经典型甲状腺乳头状癌:甲状腺内无微钙化弥漫分布,仅结节内或结节周边出现微钙化。二者在超声造影上造影剂晚于周围甲状腺组织、先于结节周边部分强化,而后达到中央区,呈"向心性"强化特点,达峰时呈不均匀低增强。二者鉴别困难,需结合灰阶图像特征。

八、甲状腺囊性乳头状癌

病例一

1. 病史概要　女性 40 岁,体检发现甲状腺肿物 2 个月。

2. 常规超声图像　甲状腺左叶中部见一囊实混合性结节,大小为 3.7cm×1.7cm×2.3cm,边界欠清,形态不规则,其实性部分大小为 2.5cm×1.7cm×1.8cm,呈偏心分布,内可见多发点状强回声。CDFI 示结节内实性部分可见血流信号,见图 1-4-31。

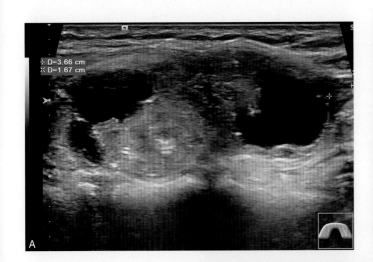
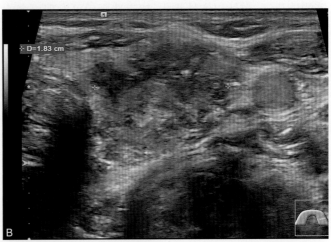
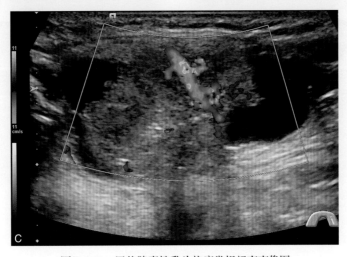

图 1-4-31　甲状腺囊性乳头状癌常规超声声像图

A. 甲状腺左叶中部结节纵切面灰阶超声图像;B. 甲状腺左叶中部结节横切面灰阶超声图像;C. 甲状腺左叶中部结节 CDFI 图像

3. 超声造影图像　该结节超声造影后囊壁及实性部分呈快速高增强,分布不均匀,实性部分内可见不规则血管结构,增强后范围约2.5cm×1.7cm×1.6cm,增强晚期缓慢消退,见图1-4-32。

4. 超声造影诊断要点　囊性甲状腺癌超声造影后结节内实性部分不均匀高增强,增强形态不规则,结节周边可见不规则环状高增强。

5. 鉴别诊断

(1)结节性甲状腺肿伴囊性变或甲状腺腺瘤伴囊性变:甲状腺良性囊实性病变多表现为囊性为主或海绵状,边界清晰,实性部分形态规则、回声均匀,不伴有钙化,超声造影后实性部分增强较均匀,与周边组织同步增强及消退,结节周边可见规则的环状高增强。

(2)髓样癌:髓样癌体积较大时可伴有多发大小不等的液化区,整体以实性为主,超声造影后可发现更多的无增强区域,增强后能清楚显示结节边界,周边可见规则或不规则的环状高增强。

病例二

1. 病史概要　男性,31岁,体检发现甲状腺结节1个月。

2. 常规超声图像　甲状腺右叶中下部可见一囊实性结节,以实性为主,大小3.0cm×2.0cm×2.7cm,边界尚清,边缘呈分叶状,突性成分内可见多发点状强回声,CDFI示实性部分可见较丰富血流信号,见图1-4-33。

3. 超声造影图像　甲状腺右叶中下部结节超声造影后早于周围组织开始出现增强,达峰时呈不均匀高增强表现,可见多发不规则无增强区,周边可见不规则环状高增强,晚期消退缓慢,内呈稍高增强表现,见图1-4-34,ER1-4-12。

4. 超声造影诊断要点　该结节为不均质含液性结节,以实性成分为主,实性回声内可见多发点状强回声,以周边分布为主,局部边界不清,形态不规则,内可见丰富血流信号均提示恶性可能,超声造影后见结节呈不均匀高增强表现,内可见多发不规则灌注缺损区,与灰阶超声显示不对称,周边可见不规则环状高增强,进一步诊断为甲状腺癌。

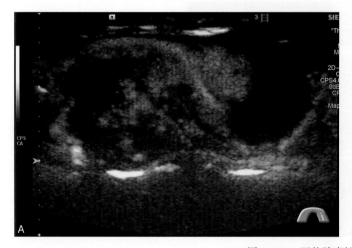
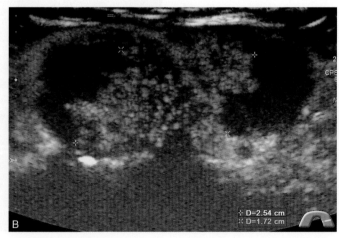

图1-4-32　甲状腺囊性乳头状癌超声造影图
A. 增强早期;B. 达峰时

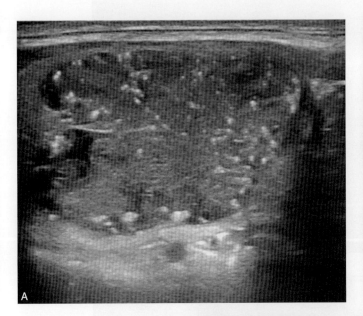
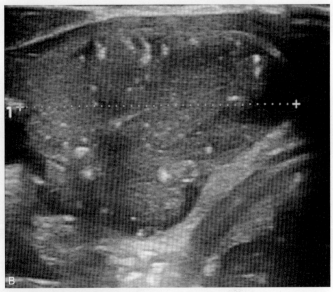
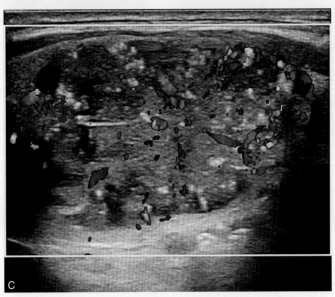

图 1-4-33 甲状腺囊性乳头状癌常规超声声像图
A. 甲状腺右叶结节纵切面灰阶超声图像；B. 甲状腺右叶结节横切面灰阶超声图像；C. 甲状腺右叶结节 CDFI 图像

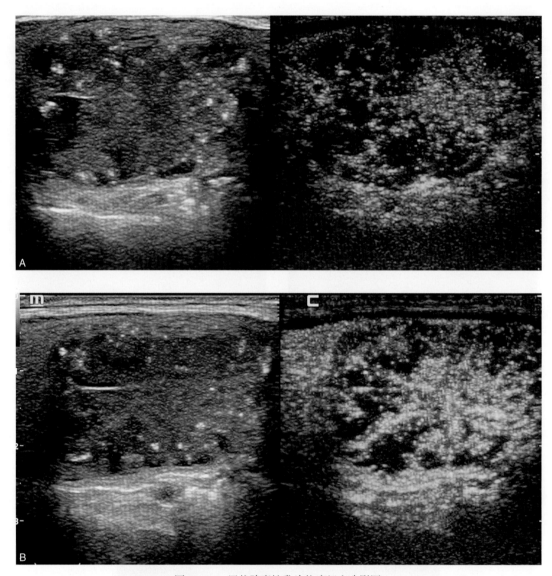

图 1-4-34　甲状腺囊性乳头状癌超声造影图
A. 增强早期；B. 增强晚期

ER1-4-12　甲状腺囊性乳头状癌超声造影视频

第五节　甲状腺滤泡癌

病例一

1. **病史概要**　患者 78 岁女性,因发现颈前肿物 10 余天入院。

2. **常规超声图像**　甲状腺右叶增大,下极见不均匀偏低回声肿块,边界尚清,形态尚规则,周边见低回声晕,与被膜紧邻,分界欠清,CDFI 示肿块周边见环状血流信号,内部较丰富血流信号,见图 1-5-1。

3. **超声造影图像**　甲状腺肿块稍早于周围腺体组织增强,达峰后呈不均匀高增强,内部可见裂隙样无增强区域,与被膜分界不清,边缘见不完整薄环状增强,晚期与周围腺体组织同步、缓慢、不均匀消退,呈稍高增强。见图 1-5-2、ER1-5-1。

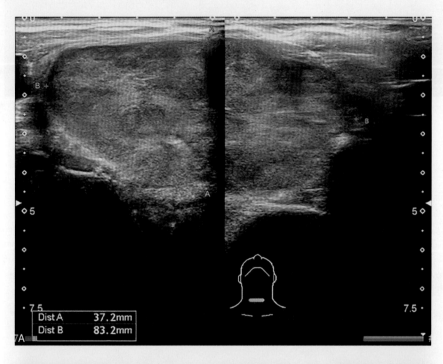

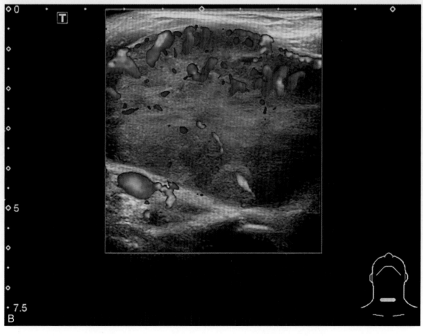

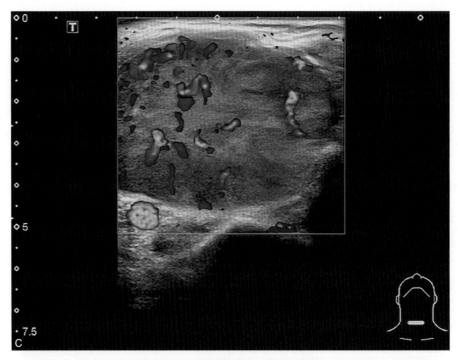

图 1-5-1　甲状腺滤泡癌常规超声声像图
A. 甲状腺右叶肿块灰阶超声图像；B、C. 甲状腺右叶肿块 CDFI 图像

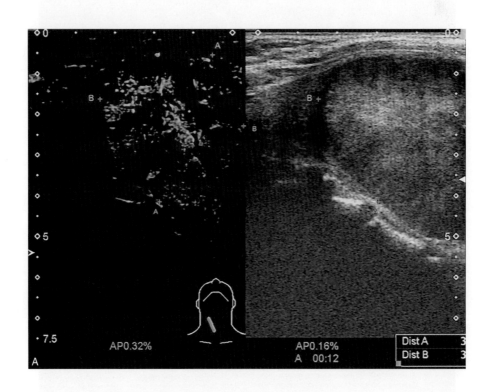

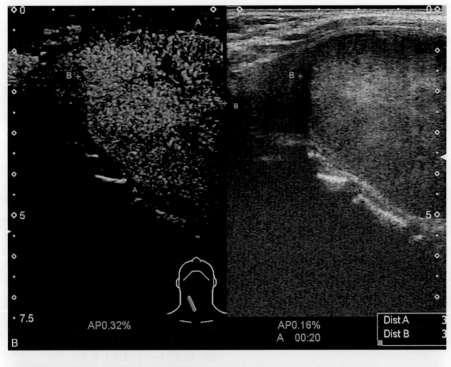

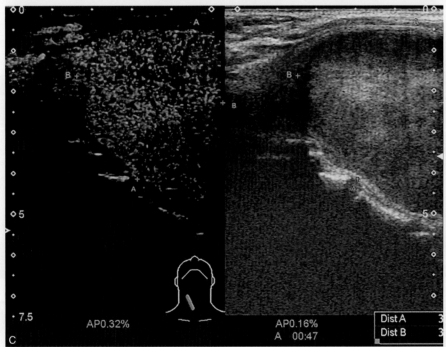

图 1-5-2　甲状腺滤泡癌超声造影图

A. 甲状腺肿块造影 12s 图像；B. 甲状腺肿块造影 20s 达峰图像；C. 甲状腺肿块造影 47s 图像

ER1-5-1　甲状腺滤泡癌超声造影视频

4. 超声造影诊断要点 超声造影多表现为与周围正常甲状腺组织同步增强,达峰时呈高增强,内部可见裂隙样、轮辐状、小片状无增强区域,边缘常见完整或不完整薄环状强化,消退时较周围正常甲状腺组织可同步或缓慢消退。

5. 鉴别诊断 需要与甲状腺腺瘤相鉴别,甲状腺腺瘤一般为圆形或椭圆形结节,有完整包膜,边界光滑,周边呈环形血流,一般呈低阻频谱;甲状腺腺瘤通常有声晕,超声造影通常表现为从周边开始向内部不均匀增强,可见周边环状增强,内部轻度增强或等增强,程度小于周边,达峰时结节整体呈高增强,而廓清时结节通常晚于相邻甲状腺实质呈缓慢消退。

6. 病理诊断 甲状腺滤泡癌包裹性血管浸润型。

病例二

1. 病史概要 女性,58 岁,发现左侧甲状腺肿物8 个月,患者无发热、疼痛、声音嘶哑、饮水呛咳、气管压迫、心动过速等不适,甲状腺左叶及峡部可触及肿物。

2. 常规超声图像 常规超声显示甲状腺左叶实性肿物,局部呈瘤样向外膨出,边界不清、形态不规则,内回声不均匀,呈多结节样改变,结节周围低回声晕厚薄不一,CDFI 示结节周边血流丰富,可见半环状血流信号,见图 1-5-3。

3. 超声造影图像 超声造影后可见左叶形态不规则,被膜不连续,左叶内肿物部分突出于被膜外,肿物上部与颈内静脉管腔内相连,呈高增强,肿物消退早于周围甲状腺组织,与腺体外组织界限不清,并侵犯左侧颈内静脉,见图 1-5-4、ER1-5-2。

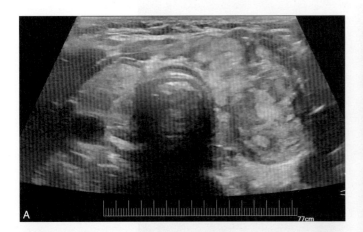
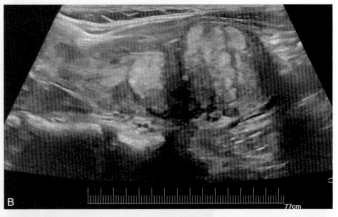
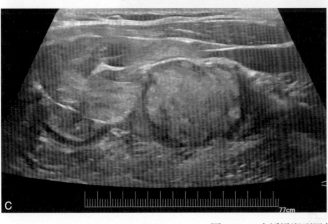
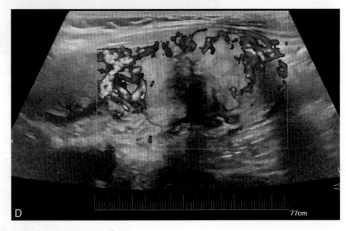

图 1-5-3 广泛浸润型甲状腺滤泡腺癌常规超声声像图

A. 甲状腺横切面示甲状腺左叶明显增大;B. 甲状腺左叶纵切面示甲状腺左叶实质回声不均匀,呈结节样改变;C. 左侧颈内静脉图像示甲状腺实质呈瘤样向外突出,伸入左侧颈内静脉中远段管腔内;D. CDFI 图像示甲状腺结节周边较丰富血流信号

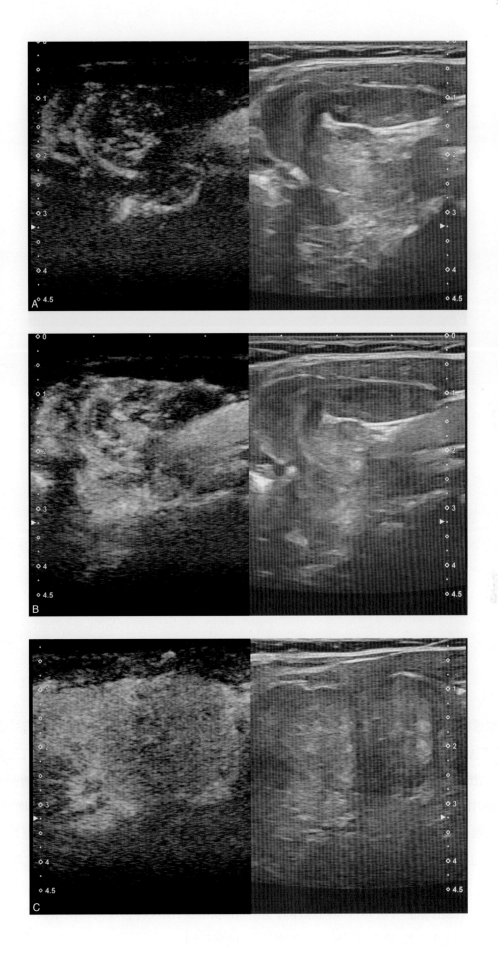

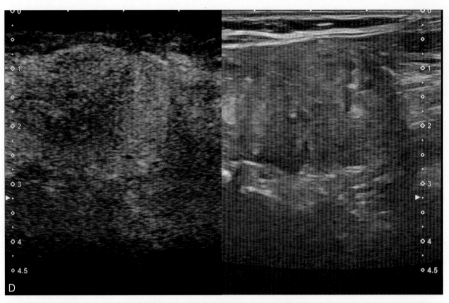

图 1-5-4　甲状腺滤泡癌超声造影图

A. 注入造影剂后 11s,颈内静脉肿物开始增强;B. 注入造影剂后 12s,肿物上部与颈内静脉管腔内肿物相连,呈高增强;C. 注入造影剂后 22s,甲状腺左叶肿物消退早于周围甲状腺组织;D. 注入造影剂后 34s,肿物边界不清,增强程度低于周围腺体组织

ER1-5-2　甲状腺滤泡癌超声造影视频

4. 超声造影诊断要点

（1）增强早期病灶内部呈不均匀弥漫性高增强,增强水平通常高于周围腺体。

（2）与周围腺体分界不清,边缘不规则,呈浸润性生长,增强范围较常规超声扩大。

（3）多无周边高增强环,部分可见不规则高增强环。

（4）广泛浸润型滤泡腺癌可破坏被膜向腺体外生长,表现为腺体被膜连续性中断,造影可以显示病灶累及周围组织范围。

（5）颈部淋巴结及颈内静脉可有一定程度侵犯。

5. 鉴别诊断　甲状腺滤泡癌广泛浸润时,需要与较大的甲状腺滤泡腺瘤鉴别。滤泡癌增强早期造影模式与典型滤泡腺瘤类似,多为高增强、早增强,但滤泡癌内部新生血管分布不均,超声造影多表现为内部不均匀高增强、增强范围扩大、无周边增强环或周边增强环厚薄不一,并且癌与周围腺体分界不清,可以累及被膜及腺体周围软组织,出现转移及向周围组织侵犯征象则更有助于明确诊断。

6. 病理诊断　甲状腺滤泡癌广泛浸润型。

病例三

1. 病史概要　男性,45岁,体检发现甲状腺右叶结节6个月。不伴声音嘶哑及吞咽困难,无手抖、食欲亢进、突眼等。

2. 常规超声图像　甲状腺右叶可见一不均质回声结节,大小约2.4cm×1.8cm×1.7cm,边界清楚,形态规则,可见厚薄不均低回声晕环绕,部分晕环呈极低回声。CDFI显示结节周边可见环绕血流,见图1-5-5。

3. 超声造影图像　甲状腺右叶结节于9s开始增强,早于周围甲状腺组织,于14s达峰,呈稍高增强,周边可见高增强环,结节增强晚期晚于周围组织消退,且消退缓慢(23s时可见结节增强强度高于周围组织),见图1-5-6。

4. 病理诊断　甲状腺滤泡癌,局部包膜侵犯。

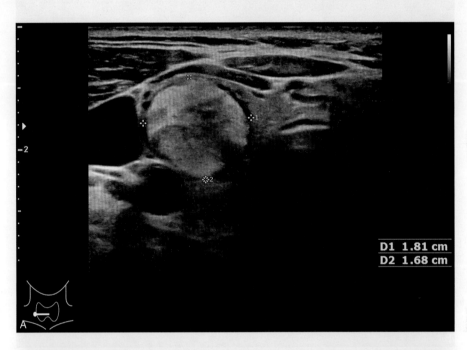

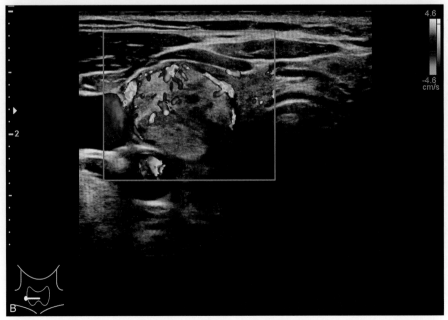

图1-5-5　甲状腺滤泡癌常规超声声像图
A. 甲状腺右叶结节灰阶超声图像;B. 甲状腺右叶结节CDFI图像

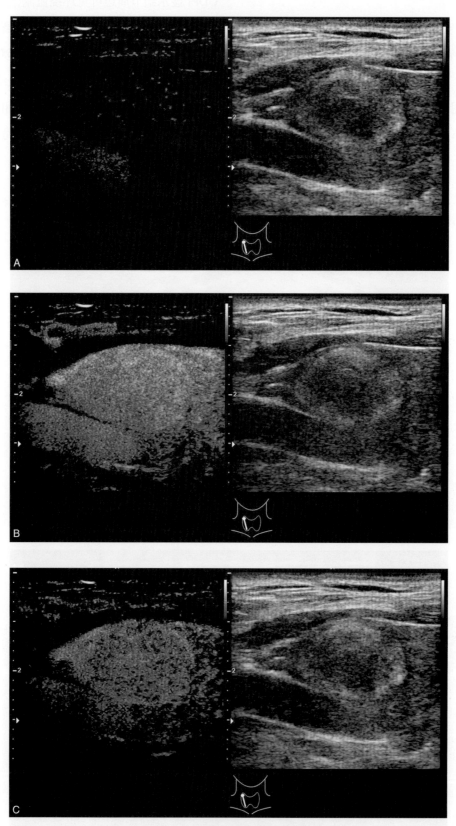

图 1-5-6　甲状腺滤泡癌超声造影图
A. 结节动脉早期图像；B. 结节达峰时图像；C. 结节增强晚期图像

病例四

1. **病史概要**　女性,46岁,体检发现甲状腺结节2年。不伴声音嘶哑及吞咽困难,无手抖、食欲亢进、突眼等。

2. **常规超声图像**　甲状腺左叶可见一低回声结节,大小为1.0cm×0.7cm×0.8cm,边界清楚,形态规则,内可见点状强回声,可见低回声晕环。CDFI显示结节周边可见环绕血流,见图1-5-7。

3. **超声造影图像**　甲状腺左叶结节于8s开始增强,早于周围甲状腺组织,增强早期结节呈快速增强,增强过程中可见高增强环及内侧低增强声晕(箭头所示),声晕往往发生玻璃样变,血管较少,增强速度一般较慢,结节于13s达峰,呈稍高增强,增强晚期与周围组织同步消退呈等增强,见图1-5-8。

4. **超声造影诊断要点**

(1)甲状腺滤泡癌超声造影多呈富血供表现。

(2)增强早期早于或同步于周围组织开始强化,呈快速增强。

(3)达峰时多呈等增强或高增强。

(4)增强晚期同步于或晚于周围组织开始消退,消退缓慢。

(5)可见不完整高增强环。

5. **鉴别诊断**　甲状腺滤泡癌和滤泡性腺瘤同属于有包膜包绕的滤泡性肿瘤,两者具有相似的细胞学特征,两者的诊断须组织病理明确有无包膜和/或血管侵犯,因此术前的穿刺活检及术中冰冻病理均无法明确诊断。滤泡癌和滤泡性腺瘤两者在超声造影上具有相似表现,即均呈富血供表现。在灰阶超声上,相较于滤泡性腺瘤,滤泡癌可见不规则且增厚的声晕,声晕因肿瘤侵犯而中断,见图1-5-9;因肿瘤突破包膜且在包膜外生长可出现卫星结节、钙化(包括周缘钙化);因肿瘤内纤维间隔增厚而呈现"结中结征"(或"葡萄串征"),见图1-5-10。另外,滤泡癌多呈低回声且多呈实性或以实性成分为主,较少发生囊性变,发生囊性变时,囊性成分占比多较低。目前,分子检测手段,如二代测序芯片ThyroSeq v3已用于滤泡癌和滤泡性腺瘤的术前评估,特异性和阳性预测值较高,不仅使滤泡癌患者能早期进行手术,还可使滤泡性腺瘤患者免于手术。

6. **病理诊断**　微小浸润性甲状腺滤泡癌,局部包膜侵犯。

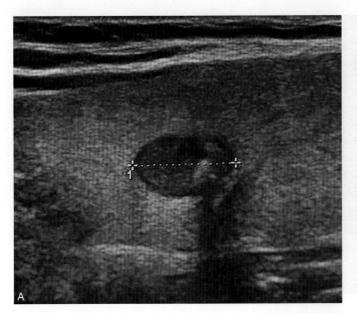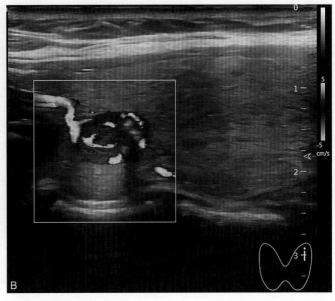

图1-5-7　甲状腺滤泡癌超声造影图
A. 甲状腺左叶结节灰阶超声图像;B. 甲状腺左叶结节CDFI图像

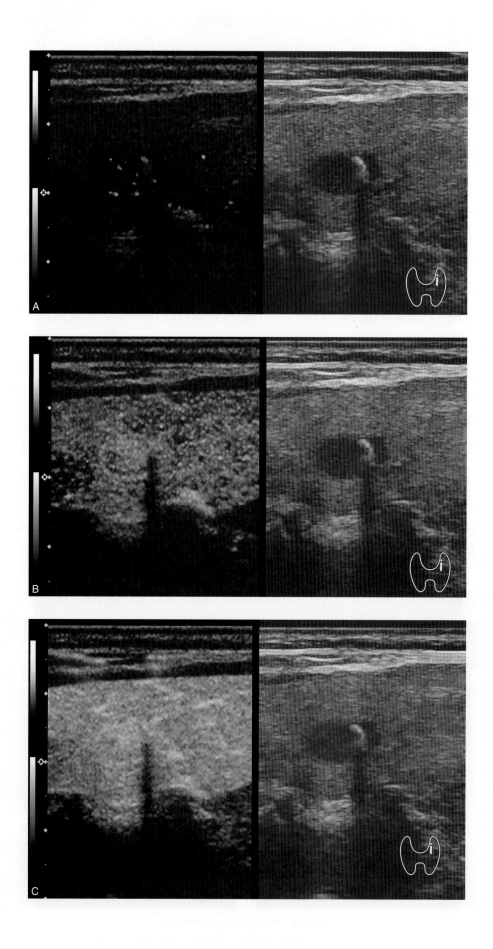

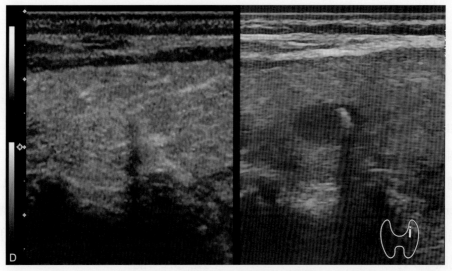

图 1-5-8　甲状腺滤泡癌超声造影图
A、B. 结节（8s、10s）；C. 结节达峰时（13s）；D. 结节增强晚期（31s）

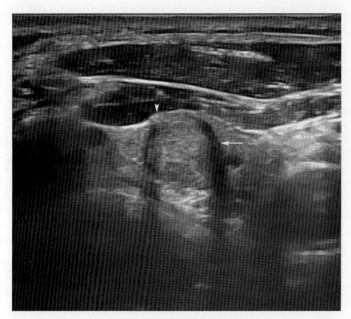

图 1-5-9　甲状腺等回声结节
甲状腺等回声结节周边可见不规则且增厚的低回声晕，声晕因肿瘤穿透包膜而中断

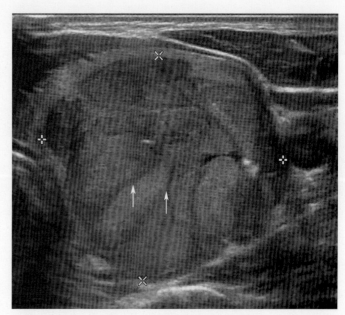

图 1-5-10　甲状腺低回声结节
甲状腺低回声结节，结节呈"结中结征"，箭头所示为增粗且呈低回声的纤维间隔

第六节　甲状腺嗜酸细胞癌

1. 病史概要　女性 56 岁,体检发现甲状腺左叶结节 6 个月余。不伴声音嘶哑、吞咽困难及呼吸困难等,无手抖、食欲亢进、突眼等。

2. 常规超声图像　甲状腺左叶可见一不均质低回声肿块,大小为 4.3cm×2.6cm×1.9cm,边界不清,形态不规则,内可见点状强回声。CDFI 结节内部及周边均可见较丰富血流信号,见图 1-6-1。

3. 超声造影图像　甲状腺左叶肿块超声造影后

与周围组织同步开始增强;达峰时呈稍高增强,边界不清,增强晚期结节与周围组织同步消退,呈等增强,见图 1-6-2、ER1-6-1。

4. 超声造影诊断要点　甲状腺左叶低回声肿块,部分边界不清,形态不规则,内可见点状强回声,超声造影后该肿块呈稍高增强,无明显边界,周边未见环状增强,考虑恶性可能。

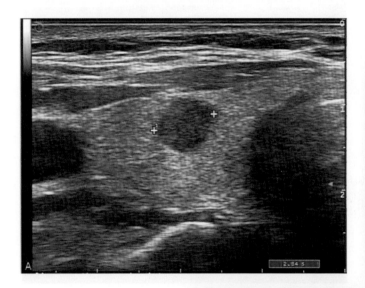
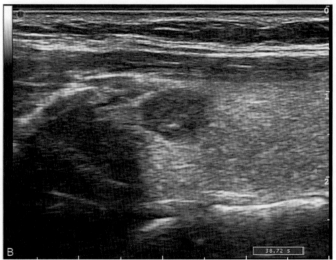
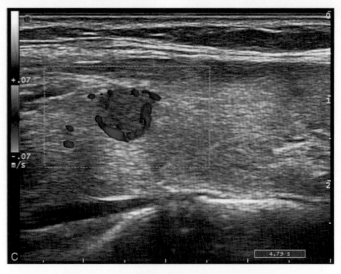

图 1-6-1　甲状腺嗜酸细胞癌常规超声声像图

A. 甲状腺左叶肿块横切面图灰阶超声图像;B. 甲状腺左叶肿块纵切面灰阶超声图像;C. 甲状腺左叶肿块 CDFI 图像

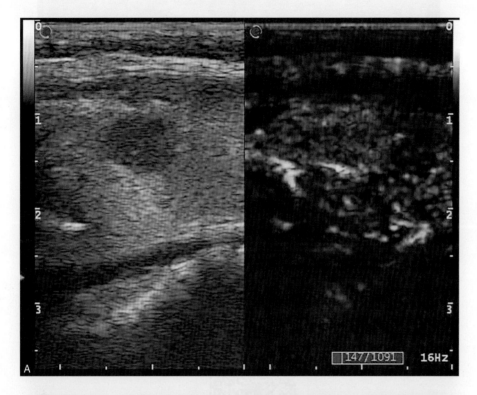

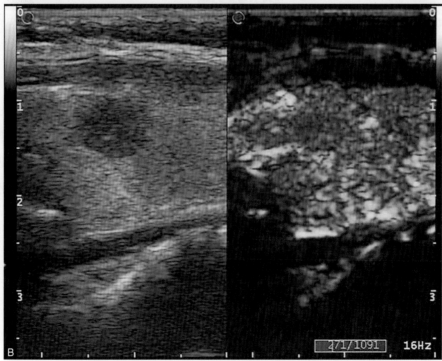

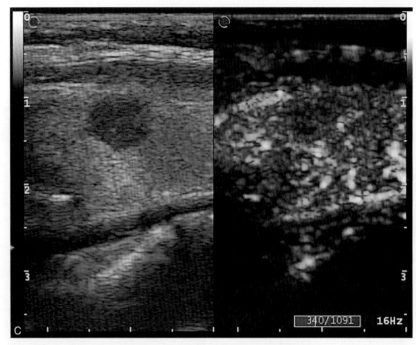

图 1-6-2　甲状腺嗜酸细胞癌超声造影图
A. 动脉早期；B. 达峰时；C. 增强晚期（31s）

ER1-6-1　甲状腺嗜酸细胞癌超声造影视频

5. 病理诊断　术后常规病理示：甲状腺（左叶）嗜酸细胞性肿瘤（Hurthle 细胞肿瘤），包膜全部取材，可见包膜侵犯及血管浸润，符合 Hurthle 细胞癌。分子病理检查结果示：BRAF^{V600E} 未见突变。

6. 鉴别诊断　甲状腺嗜酸细胞肿瘤（Hurthle 细胞肿瘤）由嗜酸性细胞组成，多有包膜环绕，无包膜和 / 或血管侵犯者称为嗜酸细胞腺瘤，有包膜和 / 或血管侵犯者称为嗜酸细胞癌。甲状腺嗜酸细胞肿瘤是一个完全不同的实体还是滤泡性肿瘤的一个亚型，目前尚有争议。甲状腺嗜酸性癌与嗜酸性腺瘤的鉴别同滤泡癌与滤泡性腺瘤的鉴别。

第七节　甲状腺低分化癌

病例一

1. **病史概要**　女性,20岁,体检发现左甲状腺结节2周。无明显压痛,无明显不适。

2. **常规超声图像**　甲状腺左叶可见一低回声结节,大小为3.2cm×2.1cm×1.6cm,纵横比>1,边缘细分叶状,内可见粗大钙化。CDFI显示甲状腺左叶结节内部及周边均可见短条状血流信号,见图1-7-1。

3. **弹性成像图像**　甲状腺左叶结节应变性弹性成像及剪切波弹性成像均提示结节质地较硬,见图1-7-2。

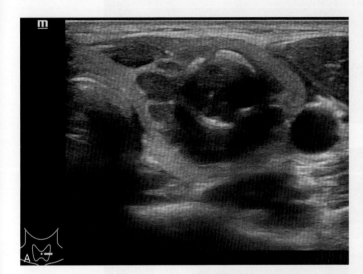
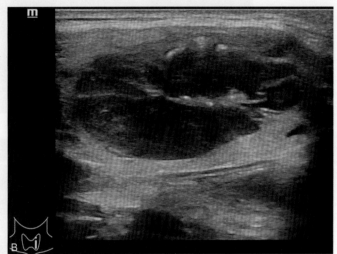
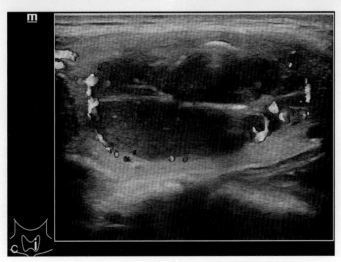

图1-7-1　甲状腺左叶低回声结节常规超声声像图
A. 甲状腺左叶灰阶超声横切面;B. 甲状腺左叶灰阶超声纵切面;C. 甲状腺左叶CDFI图像

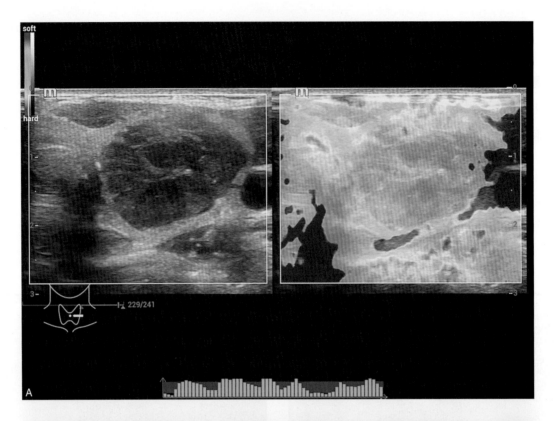

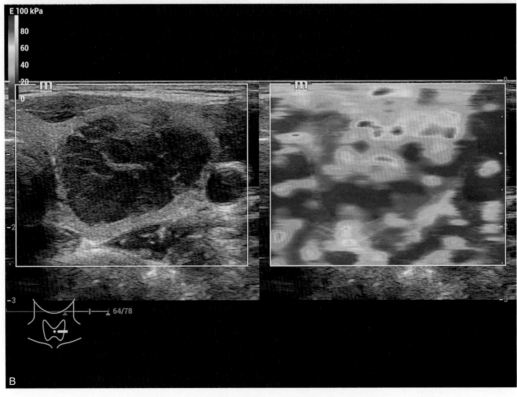

图 1-7-2　甲状腺左叶低回声结节弹性成像声像图

A. 甲状腺左叶结节应变性弹性成像横切面；B. 甲状腺左叶结节剪切波弹性成像横切面

4. 超声造影图像　甲状腺左叶结节超声造影显示造影剂到达时间早于周边腺体,增强方向为弥漫性,增强模式为不均匀,增强强度为高增强,增强范围大于灰阶超声所示,增强完整性为不完整增强,见图 1-7-3、ER1-7-1、ER1-7-2。

5. 超声造影诊断要点　见图 1-7-4。

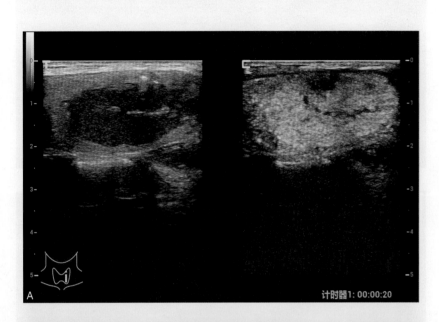

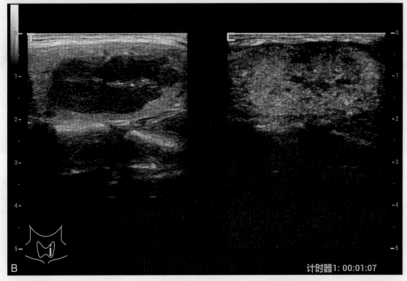

图 1-7-3　甲状腺左叶结节超声造影声像图
A. 增强早期;B. 增强晚期

ER1-7-1　甲状腺低分化癌超声造影视频　　　　　ER1-7-2　甲状腺低分化癌超声造影增强晚期视频

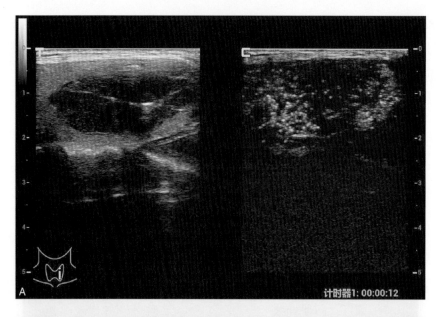

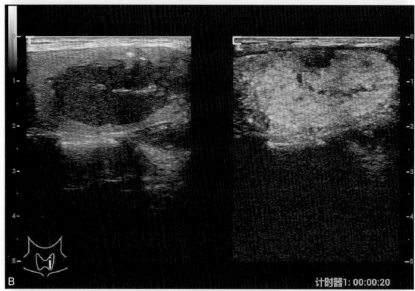

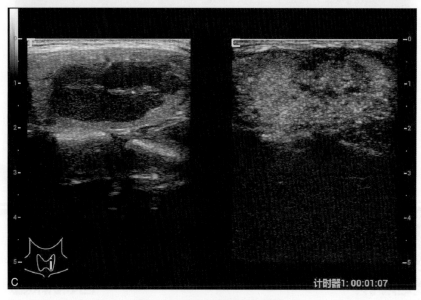

图 1-7-4 超声造影特征声像图

A. 结节开始增强时间早于周边腺体；B. 达峰时高增强；C. 增强晚期高增强

（1）结节开始增强时间早于周边腺体。

（2）增强方向为周边及中心同时增强的弥漫性增强。

（3）常为不均匀增强。

（4）由于肿瘤血供丰富，表现为高增强。

（5）增强范围可大于灰阶超声所示。

6. 病理诊断 甲状腺乳头状癌，细胞增生活跃，未侵犯甲状腺被膜，可见少数脉管内癌栓。

7. 鉴别诊断

（1）甲状腺未分化癌：相对于本病，甲状腺未分化癌的侵袭性更高，因此甲状腺外扩散征象更加常见，例如：侵犯甲状腺包膜、颈部淋巴结转移、侵犯周围软组织和侵犯血管等。由于甲状腺未分化癌生长速度快，肿瘤中心部分容易出现液化坏死，超声造影上更容易出现无增强区域。

（2）甲状腺乳头状癌：大部分甲状腺乳头状癌的体积相对较小，而且表现出惰性的生物学行为，长时间随访，肿瘤可不出现明显增大。发现时颈部中央区淋巴结转移也比较常见，但是颈部外侧区及远处转移很少见。

超声造影的增强水平以低增强或等增强多见，极少出现高增强。

病例二

1. 病史概要 女性，63岁，体检发现甲状腺左叶结节8年余。不伴声音嘶哑、吞咽困难等，无手抖、食欲亢进、突眼等。

2. 常规超声图像 甲状腺左叶可见一不均质低回声肿块，大小为3.8cm×4.0cm×4.3cm，边界不清，形态不规则，内可见多发不规则液性暗区，透声差，甲状腺前被膜回声中断并累及颈前肌，结节向外侵入颈内静脉（管腔内可见中等实性回声）（箭头所示）。CDFI示颈内静脉实性回声内可见条状血流信号，见图1-7-5。

3. 超声造影图像 甲状腺左叶肿块超声造影后早于周围组织快速增强，达峰时呈弥漫性高增强，分布不均匀，内可见不规则灌注缺损区，与周围组织分界不清，晚期消退缓慢，仍呈高增强表现。其外侧颈内静脉内实性回声内可见不均匀增强表现，见图1-7-6、ER1-7-3。

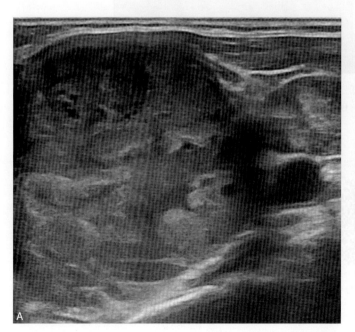
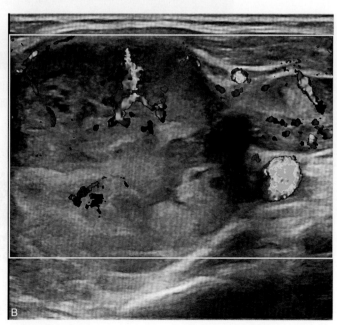

图1-7-5 甲状腺低分化癌常规超声声像图
A. 甲状腺左叶肿块常规超声图像；B. 甲状腺左叶肿块CDFI图像

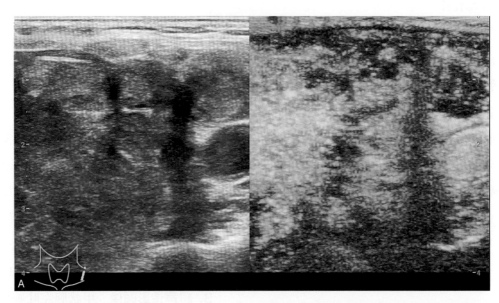

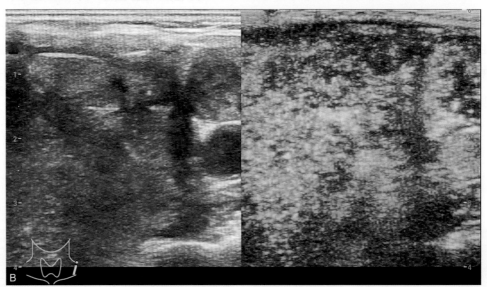

图 1-7-6 甲状腺低分化癌超声造影图

A. 增强早期;B. 增强晚期

ER1-7-3 甲状腺低分化癌超声造影视频

4. 超声造影诊断要点 甲状腺左叶低分化癌常规超声显示为不均质低回声肿块,与周围组织分界不清,超声造影后呈不均匀快速高增强表现,被膜连续性差,与周围组织分界不清,其外侧颈内静脉管腔内中等回声增强,提示为癌栓。

5. 病理诊断 术前超声引导下左叶结节组织学穿刺活检示:小圆细胞恶性肿瘤伴坏死。分子病理结果示:$BRAF^{V600E}$ 未见突变。术中见:结节累及带状肌、颈内静脉、喉返神经、气管及食管。术后常规病理示:甲状腺(左叶)低分化癌伴坏死,可见癌组织侵犯包膜,并可见血管侵犯,脉管内见大量癌栓。

6. 鉴别诊断

(1)腺瘤:边界清楚,形态规则,内部常回声均匀,生长缓慢,可有包膜,与周围组织分界清楚。超声造影后结节周边可见规则的环状增强。

(2)滤泡癌:多呈中等回声,内部回声不均匀,可呈"结中结"表现,多数边界清楚,有时与腺瘤表现类似,颈部可见中等回声的转移淋巴结。

(3)髓样癌:体积较大时内部可出现透声区,回声混杂,边界清楚,形态规则或不规则,超声造影后可见不均匀高增强表现,周边可出现规则或不规则的环状高增强,降钙素及 CEA 升高。

第八节　甲状腺未分化癌

1. **病史概要**　发现颈前肿物1周。无明显压痛,有声嘶。

2. **常规超声图像**　甲状腺左叶可见一实性低回声结节,大小为6.3cm×4.6cm×3.4cm,纵横比大于1,边缘分叶状。甲状腺右叶可见多个结节,大小不等,大者约为2.3cm×1.7cm×1.5cm,成分为实性,回声为低回声,个别结节纵横比大于1,边缘分叶状,内未见钙化。左侧颈内静脉内可见异常回声,范围约为4.2cm×9.0cm×8.0cm,呈长条形,内部为低回声及等回声,边界清楚,COFI未见明显血流信号。甲状腺左叶结节及甲状腺右叶结节内部及周边均可见血流信号。左侧颈内静脉远心端可见一个肿物,导致管腔闭塞,肿物内未见血流信号,见图1-8-1。

3. **超声造影图像**　甲状腺左叶结节超声造影显示造影剂到达时间晚于周边腺体,为向心性不均匀增强,增强晚期均为低增强,增强范围等于灰阶超声所示,可见大范围无增强区域。甲状腺右叶结节超声造影显示造影剂到达时间晚于周边腺体,为向心性均匀等增强,增强晚期为低增强,增强范围等于灰阶超声所示,病灶中心部分可见大范围无增强区域。左侧颈内静脉肿物呈不均匀低增强,见图1-8-2,ER1-8-1~ER1-8-5。

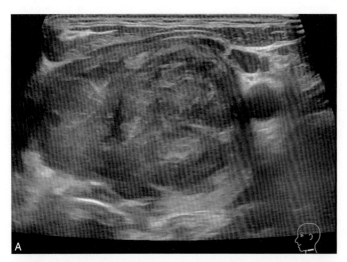

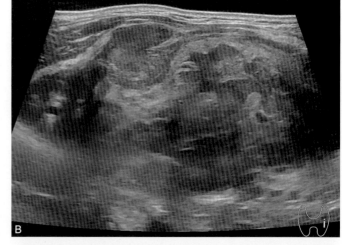

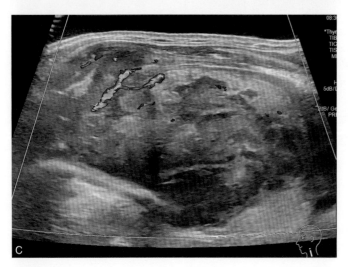

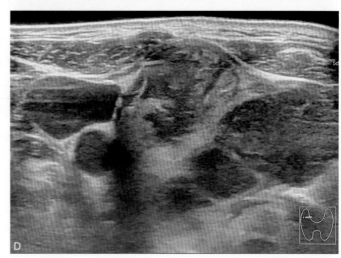

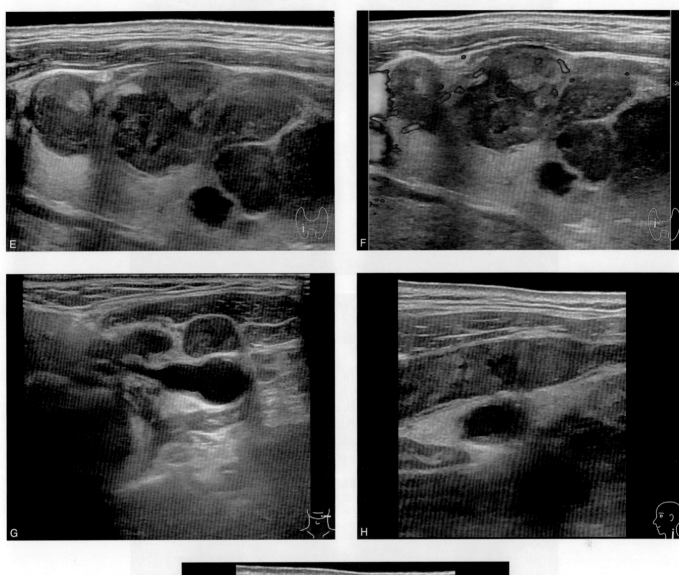

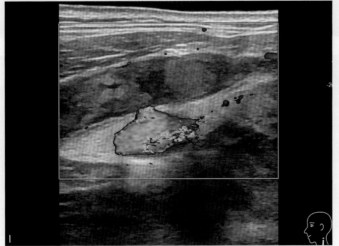

图 1-8-1　甲状腺左、右叶结节常规超声声像图

A. 甲状腺左叶结节灰阶超声横切面；B. 甲状腺左叶结节灰阶超声纵切面；C. 甲状腺左叶结节 CDFI 图像；D. 甲状腺右叶结节灰阶超声横切面；E. 甲状腺右叶结节灰阶超声纵切面；F. 甲状腺右叶结节 CDFI 图像；G. 左侧颈内静脉灰阶超声横切面；H. 左侧颈内静脉灰阶超声纵切面；I. 左侧颈内静脉 CDFI 图像

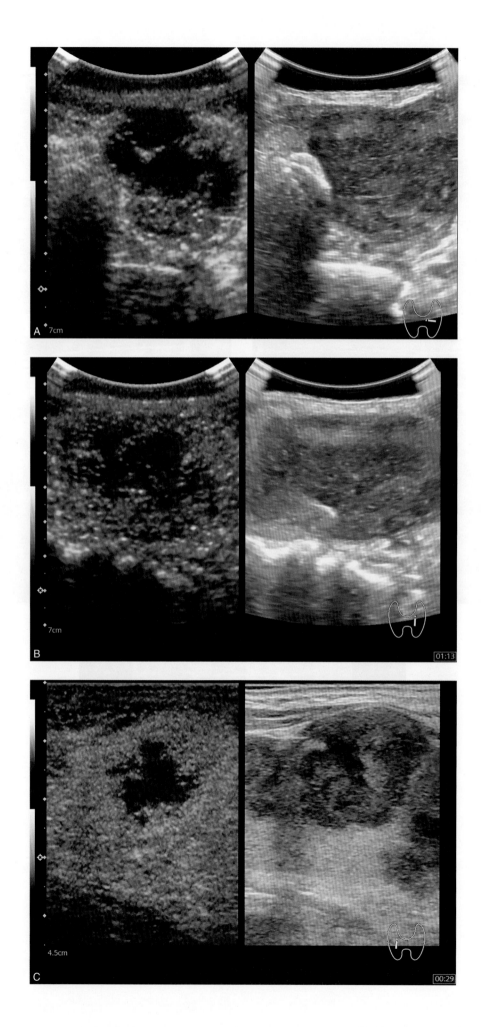

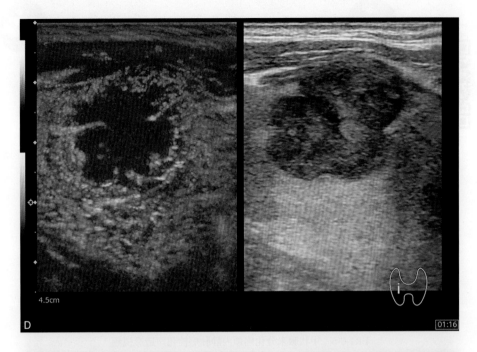

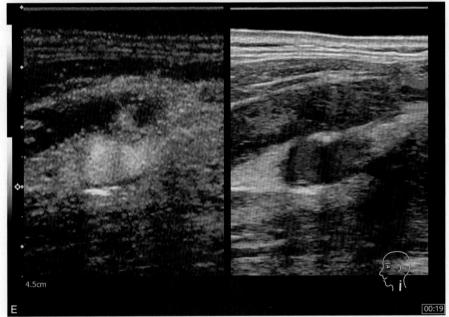

图 1-8-2　超声造影声像图

A. 甲状腺左叶结节超声造影；B. 甲状腺左叶结节超声造影增强晚期；C. 甲状腺右叶结节超声造影；D. 甲状腺右叶结节超声造影增强晚期；E. 左侧颈内静脉超声造影

ER1-8-1　甲状腺未分化癌超声造影视频　　　　　　　　　ER1-8-2　甲状腺未分化癌超声造影增强晚期视频

ER1-8-3　甲状腺未分化癌超声造影视频

ER1-8-4　甲状腺未分化癌超声造影增强晚期视频

ER1-8-5　甲状腺未分化癌颈内静脉癌栓超声造影视频

4. 超声造影诊断要点

（1）增强模式为不均匀增强。

（2）增强早期可为等/低增强,增强晚期低增强。

（3）可能由于肿瘤生长速度快,结节中心部分血供不足,导致坏死囊变,超声造影表现为结节中心部分出现大范围无增强区域。

5. 鉴别诊断

（1）甲状腺低分化癌:相对于甲状腺未分化癌,甲状腺低分化癌的侵袭性较小,甲状腺外扩散的征象相对少见。相对于本病,甲状腺低分化癌的生长速度稍慢,肿瘤中心部分出现液化坏死的发病率及程度较低。超声造影上出现无增强区域的频率较低,范围较小。

（2）甲状腺转移癌:有原发灶的病史,单侧发病比较多见,沿着甲状腺的转移灶进行连续动态扫查,可能发现甲状腺的转移灶与喉、气管或者食道的原发灶相连续。

（3）甲状腺滤泡癌:侵袭性低于本病,因此,恶性超声征象出现的频率高于本病,例如:纵横比>1,微小钙化,不规则边缘等等,生长速度也低于本病,可以有一段相当长的病程。

第九节 甲状腺髓样癌

病例一

1. **病史概要** 女性,48岁,体检发现甲状腺右叶结节1年,无压痛,无发热等症状。体格检查:甲状腺肿大,右叶扪及2cm×2cm结节,质硬,活动度可,无压痛。实验室检查:A-TP>400IU/ml, A-Tg 21.15IU/ml, TSH 4.12mIU/L, FT3 5.99pmol/L, FT4 13.54pmol/L, CT 3 101.40。

2. **常规超声图像** 甲状腺右叶中部可见一个肿块,大小约为2.6cm×1.8cm×1.8cm,形状尚规则,边界尚清楚,内部为低回声,分布不均匀,后方回声无变化,CDFI显示肿块内可见丰富的血流信号,见图1-9-1。

3. **超声造影图像** 注射造影剂后,10s病灶早于周围甲状腺组织开始增强,呈不均匀高增强,13s达峰值,19s开始减退,至增强晚期病灶减退呈不均匀稍低增强。

见图1-9-2、ER1-9-1。

4. **超声造影诊断要点** 甲状腺髓样癌常见超声造影表现为低增强、不均匀低增强及向心性低增强。但若病灶内血管分化较多,也可能出现高增强表现。

5. **鉴别诊断**

(1)典型甲状腺髓样癌的超声表现与甲状腺乳头状癌具有相同的声像图特征:低回声、实性结构、边界不清、形态不规整、纵横比>1及钙化等,一般不易误诊。

(2)不典型甲状腺髓样癌不具有典型恶性征象极易误诊为良性病变,主要表现为:①病灶内部为实性低回声,周边无声晕;②结节相对较大,病灶大部分位于中上部;③主要呈混合型且周边血流信号无环绕趋势,呈断续样;④易发生颈部淋巴结及远处转移。不典型甲状腺髓样癌需要与甲状腺腺瘤、结节性甲状腺肿和甲状腺乳头状癌等鉴别。

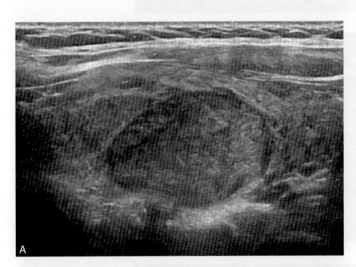

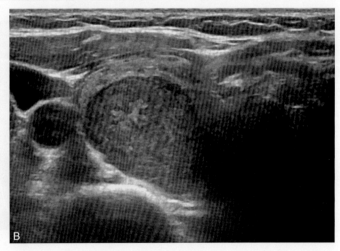

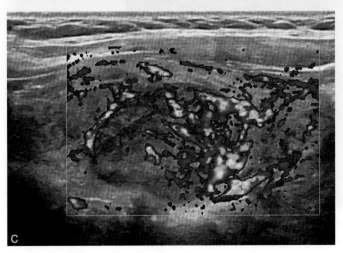

图1-9-1 甲状腺髓样癌常规超声图像

A. 甲状腺右叶低回声结节纵切面灰阶超声图像;B. 甲状腺右叶低回声结节横切面灰阶超声图像;C. CDFI图像

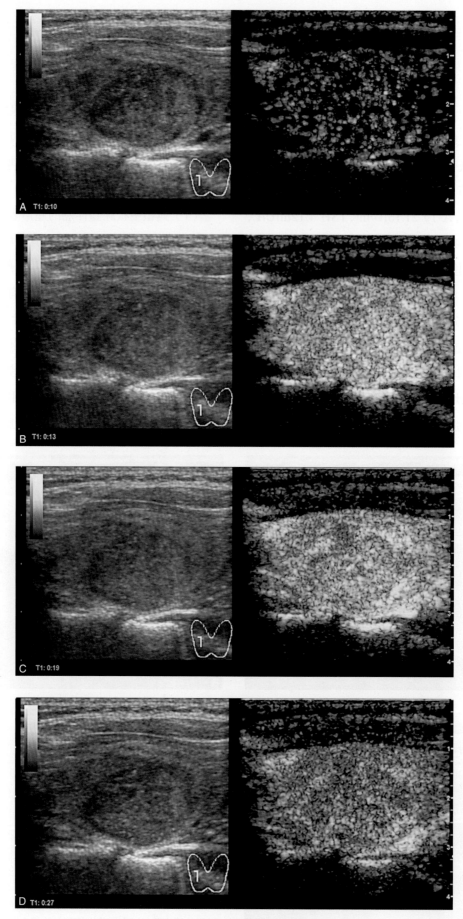

图 1-9-2 甲状腺髓样癌造影图像

A. 造影后 10s；B. 造影后 13s；C. 造影后 19s；D. 增强晚期

ER1-9-1 甲状腺髓样癌超声造影视频

病例二

1. **病史概要** 女性,54 岁,因"发现颈部肿物 1 个月余"就诊。平素患者有面部潮红、腹泻、乏力、心慌、手抖症状。1 年前有直肠癌根治术史。降钙素 >2 000pg/ml;CEA 50.49ng/ml。甲状腺全切及颈部淋巴结清扫术后,降钙素 136.63pg/ml;CEA 28.95ng/ml。颈部淋巴结穿刺病理显示神经内分泌癌转移。

2. **常规超声图像** 甲状腺左叶上极及下极分别可见一个低回声,大小约为 0.8cm×0.9cm×0.6cm,边缘模糊,纵横比 >1,内可见多发点状强回声;CDFI 示结节内均未见明显血流信号。双侧颈部可见多发肿大淋巴结,其中左侧 Ⅲ 区可见一个大小为 2.2cm×0.8cm、形态规则、淋巴门回声偏心、皮质回声增厚的结节;CDFI 示淋巴结内可见丰富血流信号,见图 1-9-3。

3. **超声造影图像** 甲状腺髓样癌超声造影图像,见图 1-9-4、ER1-9-2。

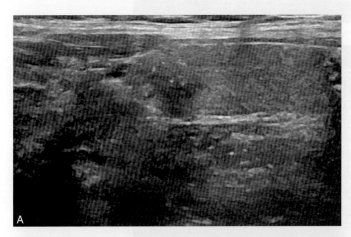

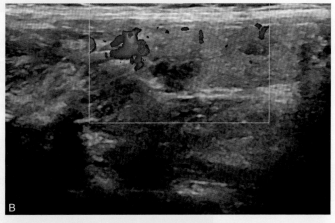

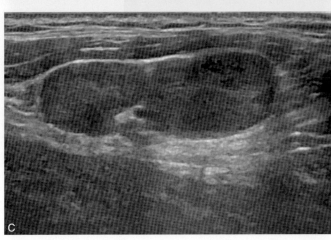

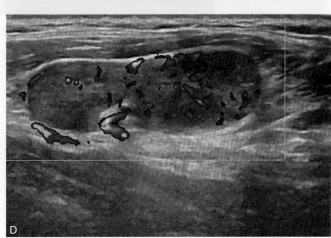

图 1-9-3 甲状腺髓样癌及颈部淋巴结常规超声图像
A. 甲状腺左叶上极低回声结节灰阶超声图像;B. CDFI 示未见明显血流信号;C. 左侧 Ⅲ 区结节灰阶超声图像;D. CDFI 示结节内可见丰富血流信号

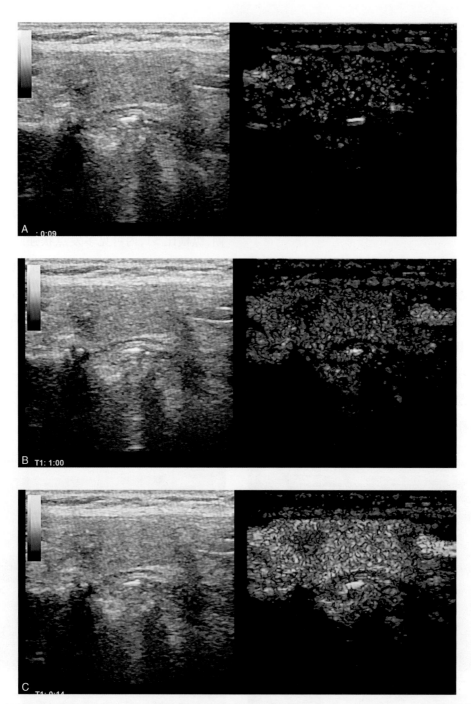

图 1-9-4 甲状腺髓样癌超声造影图
A. 动脉早期；B. 达峰时；C. 增强晚期

ER1-9-2 甲状腺髓样癌超声造影视频
视频注解：甲状腺左叶上极及下极病灶超声造影表现为增强晚于周围甲状腺组织，达峰时呈不均匀低增强

4. 超声造影诊断要点　甲状腺髓样癌结节增强开始时间晚于周围组织,由周边向中心灌注,呈"向心性"增强,达峰时呈不均匀低增强。

5. 鉴别诊断

(1)甲状腺乳头状癌:结节内造影剂晚于周围甲状腺组织,先于结节周边部分增强,而后达到中央区,呈"向心性"强化特点,达峰时呈不均匀低增强。与甲状腺髓样癌超声造影鉴别困难,需结合实验室检查。

(2)滤泡性肿瘤:超声造影时多表现为与周围正常甲状腺组织同步或稍早于周围甲状腺组织,呈弥漫性均匀性等增强均匀或高增强。

病例三

1. 病史概要　女性,56岁,体检发现甲状腺结节1周。

2. 常规超声图像　甲状腺右叶中上部见一低回声结节,大小约0.7cm×0.7cm×0.8cm,边界清楚,形态尚规则,内可见少许点状强回声。CDFI示结节内及周边可见较丰富血流信号,见图1-9-5。

3. 超声造影图像　甲状腺右叶上部结节超声造影后早于周围组织开始出现增强,达峰时呈偏低增强表现,边界不清,范围未见明显扩大,之后快速消退,晚期呈明显低增强,结节旁甲状腺被膜增强完整,见图1-9-6、ER1-9-3。

4. 超声造影诊断要点　造影后结节内呈不均匀偏低增强表现,增强边界不清,增强晚期快速消退。

5. 鉴别诊断

甲状腺髓样癌来源于甲状腺滤泡旁C细胞,可分为散发性和家族性,具有特殊的病理特征、高复发率和高淋巴结转移率,因此,早期及时诊断意义重大。

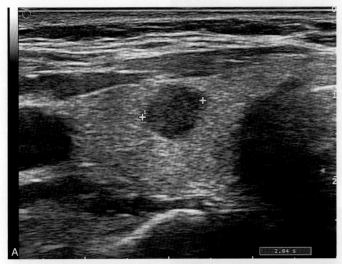

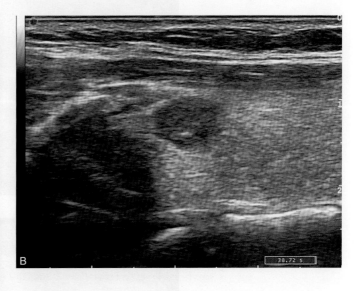

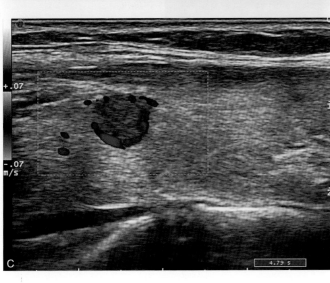

图1-9-5　甲状腺髓样癌常规超声声像图
A. 甲状腺右叶结节横切面；B. 甲状腺右叶结节纵切面；C. 甲状腺右叶结节CDFI血流图

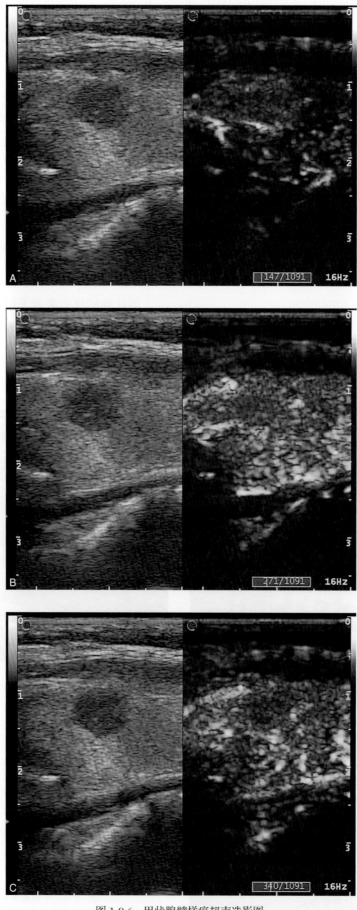

图 1-9-6　甲状腺髓样癌超声造影图
A. 动脉早期；B. 达峰时；C. 增强晚期

ER1-9-3　甲状腺髓样癌超声造影视频

（1）甲状腺乳头状癌：髓样癌体积较小时与乳头状癌的鉴别存在困难，内部丰富血流是髓样癌的主要特点，超声造影表现为中等偏低增强，与乳头状癌明显的低增强表现有别。

（2）甲状腺腺瘤：常规超声表现类似，超声造影后腺瘤常边界清楚，周边可见规则环状增强。实验室检查中降钙素、CEA 升高对于髓样癌的确诊具有重要意义。

病例四

1. 病史概要　女性，29 岁，自觉颈部肿大 3 天。无发热、咳嗽。

2. 常规超声图像　甲状腺右叶中部见一低回声结节，大小约 2.0cm×0.9cm×1.7cm，部分边界不清楚，形态不规则，内可见多发点状强回声。CDFI 结节内及周边可见较丰富血流信号，见图 1-9-7。

3. 超声造影图像　甲状腺右叶中部结节超声造影后早于周围组织开始，自周边向中心逐渐增强，达峰时呈不均匀等增强，增强范围较常规超声增大，周边可见不规则环状高增强，结节前方甲状腺被膜连续性中断，之后消退呈明显低增强，见图 1-9-8。

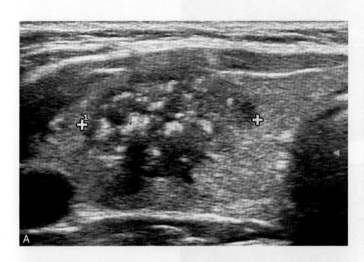

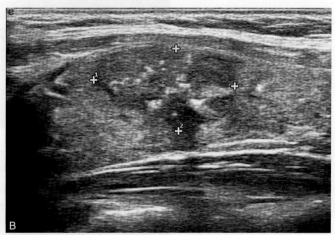

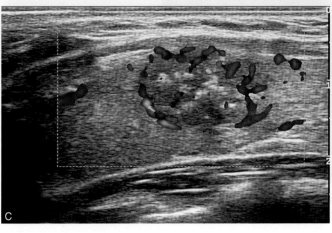

图 1-9-7　甲状腺髓样癌常规超声声像图
A. 甲状腺右叶结节横切面；B. 甲状腺右叶结节纵切面；C. 甲状腺右叶结节 CDFI 血流图

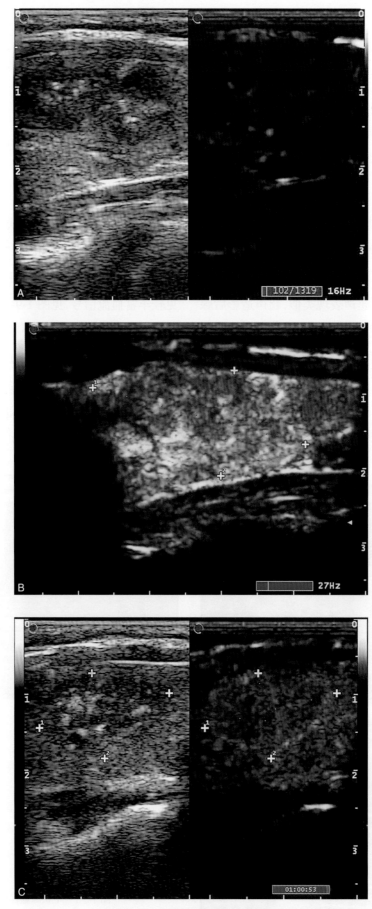

图 1-9-8 甲状腺髓样癌超声造影图
A. 动脉早期；B. 达峰时；C. 增强晚期

4. **超声造影诊断要点**　甲状腺右叶中部低回声结节伴有多发钙化,边界不清,形态不规则,血流丰富;超声造影后呈不均匀低增强,周边可见不规则环状高增强结节增强范围较常规超声增大,结节前方甲状腺被膜连续性中断,上述特征均提示恶性。

5. **鉴别诊断**　甲状腺髓样癌超声表现多样,微小结节时与乳头状癌表现类似(特别是伴有钙化时),结节较

大时与腺瘤表现类似,内部液化与丰富的血流信号是其鉴别点,边缘分叶状也是其常见的表现类型,超声造影时结节可呈高增强、等增强及稍低增强,周边不规则环状增强及范围扩大可进行良恶性鉴别,本例结节前方甲状腺被膜连续性中断,提示甲状腺前被膜受侵,得到术后病理证实。实验室检查中降钙素、CEA 升高对于确诊具有重要意义。

第十节 淋巴造血组织恶性肿瘤

一、甲状腺原发性淋巴瘤

病例一

1. 病史概要 男性,70岁,发现颈部包块进行性增大伴呼吸困难2个月,无压痛,无发热等症状。体格检查:甲状腺Ⅲ度肿大,质较硬,颈前甲状腺区左叶扪及较软包块,边界欠清,无压痛。实验室检查:A-TP 150.5IU/ml,A-Tg 41.3IU/ml,TSH 6.278mIU/L,FT3 5.44pmol/L,FT4 10.60pmol/L。

2. 常规超声图像 甲状腺原发性淋巴瘤病变主要分为三种类型:①弥漫型,甲状腺实质回声呈弥漫性减低,无确切占位;②结节型,甲状腺实质内见占位结节,多呈低回声或极低回声;③混合型,甲状腺实质回声不均匀,呈结节样改变或片状回声减低区,见图1-10-1。

3. 超声造影图像 甲状腺原发性淋巴瘤常发生于桥本甲状腺炎背景,超声造影通常表现为较均匀的稍低或等增强,少部分病变可因坏死液化增强不均匀,见图1-10-2、ER1-10-1。

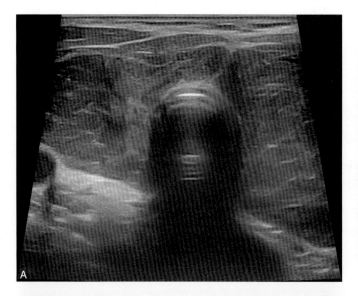
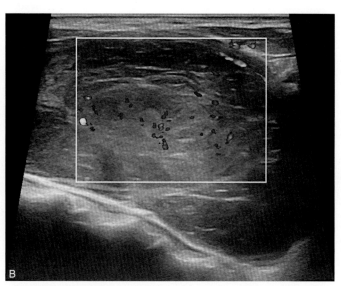
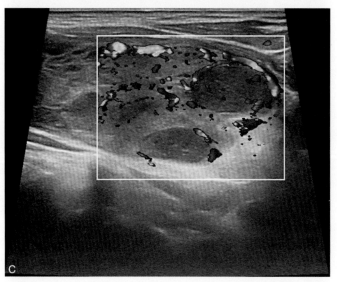

图1-10-1 甲状腺原发性淋巴瘤常规超声声像图
A. 甲状腺横切面灰阶超声;B. CDFI示甲状腺左叶血流信号;C. CDFI示甲状腺右叶结节周边见环状血流信号,结节内可见血流信号

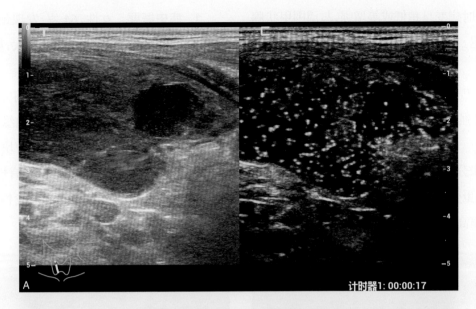

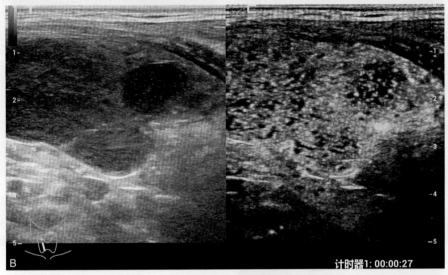

图 1-10-2 甲状腺原发性淋巴瘤超声造影图
A. 增强早期；B. 增强晚期
甲状腺右叶纵切图造影示低回声区呈不均匀性等增强

ER1-10-1 甲状腺原发性淋巴瘤超声造影视频

视频注解：甲状腺右叶低回声结节与周围甲状腺组织同步增强，呈整体弥漫性增强。达峰时结节呈较均匀稍低增强，增强后边界清楚，形态、大小较二维未见明显变化。结节与周围甲状腺组织基本同步消退

4. 超声造影诊断要点 甲状腺原发性淋巴瘤超声造影常表现为病灶与周围甲状腺组织同步增强,呈整体弥漫性增强,达峰时病变呈稍低或等增强,与周围甲状腺组织基本同步消退。

5. 鉴别诊断

(1)慢性淋巴细胞性甲状腺炎:通常与周围甲状腺组织同步增强,同步消退,占位效应不如淋巴瘤明显。

(2)甲状腺未分化癌:通常表现为低回声病灶,钙化较常见,以块状和蛋壳型为主,超声造影无增强区甲状腺未分化癌的发生率高于淋巴瘤。

病例二

1. 病史概要 女性,64 岁,发现颈部肿物近期增大明显 1 个月余。体格检查:颈部肿大,质硬,无压痛。四年前行甲状腺单叶切除史。

2. 常规超声图像 颈部气管前方可见一低回声肿块,大小为 5.4cm×4.1cm×2.4cm,边缘光滑,纵横比 <1,内部回声不均匀。横切面可见该肿块与甲状腺峡部相连;CDFI 示肿块内条状及点状血流信号,见图 1-10-3。

3. 超声造影图像 甲状腺原发性淋巴瘤超声造影图像,见图 1-10-4、ER1-10-2。

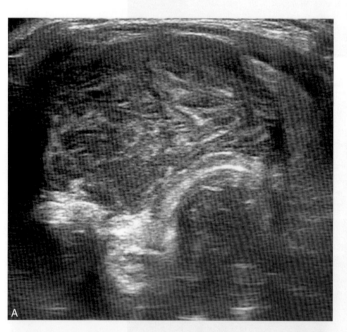

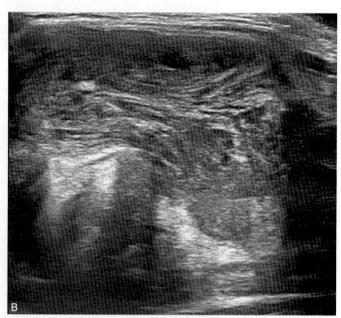

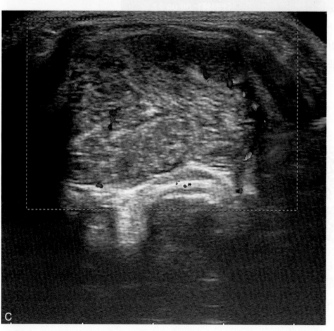

图 1-10-3 甲状腺原发性淋巴瘤常规超声图像
A. 低回声肿块灰阶图像(横切面);B. 低回声肿块灰阶图像(纵切面);C. 低回声肿块 CDFI 血流图

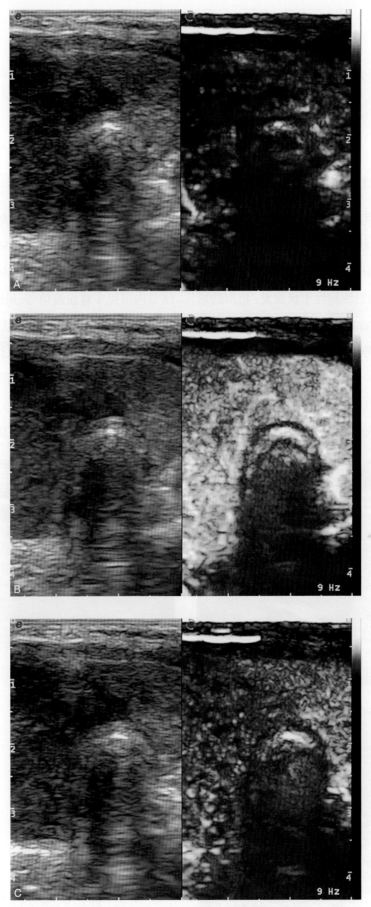

图 1-10-4　甲状腺原发性淋巴瘤超声造影图
A. 动脉早期（11s）；B. 达峰时（17s）；C. 增强晚期（68s）

ER1-10-2　甲状腺原发性淋巴瘤超声造影视频
视频注解:气管前方低回声稍晚于甲状腺组织,达峰时呈弥漫性均匀性稍低增强,消退稍早于甲状腺组织

4. 超声造影诊断要点　甲状腺原发性淋巴瘤超声造影表现为病灶稍晚于甲状腺组织增强,达峰时呈弥漫性均匀性稍低增强,消退稍早于甲状腺组织。

5. 鉴别诊断　慢性淋巴细胞性甲状腺炎:超声造影特点为甲状腺双叶呈整体弥漫性不均匀性增强,增强后实质内无局灶性高增强或等增强结节。

病例三

1. 病史概要　女性,52 岁,发现颈部肿物 40 余天。

2. 常规超声图像　甲状腺左叶腺体内可见一低回声肿块,范围约为 4.3cm×2.3cm×2.3cm,边界欠清,形态不规则,其内可见条状高回声,后方回声增强。CDFI 示结节内可见丰富血流信号,见图 1-10-5。

3. 超声造影图像　甲状腺左叶内低回声肿块超声造影表现为病灶早于周围腺体开始增强,达峰时呈稍高增强,分布尚均匀,增强晚期消退缓慢,见图 1-10-6。

4. 超声造影诊断要点

(1)病灶多呈极低回声,其内可见多发条索状高回声。

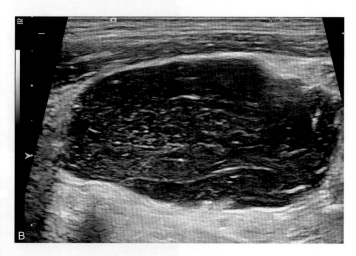

图 1-10-5　甲状腺原发性淋巴瘤常规超声声像图
A. 甲状腺左叶低回声肿块横切面;B. 甲状腺左叶低回声肿块纵切面;C. 甲状腺左叶低回声肿块 CDFI 血流图

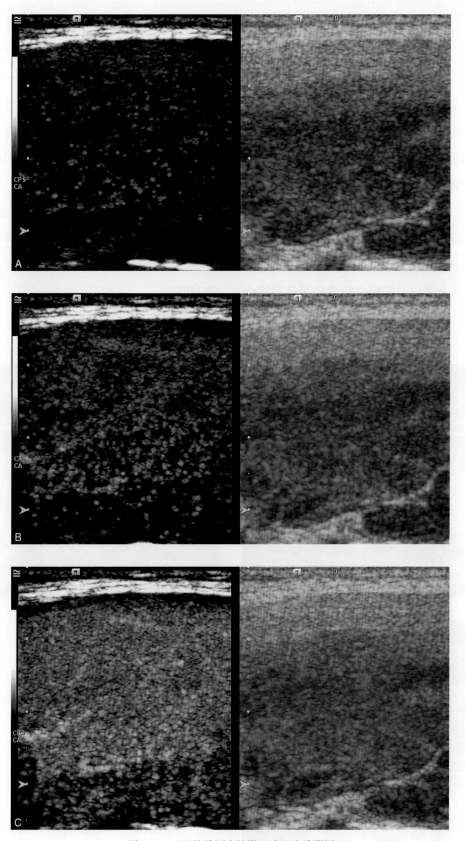

图 1-10-6　甲状腺原发性淋巴瘤超声造影图

A. 动脉早期；B. 达峰时；C. 增强晚期

（2）病灶边界清楚,后方回声增强,内部血流非常丰富。

（3）超声造影多呈弥漫性高增强表现,边界不清,消退缓慢。

5. 鉴别诊断

（1）桥本甲状腺炎:原发性淋巴瘤多累及整个腺体,而无残存正常甲状腺实质,但相对桥本甲状腺炎,其内回声更低,内部可见较多网格状回声。

（2）甲状腺未分化癌:甲状腺未分化癌多为结节型,钙化比例显著高于淋巴瘤,虽同为富血供病变,造影后呈高增强表现,但原发性淋巴瘤较少出现出血或坏死,而未分化癌由于侵袭性较强,易发生出血及坏死,因此,造影后出现灌注缺损对未分化癌有一定的提示。此外还要结合患者症状、体征等表现以及实验室检查结果进行综合判断。

二、血管肉瘤

1. 病史概要 男性,26岁,无意中发现颈前肿物并逐渐增大10个月余。伴轻度疼痛,吞咽不适。

2. 常规超声图像 甲状腺左叶可见一个低回声结节,大小为4.1cm×3.5cm×3.5cm,纵横比>1,边缘不规则。甲状腺左叶结节CDFI示结节内部可见丰富条状血流信号,周边可见血流信号），见图1-10-7。

3. 超声造影图像 超声造影显示结节早于周边腺体开始增强,呈弥漫性不均匀增强,可见粗大扭曲血管,呈增强,增强晚期为等增强,增强范围未见扩大,中心部分可见裂隙状无增强,见图1-10-8、ER1-10-3、ER1-10-4。

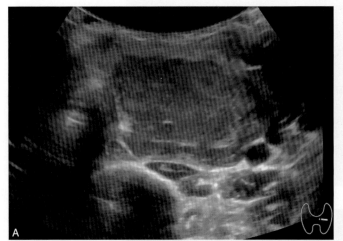

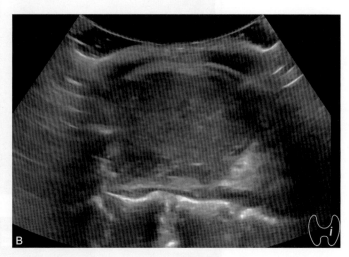

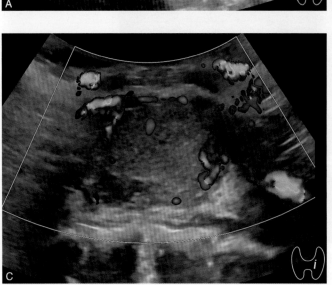

图1-10-7 甲状腺左叶低回声结节常规超声图像

A. 甲状腺左叶结节灰阶超声横切面；B. 甲状腺左叶结节灰阶超声纵切面；C. 甲状腺左叶结节CDFI

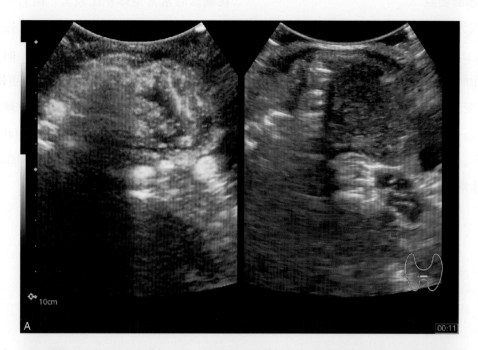

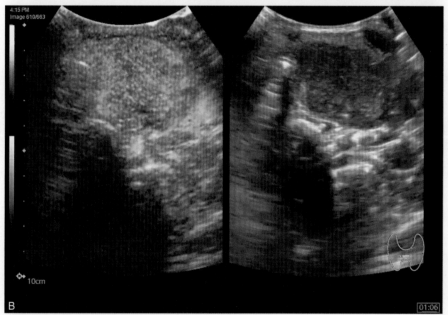

图 1-10-8　超声造影图像

A. 增强早期；B. 增强晚期

ER1-10-3　甲状腺血管肉瘤超声造影视频

ER1-10-4　甲状腺血管肉瘤超声造影视频
视频注解：甲状腺左叶超声造影增强晚期

4. 超声造影诊断要点

（1）增强模式为不均匀增强,可见粗大扭曲的肿瘤新生血管。

（2）可能由于肿瘤生长速度快,结节中心部分血供不足,导致坏死囊变,超声造影表现为结节中心部分出现大范围无增强区域。

5. 鉴别诊断　甲状腺血管肉瘤的发病率非常低。主要与发病率也非常低的甲状腺未分化癌相鉴别。两者在确诊时常常是体积比较大。两者都容易发生甲状腺外扩散,但是,相对甲状腺血管肉瘤来说,未分化型甲状腺癌的甲状腺外扩散征象更常见。而甲状腺血管肉瘤的生长速度相对未分化型甲状腺癌更快,更加容易出现坏死,因此,超声造影在肿物内部发现代表缺血坏死的充盈缺损时,有助于两者的鉴别。甲状腺横纹肌肉瘤和未分化型甲状腺癌的主要依靠病理学及分子诊断进行确诊。

第十一节　甲状腺其他恶性肿瘤

一、甲状腺鳞状细胞癌

病例一

1. 病史概要　男性，71 岁，2019 年 5 月行右侧声带肿物切除术，病理：右声带鳞癌Ⅱ级。行全喉放射治疗。2020 年 7 月出现咳嗽伴头疼症状，行气管镜提示主气管上段癌，病理示鳞状细胞癌。行总气管癌放化疗。2021 年 1 月为求巩固治疗入院。

2. 常规超声图像　甲状腺右叶下极低回声结节，边界尚清，形态欠规则，局部累及被膜，内部回声欠均匀；CDFI 结节内部无明显血流信号，其周边可见少许分支状血流信号，见图 1-11-1。

3. 超声造影图像　甲状腺右叶下极低回声结节超声造影 17s 病变开始出现增强，自周围向中心逐步增强，晚于周围甲状腺组织；24s 增强达峰，增强后结节边界不清，与结节周围甲状腺组织相比较呈不均匀低增强表现；28s 开始消退，消退稍早于周围腺体组织，紧邻结节的被膜连续性中断，见图 1-11-2、ER1-11-1。

4. 超声造影诊断要点　甲状腺鳞状细胞癌常类似于甲状腺恶性结节的造影特点：

（1）造影以增强晚于周围甲状腺实质为多见。

（2）造影模式均以向心性、不均匀、低增强为主。

（3）超声造影大多数消退较快，增强程度通常低于周围甲状腺组织。

5. 鉴别诊断　甲状腺转移癌的原发肿瘤以乳腺癌、食管癌、肾癌及肺癌等多见，肉瘤、肝癌、恶性黑色素瘤等少见，支气管癌及喉癌罕见。恶性肿瘤甲状腺转移，超声表现多样，与原发肿瘤相关，常表现为团块、甲状腺弥漫性生长、回声不均匀改变、弥漫钙化等。需与甲状腺原发性肿瘤、甲状腺淋巴瘤等相鉴别。本例增加了我们对罕见类型恶性肿瘤甲状腺转移的认识，对于既往有恶性肿瘤病史的患者，发现甲状腺声像图异常改变，应警惕转移可能。

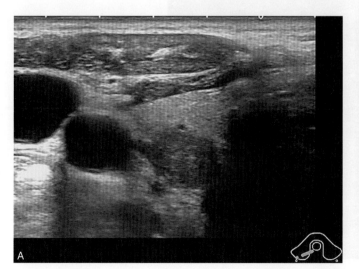
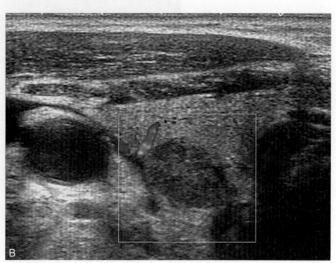

图 1-11-1　甲状腺鳞状细胞癌常规超声声像图

A. 甲状腺右叶下极低回声结节，局部累及被膜；B. CDFI 示结节周边可见少许血流信号

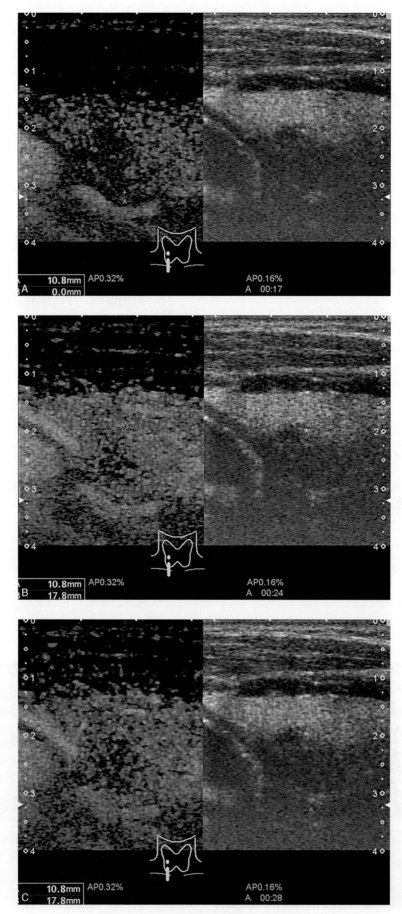

图 1-11-2　甲状腺鳞状细胞癌超声造影图
A. 超声造影 17s 图像；B. 超声造影 24s 图像；C. 超声造影 28s 图像

ER1-11-1　甲状腺鳞状细胞癌超声造影视频

病例二

1. 病史概要　男性,69 岁,反复气促、伴咽异物感 6 个月,加重 1 个月。2012 年因声门型喉癌行手术治疗,现声音嘶哑。

2. 常规超声图像　甲状腺右叶可见一低回声结节,大小为 2.2cm×2.1cm×3.0cm,纵横比大于 1,边缘不规则,结节向内向后扩散,内可见粗大钙化伴声影。甲状腺右叶 CDFI 显示结节内部少量血流信号,周边可见血流信号,见图 1-11-3。

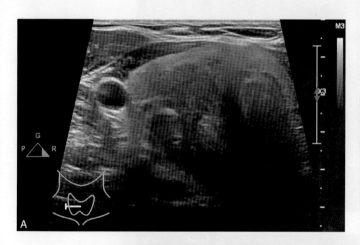

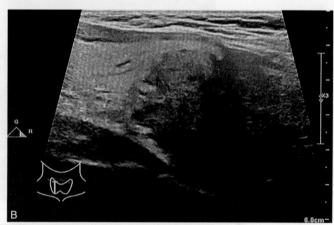

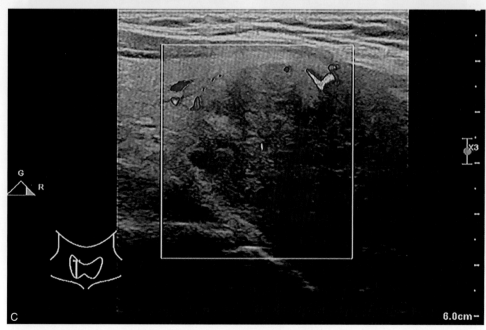

图 1-11-3　常规超声声像图

A. 甲状腺右叶结节灰阶超声横切面;B. 甲状腺右叶结节灰阶超声纵切面;C. 甲状腺右叶结节 CDFI 血流图

3. 超声造影图像 甲状腺右叶结节超声造影显示造影剂到达时间早于周边腺体,呈弥漫性,不均匀低增强,增强晚期进一步廓清,见图1-11-4、ER1-11-2、ER1-11-3。

4. 超声造影诊断要点

(1)造影剂到达时间早于周边腺体。

(2)增强方向为周边部分及中心部分同时增强的弥漫性增强。

(3)增强模式通常为不均匀增强。

(4)增强强度为低增强,增强晚期为低增强,有廓清。

(5)增强范围可大于灰阶超声所示,连续动态扫查可显示甲状腺结节内白结节与原发灶关系密切。

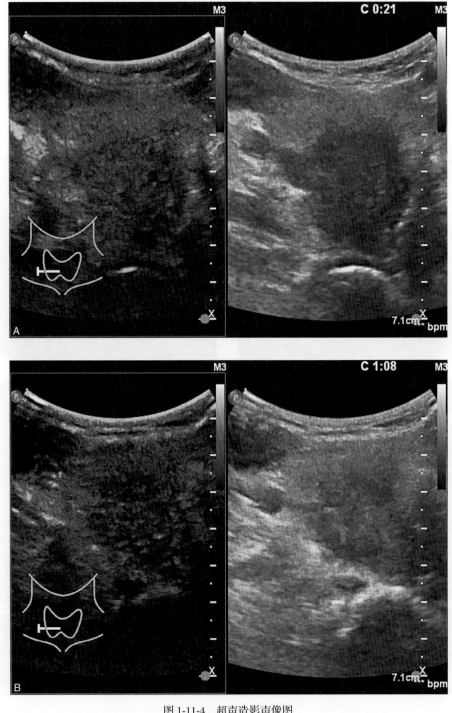

图1-11-4 超声造影声像图

A. 增强早期;B. 增强晚期

ER1-11-2 甲状腺鳞状细胞癌超声造影视频

5. 病理诊断 甲状腺右叶及周围纤维脂肪、横纹肌组织中见较多癌巢呈片巢状浸润性生长，符合鳞状细胞癌（中等分化），结合病史考虑喉癌转移可能性大。

6. 鉴别诊断 甲状腺鳞状细胞癌绝大部分都是转移瘤，常常见于邻近的喉癌和鼻咽癌的转移。由于甲状腺鳞状细胞癌常常表现为实性、低回声、甲状腺外扩散，因此，需要与未分化型甲状腺癌相鉴别。相关病史对于甲状腺鳞状细胞癌的诊断非常重要，其次，超声造影发现甲状腺内病灶的血供来源于邻近的喉癌也有助于鉴别诊断。而甲状腺不同类型的转移癌的鉴别诊断主要根据原发灶的常规超声特征和超声造影特征进行鉴别。甲状腺鳞状细胞癌也需要和甲状腺淋巴瘤相鉴别，甲状腺淋巴瘤的回声水平常常低于甲状腺鳞状细胞癌。甲状腺淋巴瘤可出现后方回声增强，而甲状腺鳞状细胞癌很少出现后方回声增强，甚至可能出现后方回声衰减。其次，甲状腺淋巴瘤常常合并桥本甲状腺炎，因此，没有肿物的甲状腺腺体可能出现弥漫性的增粗和回声减低。

二、甲状腺转移癌

1. 病史概要 男性，48岁，右肾透明细胞性肾癌术后2年半，发现左肾占位进行性增大1年余，甲状腺结节1个月，甲状腺功能、降钙素及CEA等指标未见异常。

2. 常规超声图像 甲状腺双叶腺体内可见多发低回声结节，左侧大者位于下部，大小为0.9cm×0.7cm×0.8cm，右侧大者位于上部，大小为1.0cm×0.7cm×0.9cm，边界尚清，形态欠规则，内回声欠均匀，部分结节内可见小透

ER1-11-3 甲状腺鳞状细胞癌超声造影增强晚期视频

声区，CDFI显示结节内可见血流信号。右颈部Ⅵ区可见一低回声结节，大小为1.0cm×0.7cm×0.9cm，边界清楚，形态规则，淋巴门结构显示不清，CDFI示其内未见血流信号，见图1-11-5。

3. 超声造影图像 甲状腺结节早于周围甲状腺组织开始增强，达峰时呈整体高增强，中心部呈局灶性低增强，结节增强边界清楚，周边可见高增强环，随后中心部快速消退，周边部消退缓慢，晚期仍呈稍高增强表现。结节周边甲状腺被膜连续性好，见图1-11-6、ER1-11-4。

4. 超声造影诊断要点

（1）肾癌病史。

（2）实性低回声结节，结节内可见丰富血流信号。

（3）超声造影后呈明显高增强，中心局灶性低增强，周边环状高增强。

5. 鉴别诊断

（1）甲状腺乳头状癌：多伴有钙化，1cm以下多表现为乏血供，CDFI检测不到血流信号，超声造影后多呈低增强，分布均匀或不均匀，增强边界不清楚，形态不规则，周边可见不规则环状增强。而本例与上述表现不符。

（2）甲状腺髓样癌：超声表现可与本例类似，但实验室检查中降钙素、CEA升高是其重要特点。

（3）甲状腺滤泡性腺瘤：常表现为等或高增强，分布均匀。

甲状腺转移癌超声造影表现多与原发灶相同，诊断需要密切结合患者病史。

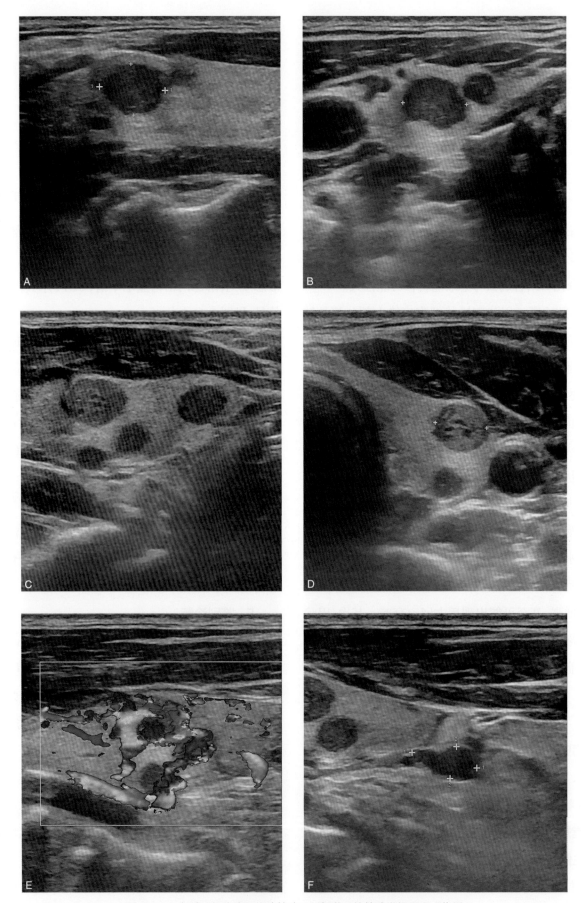

图 1-11-5　肾透明细胞癌甲状腺转移及颈部淋巴结转移常规超声声像图

A. 甲状腺右叶结节纵切面；B. 甲状腺右叶结节横切面；C. 甲状腺左叶结节纵切面；D. 甲状腺左叶结节横切面；
E. 甲状腺转移结节 CDFI 血流图；F. 左侧颈部Ⅵ区低回声结节

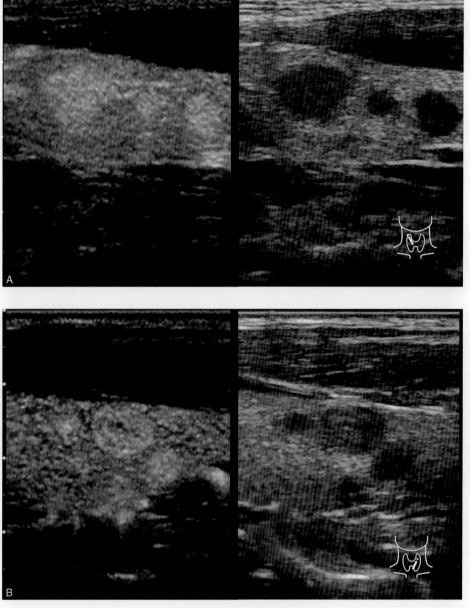

图 1-11-6 甲状腺转移癌超声造影图
A. 增强早期；B. 增强晚期

ER1-11-4 甲状腺转移癌超声造影视频

三、异位胸腺瘤

1. **病史概要** 女性,25 岁,发现左侧颈部结节 2 个月,无压痛,无发热等症状。体格检查:左侧颈下部锁骨上窝略显饱满,左侧颈中部扪及 1.5cm×8.5cm 结节,质稍硬,边界不清,无压痛。实验室检查:无特殊异常发现。

2. **常规超声图像** 左侧颈前下部可见一不均质低回声区,边界不清,形态不规则,内部回声高低分布欠均匀;CDFI 示不均质回声区内血流信号非常稀疏,见图 1-11-7。

3. **超声造影图像** 肺动脉增强时,左侧颈前下部胸腺瘤没有同步增强,呈低增强,主动脉增强时,呈稍低增强带,颈内静脉增强时,胸腺瘤病变与周围软组织同步增强,呈稍低增强,在整个造影过程中,胸腺瘤病变的稍低回声病变区与周围正常软组织都呈低增强表现,病变的范围既没有扩大也没有缩小,随着时间推移低回声区不能迅速与周围组织融为一体,不与周围正常软组织同步消退,见图 1-11-8、ER1-11-5。

4. **超声造影诊断要点** 左侧颈前下部胸腺瘤在肺动脉增强时,无同步增强,呈明显低增强,在主动脉增强时,呈稍低增强,颈内静脉增强时,胸腺瘤病变与周围软组织同步增强,呈相对稍低增强带。

5. **鉴别诊断**

(1)甲状腺外生性结节:超声造影特点为甲状腺的结节与周围甲状腺组织的增强具有同步性,呈低增强、高增强、无增强和弥漫性不均匀增强。

(2)淋巴结内肿瘤:淋巴结内肿瘤结节内造影剂稍

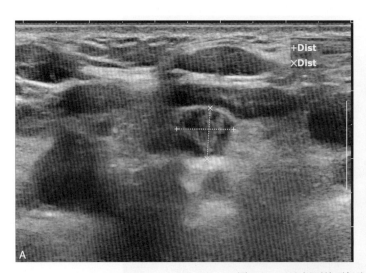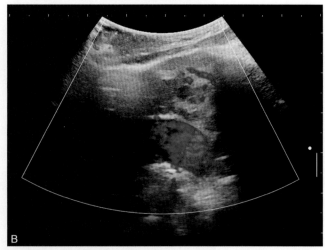

图 1-11-7 左侧颈前下部胸腺瘤常规超声声像图
A. 左侧颈前下部胸腺瘤横切面;B. 左侧颈前下部胸腺瘤 CDFI 血流图

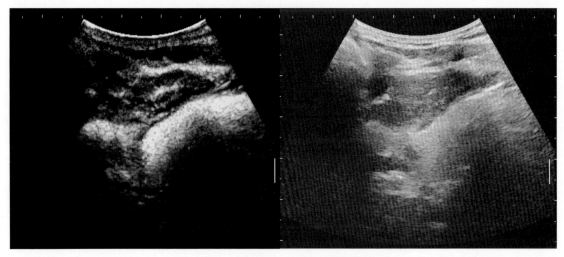

图 1-11-8 左侧颈前下部胸腺瘤超声造影图

ER1-11-5　左侧颈前下部胸腺瘤超声造影视频

晚于周围正常软组织到达，先是肿瘤结节周边部分强化，而后到达中央区，呈"向心性"强化特点，达峰时呈不均匀低增强。

四、伴胸腺样分化的梭形细胞肿瘤

1. 病史概要　男性，69岁，反复气促、伴咽异物感6个月，加重1个月。2012年因声门型喉癌行手术治疗，现声音嘶哑。

2. 常规超声图像　甲状腺左叶可见一个低回声结节，大小为3.2cm×2.1cm×1.6cm，纵横比大于1，边缘细分叶状，内可见粗大钙化。CDFI显示结节内见星点状血流信号，周边可见血流信号，见图1-11-9。

3. 弹性成像图像　甲状腺左叶结节应变弹性成像提示结节质地较硬，见图1-11-10。

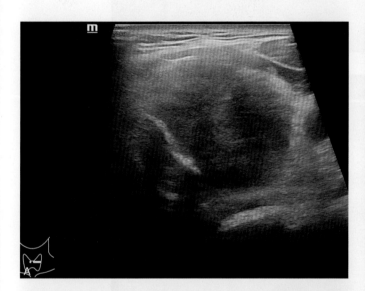

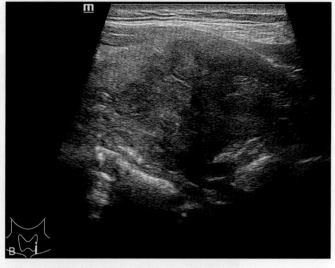

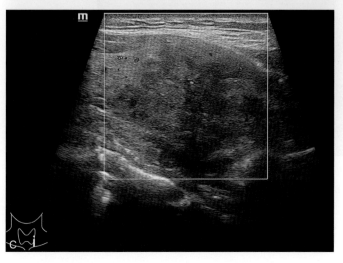

图1-11-9　甲状腺左叶结节常规超声声像图

A. 甲状腺左叶结节灰阶超声横切面；B. 甲状腺左叶结节灰阶超声纵切面；C. 甲状腺左叶结节CDFI血流图

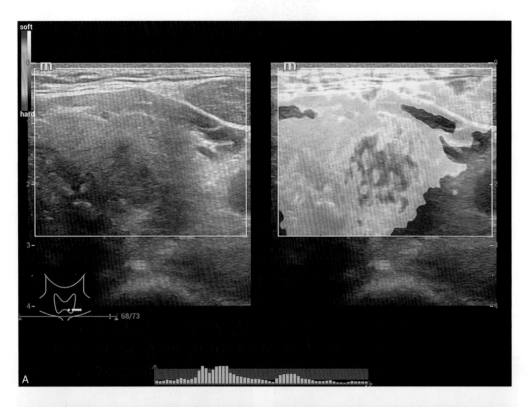

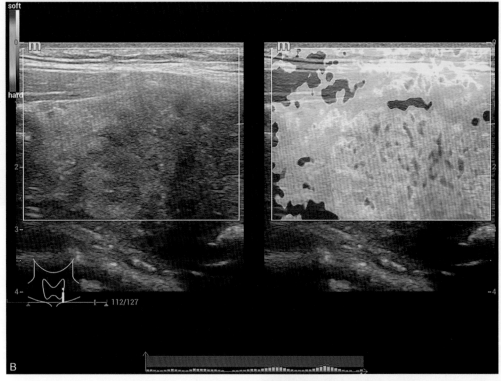

图 1-11-10　甲状腺左叶结节应变弹性成像声像图
A. 甲状腺左叶结节应变弹性横切面；B. 甲状腺左叶结节应变弹性纵切面

4. 超声造影图像　甲状腺左叶结节超声造影显示造影剂到达时间晚于周边腺体,为弥漫性不均匀低增强,增强晚期低增强,进一步廓清,增强范围等于灰阶超声所示,未见无增强区域,见图 1-11-11、ER1-11-6、ER1-11-7。

5. 超声造影诊断要点
(1)发现时病灶体积通常较大。
(2)造影剂到达时间晚于周边腺体。
(3)增强模式通常为不均匀低增强。
(4)增强早期低增强,增强晚期低增强,进一步廓清。

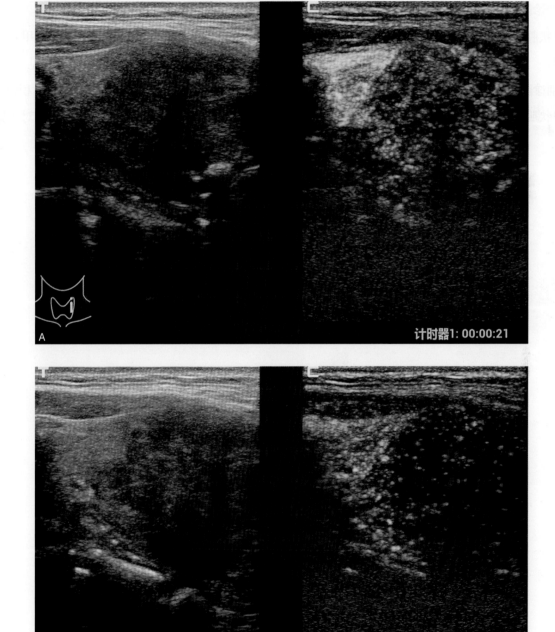

图 1-11-11　甲状腺左叶结节超声造影声像图
A. 甲状腺左叶结节超声造影;B. 甲状腺左叶结节超声造影增强晚期

ER1-11-6　伴胸腺样分化的梭形细胞肿瘤超声造影视频

ER1-11-7　伴胸腺样分化的梭形细胞肿瘤超声造影增强晚期视频

6. 病理诊断　符合胸腺样分化的癌（CASTLE），侵犯并穿破甲状腺被膜,浸润周围纤维脂肪组织,未见明确脉管内癌栓。

7. 鉴别诊断

（1）甲状腺转移癌:动态连续扫查可显示病灶与颈部原发灶相延续。

（2）甲状腺未分化癌:侵袭性更大,甲状腺外扩散、局部淋巴结转移和远处转移的征象更常见。

（3）甲状腺乳头状癌:发病时常常体积较小,甲状腺外扩散的征象较少见,静脉廓清的征象相对少见。

第十二节 甲状腺交界性肿瘤

一、甲状腺透明变梁状肿瘤

病例一

1. **病史概要** 体检发现甲状腺右叶结节1个月。无压痛,无声嘶。

2. **常规超声图像** 甲状腺右叶下极可见一个实性低回声结节,大小约2.5cm×2.1cm×1.3cm,边缘光滑,内未见明确钙化灶。CDFI显示结节内部可见丰富条状血流信号,结节周边可见环绕血管,见图1-12-1。

3. **超声造影图像** 甲状腺右叶下极结节造影剂到达时间等于周边腺体,呈弥漫性均匀等增强,增强晚期呈等增强,可见环状增强,结节内部未见无增强区域,呈完整增强,见图1-12-2、ER1-12-1。

4. **超声造影诊断要点**

(1)增强模式为均匀增强。

(2)增强早期呈等增强,增强晚期呈等增强。

(3)结节周边可见环状增强。

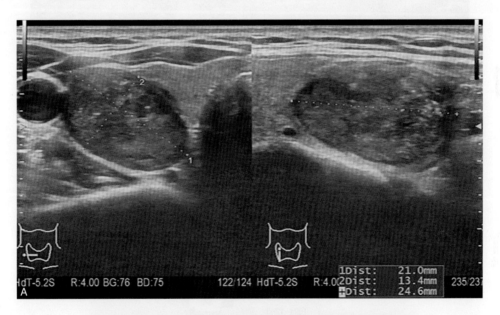

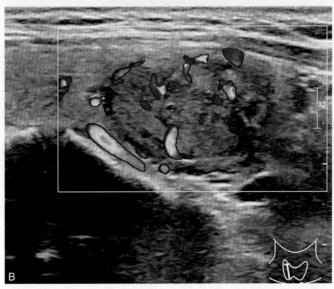

图1-12-1 甲状腺右叶结节常规超声声像图

A. 甲状腺右叶结节灰阶超声图像;B. 甲状腺右叶结节CDFI血流图

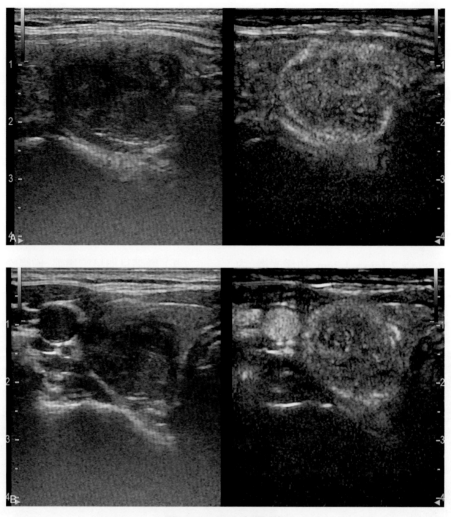

图 1-12-2　超声造影图像

A. 增强早期；B. 增强晚期

ER1-12-1　甲状腺透明变梁状肿瘤超声造影视频

5. 鉴别诊断

（1）甲状腺腺瘤：单发比较常见，包膜完整，圆形或者椭圆形。超声造影呈均匀等增强，周边可见环状增强。增强早期呈等增强或者高增强，增强晚期呈等增强。

（2）结节性甲状腺肿：多发病灶比较常见。混合性多见，而甲状腺透明变梁状肿瘤以实性多见。相对于甲状腺透明变梁状肿瘤，结节性甲状腺肿的周边环状血流信号相对少见。

（3）滤泡癌：发病时体积较大，可伴有恶性超声征象，例如：甲状腺外扩散和钙化。结节内部坏死液化较甲状腺透明变梁状肿瘤常见。因此，超声造影结节内部可出现无增强区域。结节周边环状增强的发病率低于甲状腺透明变梁状肿瘤。

病例二

1. **病史概要** 男性,59 岁,体检发现甲状腺结节 3 年。

2. **常规超声图像** 甲状腺左叶中部背侧可见一低回声结节,大小 0.6cm×0.7cm×0.6cm,边界不清,形态不规则,内见点状强回声,纵横比 >1;CDFI 结节内可见血流信号,见图 1-12-3。

3. **超声造影图像** 超声造影后该结节早于周围腺体出现增强,达峰时呈不均匀低增强表现,边界不清,之后早于周围腺体消退,见图 1-12-4、ER1-12-2。

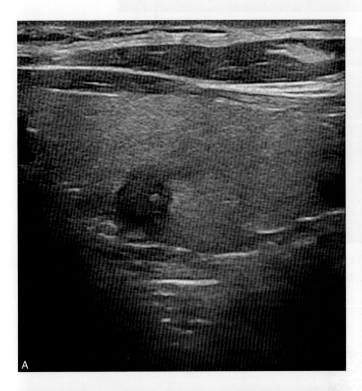

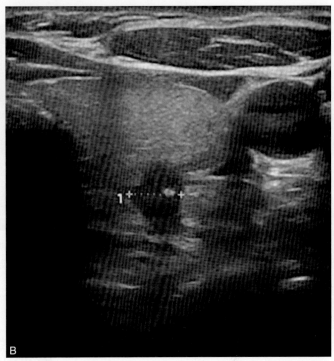

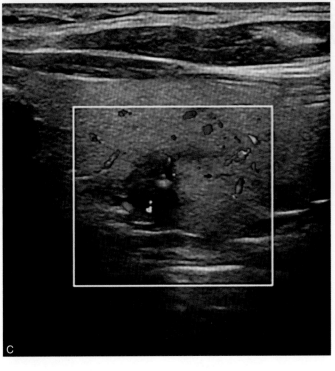

图 1-12-3 甲状腺透明变梁状肿瘤常规超声图像
A. 甲状腺左叶结节纵切面;B. 甲状腺左叶结节横切面;C. 甲状腺左叶结节 CDFI 血流图

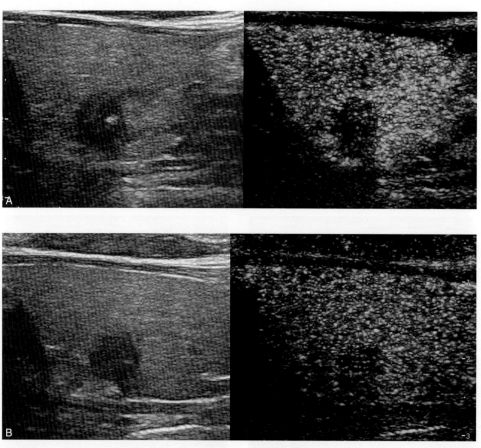

图 1-12-4 甲状腺透明变梁状肿瘤超声造影图

A. 增强早期；B. 增强晚期

ER1-12-2 甲状腺透明变梁状肿瘤超声造影视频

4. 超声造影诊断要点

（1）实性低回声，边界不清，形态不规则，纵横比大于 1。

（2）内含微小钙化。

（3）超声造影呈不均匀低增强表现，边界不清。

5. 鉴别诊断 甲状腺透明变梁状肿瘤属交界性肿瘤，与乳头状癌难以鉴别。诊断需要依赖于病理学诊断。

二、恶性潜能未定的滤泡性肿瘤（FT-UMP）

病例一

1. 病史概要 男性，64 岁，体检发现甲状腺左叶结节 2 个月余。无压痛，无发热等症状。体格检查：甲状腺左叶肿大，质硬，无压痛。

2. 常规超声图像 甲状腺左叶中部可见一偏低回声结节，大小为 3.0cm×2.0cm，边缘光滑，纵横比 <1，其周边可见环形强回声，CDFI 示结节内丰富血流信号，见

图 1-12-5。

3. **超声造影图像**　恶性潜能未定的滤泡性肿瘤超声造影图像见图 1-12-6。

4. **超声造影诊断要点**　恶性潜能未定的滤泡性肿瘤超声造影表现为病灶与周围正常甲状腺组织同步或稍早于周围甲状腺组织，呈弥漫性均匀性等增强，增强后与周围正常甲状腺组织同步消退。病灶伴有液化或粗大钙化时可见无增强区或呈不均匀等增强。

5. **鉴别诊断**

（1）甲状腺乳头状癌：多数肿瘤结节内造影剂晚于周围甲状腺组织，先于结节周边部分增强，而后达到中央区，呈"向心性"增强特点，达峰时呈不均匀低增强。

（2）滤泡癌：超声造影多表现为等增强或高增强，与恶性潜能未定的滤泡性肿瘤鉴别困难。

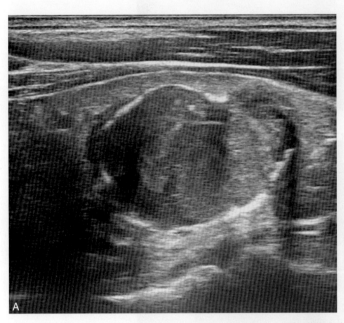
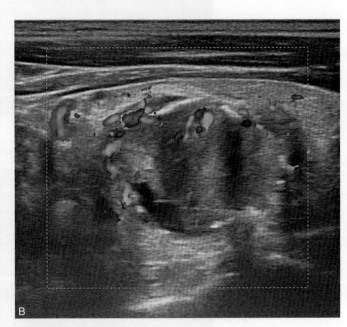

图 1-12-5　恶性潜能未定的滤泡性肿瘤常规超声图
A. 左叶中部结节灰阶图像；B. 左叶中部结节 CDFI 血流图

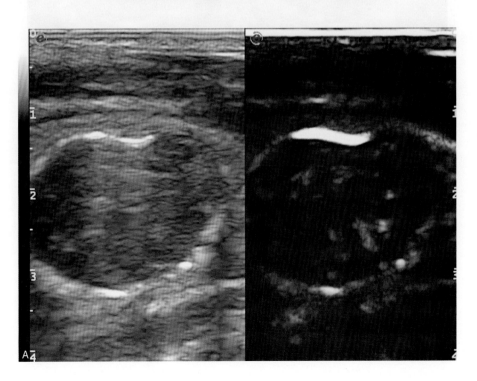

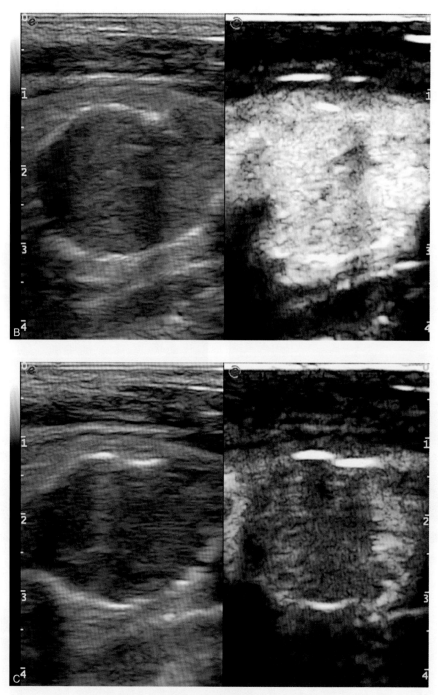

图 1-12-6　恶性潜能未定的滤泡性肿瘤超声造影图
A. 动脉早期（7s）；B. 达峰时（14s）；C. 增强晚期（56s）

ER1-12-3　恶性潜能未定的滤泡性肿瘤超声造影视频
视频注解：甲状腺左叶中部病灶与周围正常甲状腺组织同步增强，呈均匀等增强，增强后与周围组织同步消退

病例二

1. **病史概要** 女性,51岁,发现甲状腺结节1个月,无压痛,无发热等症状;体格检查:甲状腺无明显肿大;实验室检查:甲状腺功能指标在正常范围。

2. **常规超声图像** 甲状腺右叶中下极可见一低回声结节,边界清晰,形态尚规则,内部回声分布欠均匀;CDFI示结节内部及周边可见丰富血流信号,见图1-12-7。

3. **超声造影图像** 甲状腺右叶结节超声造影15s开始增强,早于周围正常腺体组织,23s达高峰,结节与周围正常腺体组织相比较呈均匀高增强表现;30s开始消退,消退晚于周围腺体组织,动态观察至70s仍表现为均匀高增强,边界清晰,整体表现为"快进慢出"、均匀高增强,与甲状腺被膜分界清晰,见图1-12-8、ER1-12-4。

4. **超声造影诊断要点** FT-UMP常常类似于甲状腺良性结节的造影特点:

(1)增强程度方面多表现为高增强。

(2)结节强化是否均匀方面多表现为均匀增强。

(3)造影剂消退早晚方面较少表现为快出,多表现为等出或慢出。

5. **鉴别诊断** FT-UMP结节多为单发,形态规则,边界清楚,有完整的包膜与腺瘤类似;部分结节形态可以不规则,但边界清楚,与结节性甲状腺肿类似;部分结节可以囊性变,无颈部淋巴结转移。超声造影鉴别有一定的局限性,甲状腺恶性结节多数呈向心性或弥漫性低增强,但也有少部分呈等增强或高增强,分布均匀或不均匀。结节性甲状腺肿多呈弥漫性等增强,部分呈低增强,液化时呈无增强,分布均匀或不均匀。滤泡性肿瘤多呈弥漫性高增强,分布均匀或不均匀。

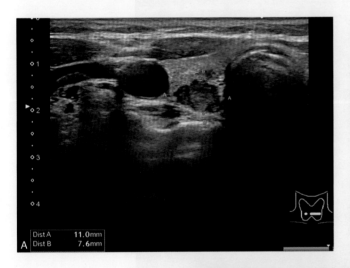
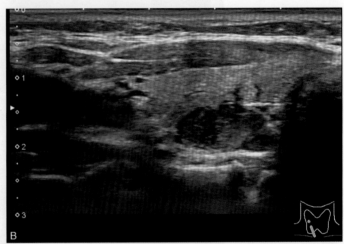
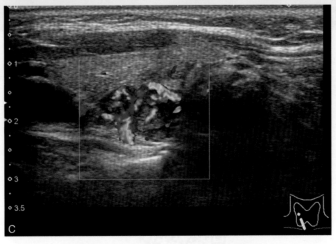

图1-12-7 FT-UMP常规超声声像图

A. 甲状腺右叶结节横切面;B. 甲状腺右叶结节纵切面;C. 甲状腺右叶结节CDFI血流图

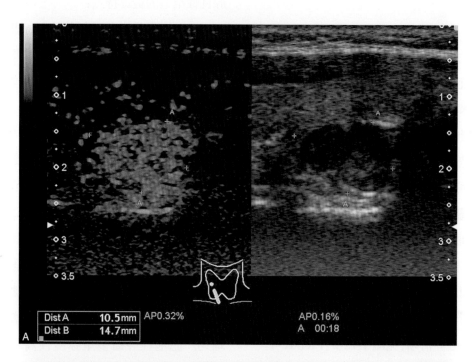

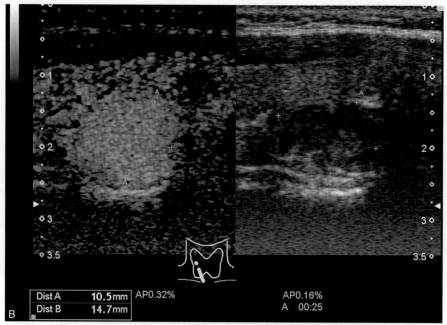

图 1-12-8 FT-UMP 超声造影图

A. 超声造影 18s 图像;B. 超声造影 25s 图像

ER1-12-4 FT-UMP 超声造影视频

病例三

1. **病史概要** 女性，28岁，体检发现甲状腺结节5个月余。不伴声音嘶哑及吞咽困难，无手抖、食欲亢进、突眼等。术后常规病理示：左叶及峡部甲状腺滤泡性肿瘤，大小为1.2cm×1.2cm×1cm，局部见可疑包膜侵犯，考虑为恶性潜能未定的滤泡性肿瘤。

2. **常规超声图像** 甲状腺左叶中上部背侧可见一不均质实性低回声结节，大小为1.2cm×1.1cm×1.7cm

（箭头所示），内可见多发点状强回声。CDFI结节内可见较丰富血流信号，见图1-12-9。

3. **超声造影图像** 甲状腺左叶结节于动脉早期呈快速增强，13s达峰呈高增强，可见部分低增强区（箭头所示），增强晚期晚于周围组织消退，且消退缓慢，21s时可见结节增强强度高于周围组织，见图1-12-10。

4. **超声造影诊断要点** 甲状腺恶性潜能未定的滤泡性肿瘤与滤泡性腺瘤及滤泡癌有着相似的超声造影特征，即多呈富血供表现。

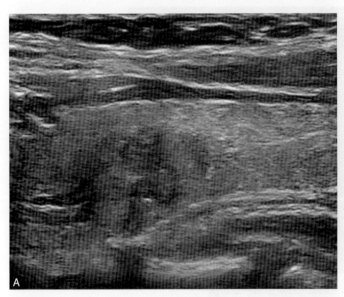
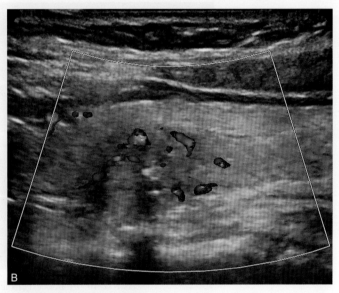

图1-12-9 甲状腺恶性潜能未定的滤泡性肿瘤常规超声声像图
A. 甲状腺左叶结节灰阶超声；B. 甲状腺左叶结节CDFI血流图

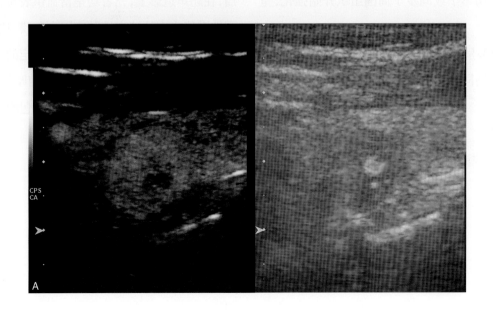

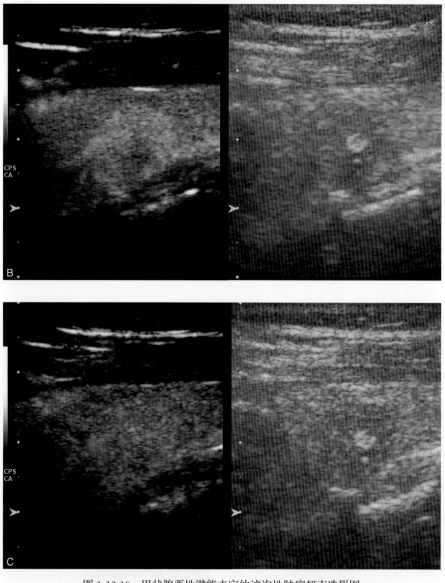

图 1-12-10　甲状腺恶性潜能未定的滤泡性肿瘤超声造影图
A. 动脉早期（9s）；B. 达峰时（13s）；C. 增强晚期（21s）

（1）增强早期早于或同步于周围组织开始强化，呈快速增强。

（2）达峰时多呈等增强或高增强。

（3）增强晚期同步于或晚于周围组织开始消退，消退缓慢。

5. 鉴别诊断　甲状腺恶性潜能未定的滤泡性肿瘤与滤泡性腺瘤及滤泡癌同属于有包膜环绕的滤泡性肿瘤，在超声造影上，三者均呈富血供表现，二维声像图上，恶性潜能未定的滤泡性肿瘤因有包膜，边界清晰，形态规则，与良性腺瘤类似，但恶性潜能未定的滤泡性肿瘤可呈低回声、可见钙化，可见不规则且增厚的声晕，有助于鉴别诊断。其最终诊断须组织病理对包膜或血管侵犯进行评估。

第十三节 超声造影在甲状腺疾病诊疗中的应用

一、超声造影引导下甲状腺结节穿刺活检

1. 病史概要 女性,50 岁,体检发现甲状腺结节 2 年。

2. 常规超声图像 甲状腺右叶下极近峡部可见一低回声结节,大小为 0.9cm × 0.6cm × 0.9cm,边界不清,形态不规则,内见点状强回声,CDFI 示结节内未见血流信号,见图 1-13-1。

3. 超声造影图像 甲状腺右叶结节超声造影后内侧局部呈乳头样增强,其余区域均未见增强,结节前方

甲状腺被膜连续性中断,考虑为恶性,建议行超声引导下穿刺活检,穿刺时参照术前超声造影显示增强位置,对结节后内侧行超声引导下穿刺活检,穿刺活检路径见图 1-13-2。

4. 临床价值 穿刺活检是甲状腺结节确诊的主要方法,但由于肿瘤异质性分布的特点,固定路径的穿刺活检容易出现取材不足或假阴性的结果,超声造影可明确显示结节内活性成分的分布位置,指导穿刺方向,提高穿刺活检的有效性。

5. 穿刺病理 甲状腺乳头状癌。

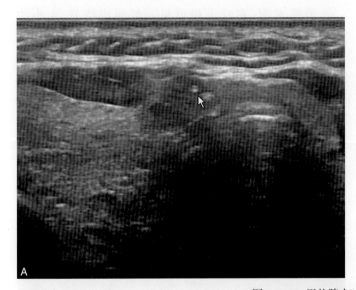
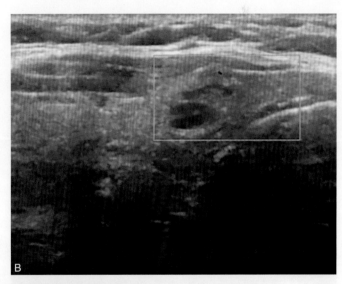

图 1-13-1 甲状腺右叶结节常规超声声像图
A. 甲状腺右叶结节(箭头所示)灰阶超声图像;B. 甲状腺右叶结节 CDFI 血流图

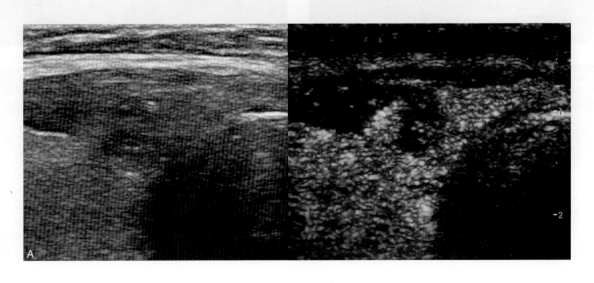

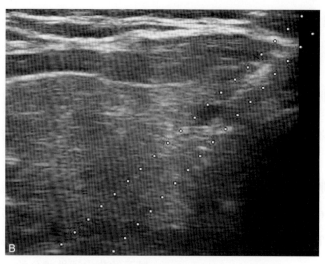

图 1-13-2　甲状腺乳头状癌超声造影引导下穿刺活检
A. 甲状腺右叶结节超声造影；B. 甲状腺右叶结节穿刺活检路径

二、甲状腺结节热消融术前术后对比

病例一

1. 病史概要　男性，35 岁，5 个月前体检超声检查发现甲状腺右叶结节，TI-RADS 5 类，行 FNA 后诊断甲状腺乳头状癌，患者拒绝手术，来院行甲状腺结节射频消融术。实验室检查：Tg 4.2ng/ml，FT3 6.22pmol/L，FT4 18.3pmol/L，TSH 0.39μIU/ml。

2. 常规超声图像

消融术前：右叶下极可见一低回声结节，大小约 0.7cm×0.6cm×0.6cm，边界清晰，形态欠规则，内可见少许血流信号，边缘可见少许血流信号。射频消融术后术区呈稍低回声，范围约 1.3cm×1.3cm×1.5cm，内见少许气体样高回声，造影动脉及增强晚期未见明显增强，见图 1-13-3。

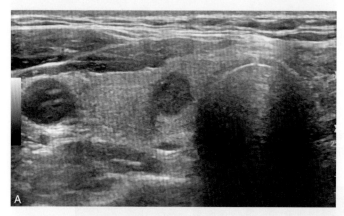

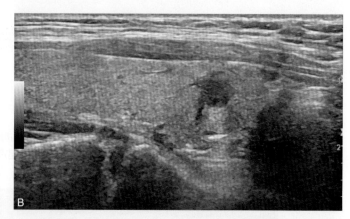

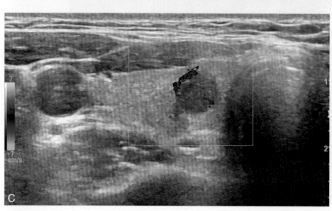

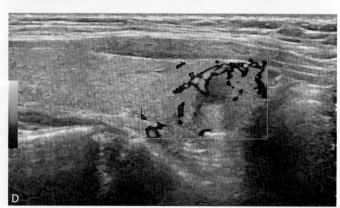

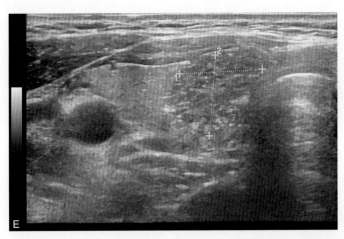

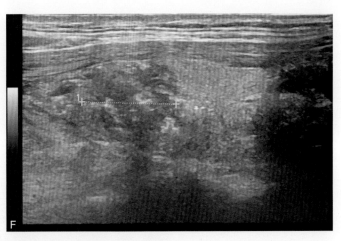

图 1-13-3　甲状腺右叶下极微小乳头状癌射频术前及术后常规超声图像

A. 甲状腺右叶下极结节横切面；B. 甲状腺右叶下极结节纵切面；C. 甲状腺右叶下极结节横切面 CDFI 图；D. 甲状腺右叶下极结节纵切面能量多普勒图；E. 甲状腺右叶下极结节射频消融术后横切面图；F. 消融术后纵切面图

消融术后 1 个月复查术区呈低回声，边界清晰，形态规则，范围约 1.4cm×1.0cm×1.1cm，消融区内未见血流信号，边缘少许血流信号，见图 1-13-4。

射频消融术后 1 年复查术区呈稍低回声，范围约 0.6cm×0.5cm×0.4cm，边界清晰，形态欠规则，CDFI 未见明显血流信号，见图 1-13-5。

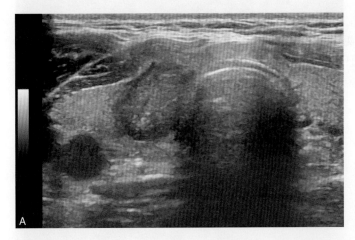

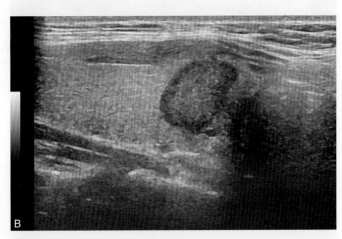

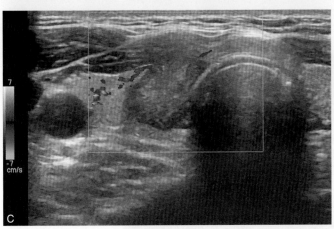

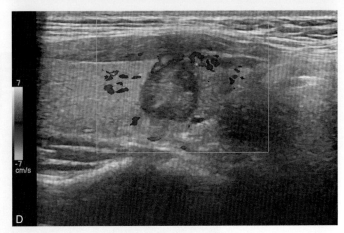

图 1-13-4　甲状腺右叶下极微小乳头状癌射频消融术后 1 个月常规超声图像

A. 消融术区横切面；B. 消融术区纵切面；C. 消融术区横切面 CDFI 图；D. 消融术区纵切面 CDFI 图

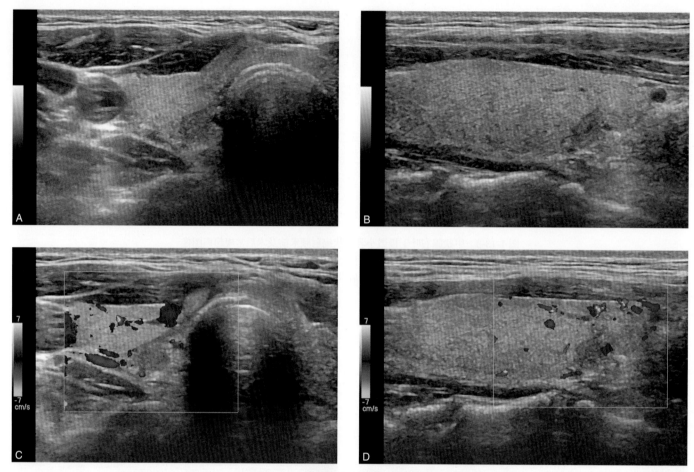

图 1-13-5 甲状腺右叶下极微小乳头状癌射频消融术后 1 年超声图像

A. 射频区横切面灰阶图像；B. 射频区纵切面灰阶图像；C. 射频区横切面 CDFI 图；D. 射频区纵切面 CDFI 图

3. 超声造影图像 甲状腺结节消融术前造影结节内可见少许造影剂，强化程度略低于周围甲状腺组织，增强晚期结节，强化程度明显低于周围甲状腺组织，见图 1-13-6、ER1-13-1。射频消融术后即刻射频区内气体影呈高回声，增强晚期术区未见明显增强。见图 1-13-7、ER1-13-2。射频消融术后 1 个月复查超声造影射频区内未见明显造影剂进入，见图 1-13-8、ER1-13-3。

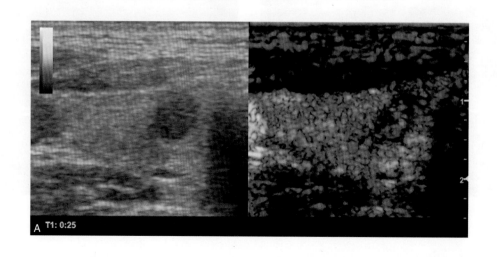

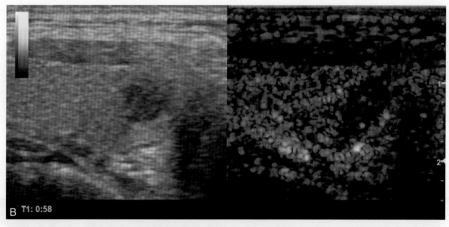

图 1-13-6 甲状腺右叶下极微小乳头状癌术前超声造影图
A. 增强早期；B. 增强晚期

ER1-13-1 甲状腺右叶下极微小乳头状癌术前超声造影

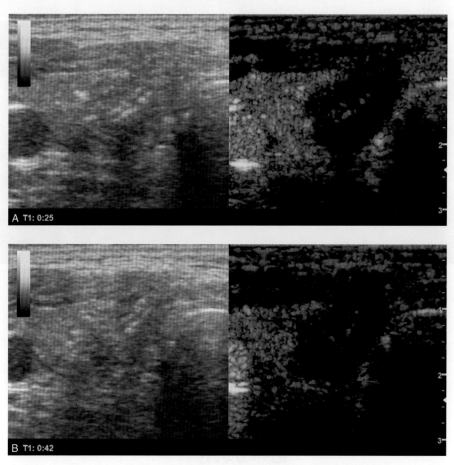

图 1-13-7 甲状腺右叶下极微小乳头状癌消融术后即刻超声造影图
A. 增强早期；B. 增强晚期

ER1-13-2 甲状腺右叶下极微小乳头状癌射频消融术后即刻超声造影

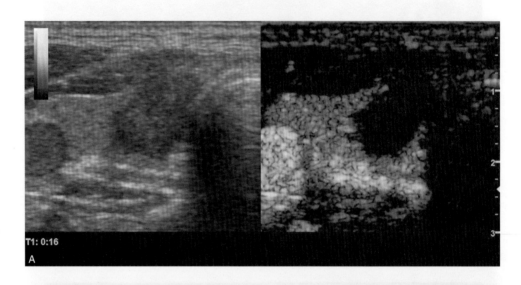

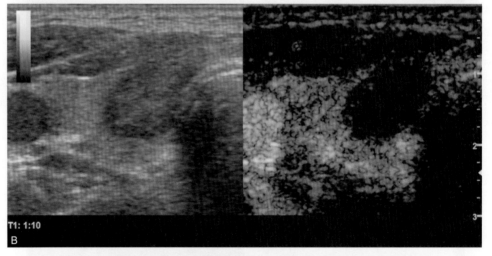

图 1-13-8 甲状腺右叶下极微小乳头状癌消融术后 1 个月超声造影图
A. 增强早期；B. 增强晚期

ER1-13-3 甲状腺右叶下极微小乳头状癌射频消融术后 1 个月超声造影

病例二

1. 病史摘要 女性,29岁,体检发现甲状腺结节1年,结节经FNA后确认为良性病变。Tg:22.2ng/ml,FT3:5.86pmol/L,FT4:20.7pmol/L,TSH:0.63μIU/ml。

2. 常规超声图像

甲状腺左叶可探及一等回声结节,大小约2.3cm×1.6cm×3.1cm,几乎将甲状腺左叶完全占据,甲状腺上、下极仅可见少许残留甲状腺组织,CDFI结节周围可见环形血流信号,结节内血流信号丰富,见图1-13-9。

射频消融术后即刻射频区呈低回声,内见散在气体样高回声,见图1-13-10。

射频消融术后1个月复查射频区呈不均匀等回声,范围约2.6cm×1.6cm×2.8cm,CDFI未见明显血流信号,见图1-13-11。

射频消融术后3个月复查时射频区呈等回声,范围约1.6cm×1.9cm×2.3cm,CDFI未见明显血流信号,见图1-13-12。

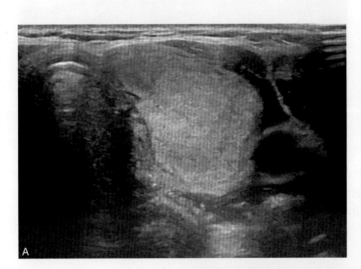

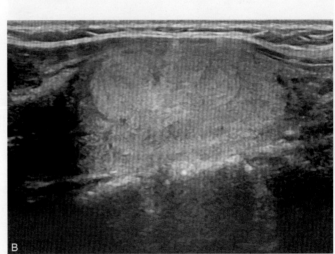

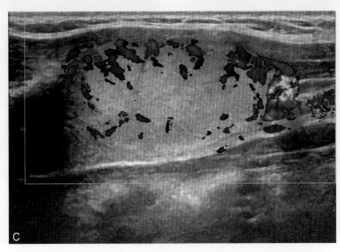

图1-13-9 甲状腺左叶良性结节射频术前及术后常规超声图像

A. 甲状腺左叶结节横切面;B. 甲状腺左叶结节纵切面;C. 甲状腺左叶结节CDFI图

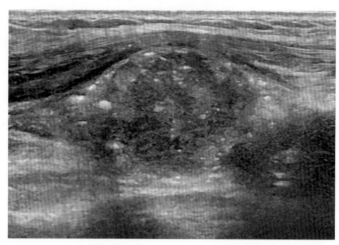

图 1-13-10 甲状腺左叶良性结节射频消融术后即刻常规超声图像

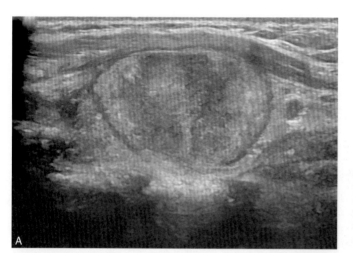

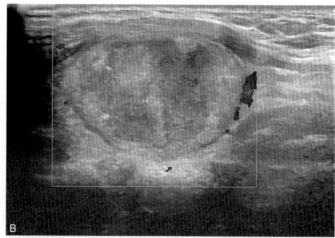

图 1-13-11 甲状腺左叶良性结节射频消融术后 1 个月常规超声图像
A. 消融术区纵切面；B. 消融术区 CDFI 图

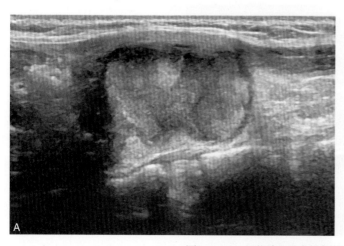

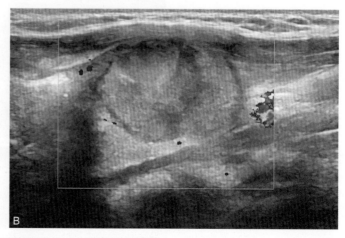

图 1-13-12 甲状腺左叶良性结节射频消融术后 3 个月常规超声图像
A. 消融术区纵切面；B. 消融术区 CDFI 图

射频消融术后 8 个月复查时射频区呈低回声,范围约 1.0cm×1.5cm×2.1cm,见图 1-13-13。

3. 超声造影图像　甲状腺左叶等回声结节,超声造影由周边向中央逐渐增强,增强晚期未见明显廓清,见图 1-13-14、ER1-13-4。射频消融术后即刻行超声造影示消融区内未见明显造影剂进入,见图 1-13-15、ER1-13-5。术后 1 个月复查超声造影射频区内未见明显造影剂进入,见图 1-13-16、ER1-13-6。术后 3 个月复查超声造影射频区内亦未见明显造影剂进入,见图 1-13-17、ER1-3-7。术后 8 个月复查超声造影射频区边缘可见少许造影剂强化区,考虑为再生组织,射频区域内大部分未见明显造影剂进入,见图 1-13-18、ER1-13-8。

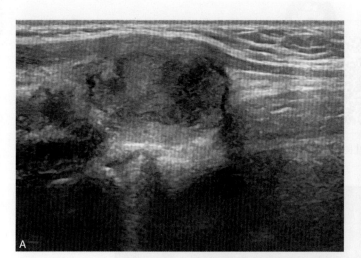
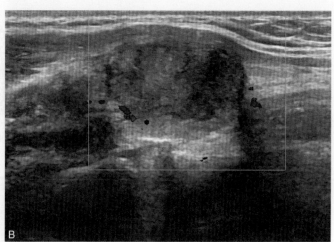

图 1-13-13　甲状腺左叶良性结节射频消融术后 8 个月常规超声图像
A. 消融术区纵切面;B. 消融术区 CDFI 图

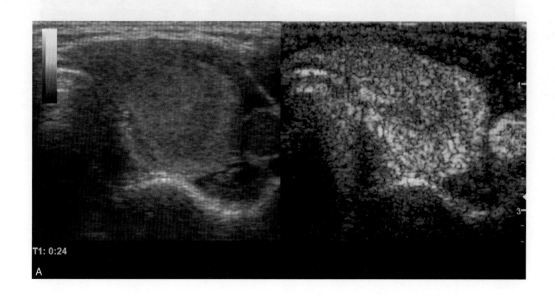

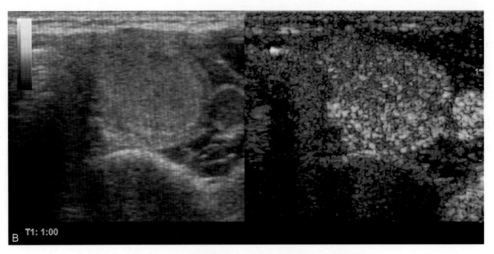

图 1-13-14　甲状腺左叶良性结节术前超声造影图
A. 增强早期；B. 增强晚期

ER1-13-4　甲状腺左叶良性结节术前超声造影

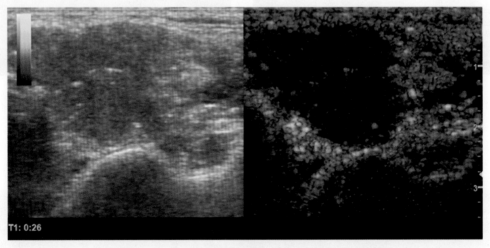

图 1-13-15　甲状腺左叶良性结节消融术后即刻超声造影图

ER1-13-5　甲状腺左叶良性结节射频消融术后即刻超声造影

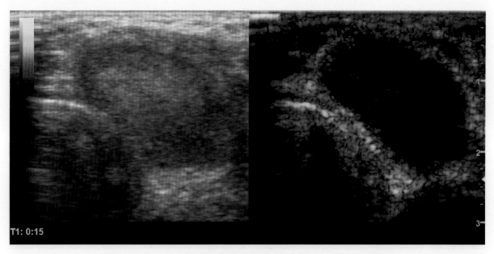

图 1-13-16 甲状腺左叶良性结节消融术后 1 个月超声造影图

ER1-13-6 甲状腺左叶良性结节射频消融术后 1 个月超声造影

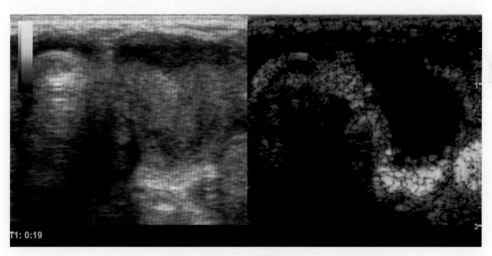

图 1-13-17 甲状腺左叶良性结节消融术后 3 个月超声造影图

ER1-13-7 甲状腺左叶良性结节射频消融术后 3 个月超声造影

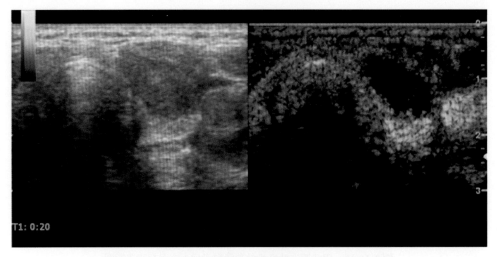

图 1-13-18　甲状腺左叶良性结节消融术后 8 个月超声造影图

ER1-13-8　甲状腺左叶良性结节射频消融术后 8 个月超声造影

第二章
颈部淋巴结及颈部其他病变

JINGBU LINBAJIE JI JINGBU QITA BINGBIAN

正常人颈部有上百个淋巴结,大小不一。由于口腔、咽喉状态的影响,部分淋巴结可明显增大,表现为反应性增生;甲状腺癌、乳腺癌、胃癌以及淋巴瘤等恶性疾病,可出现颈部淋巴结的转移侵犯;结核性淋巴结炎也经常出现于颈部区域;导致颈部淋巴结的超声诊断和鉴别诊断困难。超声造影在二维以及 CDFI 的基础上,可以通过对淋巴结血供的微灌注、灌注方式、与周围组织造影强度的比较,提供更多更精细的信息,帮助进行诊断和鉴别诊断。

第一节　颈部正常淋巴结超声造影表现

1. 病史概要　女性,57 岁,体检发现甲状腺结节 6 个月余,无咽痛、声嘶、咳嗽等特殊不适,体格检查未见异常,既往无特殊病史。

2. 常规超声图像　右侧颈部Ⅲ区可见一淋巴结,大小约 1.8cm×0.8cm×0.4cm,边界清晰,椭圆形,皮质薄,淋巴门结构清晰,内未见明显无回声区及团状强回声,CDFI 显示其内可见门型血流信号,见图 2-1-1。

3. 超声造影图像　右侧颈部Ⅲ区淋巴结由淋巴门向周围离心性增强,增强稍高于周围软组织,实质期呈均匀增强,见图 2-1-2、ER2-1-1。

4. 超声造影诊断要点　正常淋巴结可见淋巴门结构,进入淋巴门的动脉呈分支状分布至皮质,形成毛细血管环,超声造影后,造影剂自淋巴门开始增强,呈分支状分布,并迅速均匀分布于整个淋巴结。

5. 鉴别诊断

(1)反应性增生淋巴结:常表现为离心性增强、均匀强化和高增强。

(2)转移性淋巴结:超声造影多表现为从周边开始向中心增强,不均匀增强,可存在局部低灌注区或无灌注区。

(3)淋巴瘤:动脉相多表现为"雪花样"弥漫性均匀或不均匀快速增强。

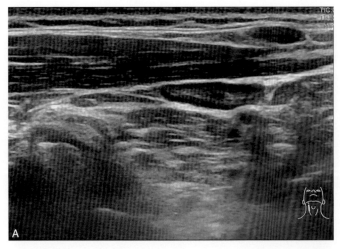
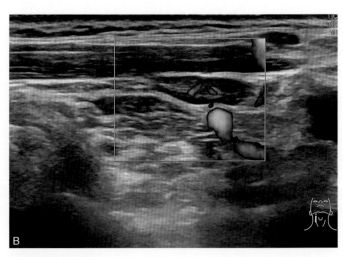

图 2-1-1　正常淋巴结常规超声声像图

A. 正常颈部淋巴结二维图,见右侧颈部Ⅲ区淋巴结,边界清晰,椭圆形,皮质薄,淋巴门结构清晰;B. 正常颈部淋巴结 CDFI 血流图,可见淋巴门型血流信号

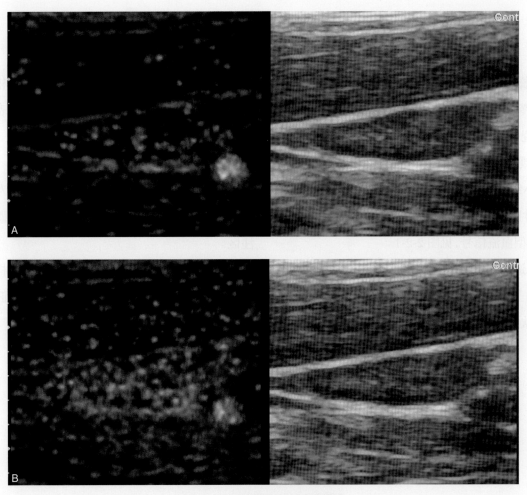

图 2-1-2　正常淋巴结超声造影图
A. 17s 图像；B. 实质期 27s 图像
颈部正常淋巴结呈离心性均匀增强

ER2-1-1　正常淋巴结超声造影视频

第二节　反应性增生淋巴结

1. 病史概要　女性,25 岁,发现甲状腺功能亢进就诊。无局部疼痛、声嘶、咳嗽、吞咽困难、发热、乏力等不适。体格检查:颈前区略饱满,侧颈区未触及明显包块。

2. 常规超声图像　左侧颈部 Ⅳ 区可探及一低回声结节,大小约 1.4cm×0.7cm,边界清晰,椭圆形,纵横比 <1,可见淋巴门样结构,CDFI 显示结节内血流信号较丰富,可见门型血流信号,见图 2-2-1。

3. 超声造影图像　反应性增生淋巴结 11s 由淋巴门开始增强,呈离心性增强,18s 呈整体均匀性增强,增强高于周围软组织,见图 2-2-2、ER2-2-1。

4. 超声造影诊断要点　反应性增生淋巴结伴有明显的血流增加,且淋巴门结构完整,造影常表现为离心性增强、均匀强化和整体性高增强。

5. 鉴别诊断

(1)转移性淋巴结:超声造影多表现为从周边开始向中心增强,不均匀增强,可存在局部低灌注区或无灌注区。

(2)淋巴瘤:动脉相多表现为"雪花样"弥漫性均匀性增强,实质期表现为不均匀增强,特征是迅速整体增强。

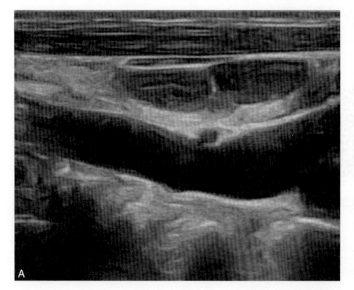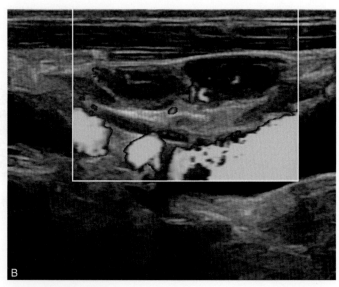

图 2-2-1　反应性增生淋巴结常规超声声像图

A. 二维图像显示左侧颈部低回声结节,边界清晰,椭圆形,纵横比 <1,可见淋巴门结构;B. 能量多普勒显示结节内可见较丰富门型血流信号

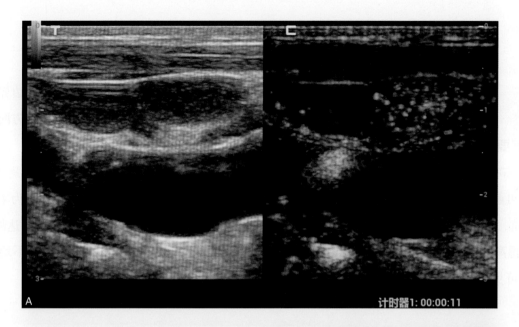

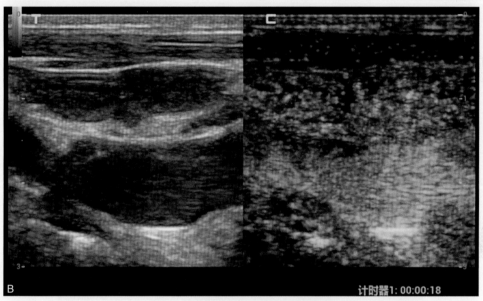

图 2-2-2　反应性增生淋巴结超声造影图

A. 11s 超声造影图；B. 18s 超声造影图

反应性增生淋巴结动脉期呈离心性增强，呈整体均匀性高增强

ER2-2-1　反应性增生淋巴结超声造影视频

第三节　颈部转移性淋巴结

病例一

1. 病史概要　女性,37岁,患者2个月前无明显诱因发现甲状腺右叶肿物,无压痛,自觉甲状腺肿块逐渐长大,右侧颈部可触及多个肿块,质硬,活动度欠佳,无压痛,颈部无抵抗,颈动脉搏动正常,颈静脉无充盈。

2. 常规超声图像　右侧颈部至右侧锁骨上窝(Ⅱ、Ⅲ、Ⅳ、Ⅵ)区可见多个异常等回声,大小不等,最大约4.6cm×1.7cm(Ⅲ区),形状呈椭圆形,边界清楚,内部回声不均匀,其内可见细点状强回声,后方回声无变化,见图2-3-1。

3. 超声造影图像　10s病灶早于周围组织开始增强,病灶增强模式为高增强,增强形态为不均匀增强,病灶内可见片状无增强区,20s病灶增强达峰值,22s病灶增强开始减退,至造影晚期病灶仍呈不均匀低增强,见图2-3-2、ER2-3-1。

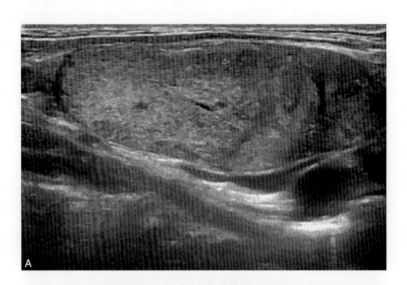

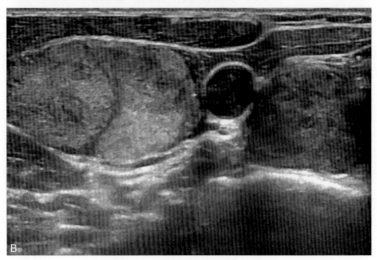

图2-3-1　颈部转移性淋巴结示意图
A. 右侧颈部淋巴结纵切面;B. 右侧颈部淋巴结横切面
右侧颈部Ⅲ区中等回声肿块图像,形态呈椭圆形,边界清楚

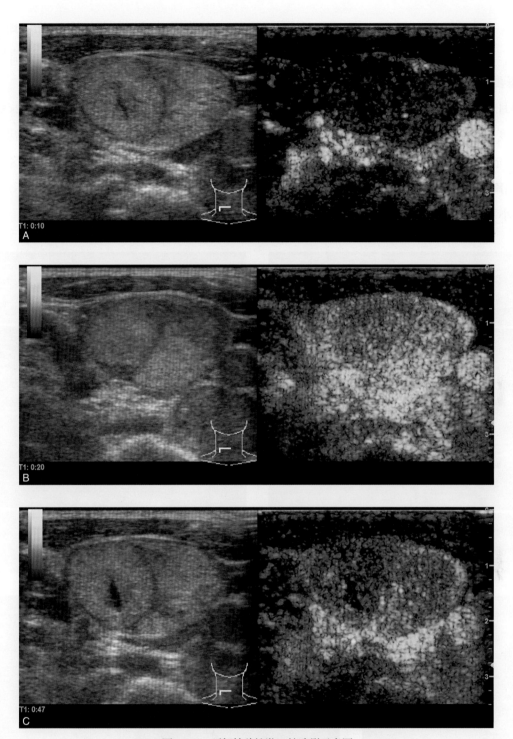

图 2-3-2　颈部转移性淋巴结造影示意图

A. 10s 超声造影图；B. 20s 超声造影图；C. 造影剂消退（47s）图像

ER2-3-1　颈部转移性淋巴结造影视频

病例二

1. 病史概要　男性，62岁，咳嗽、咳痰3个月，发现肺占位1个半月，化疗后半个月。右侧锁骨上可触及肿块，质硬，活动度欠佳，无压痛，颈部无抵抗，颈动脉搏动正常，颈静脉无充盈。

2. 常规超声图像　右侧锁骨上可见多个异常实质回声结节，大小不等，最大约4.7cm×3.4cm，边界尚清楚，形状欠规则，内部为低回声，分布不均匀，后方回声无变化，CDFI显示：其内可见条状血流信号。弹性评分：4分，见图2-3-3。

3. 超声造影图像　超声造影12s病灶早于周围组织开始增强，病灶增强模式为高增强，增强形态为不均匀增强，其内可见片状无增强区，22s病灶增强达峰值，26s病灶增强开始减退，呈不均匀低增强，见图2-3-4、ER2-3-2。

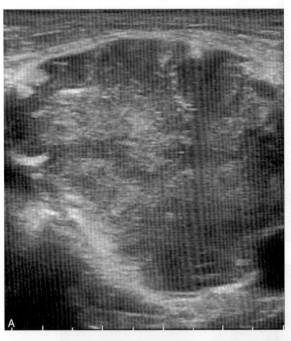
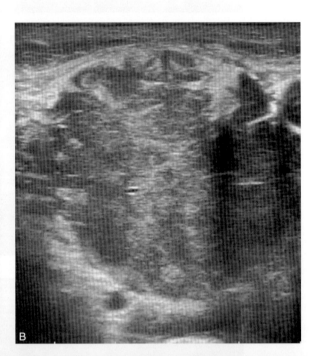
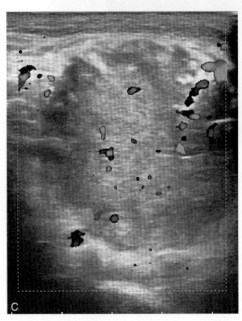
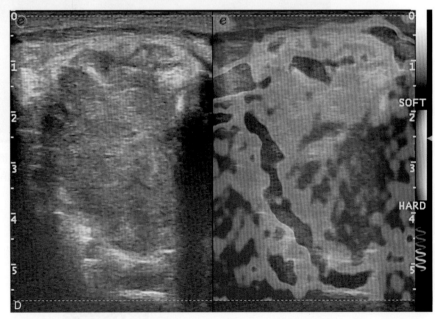

图 2-3-3　颈部转移性淋巴结示意图

A. 右侧锁骨上淋巴结纵切面二维图；B. 右侧锁骨上淋巴结横断面二维图；C. 右侧锁骨上淋巴结 CDFI 血流图；D. 右侧锁骨上淋巴结剪切波弹性图
右侧锁骨上肿块图像，形态欠规则，边界尚清，内部为低回声，分布不均匀，其内可见条状血流信号，弹性评分为4分

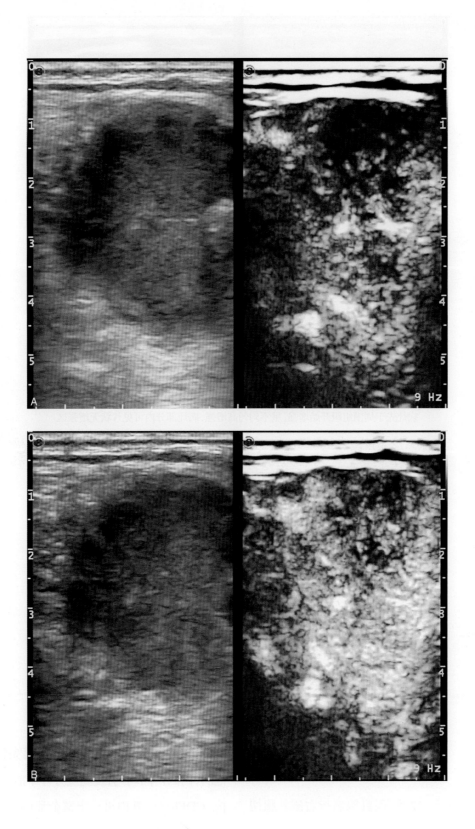

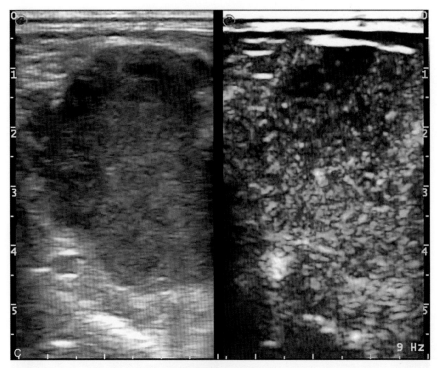

图 2-3-4　颈部转移性淋巴结造影示意图

A. 15s 超声造影图；B. 18s 超声造影图；C. 44s 造影剂消退图像

病灶先于周围组织开始增强，呈不均匀高增强，病灶部分内可见片状无增强区

ER2-3-2　颈部转移性淋巴结造影视频

病例三

1. 病史概要　女性，57 岁，因乳腺癌行右侧乳腺切除术后，发现右侧锁骨上窝皮下肿物半年，触诊质中、无压痛，检验结果无特殊异常。

2. 常规超声图像　右侧锁骨上窝区可见一个低回声结节，大小约 0.9cm×0.8cm，包膜完整，边界清晰，形态饱满，内回声尚均匀，皮髓质分界不清，未见明显淋巴门结构，CDFI 显示其内可见丰富杂乱血流信号，见图 2-3-5。

3. 超声造影图像　低回声结节 10s 开始增强，呈向心性增强，13s 增强达高峰，呈不均匀性增强，中央可见多处片状无增强区，见图 2-3-6、ER2-3-3。

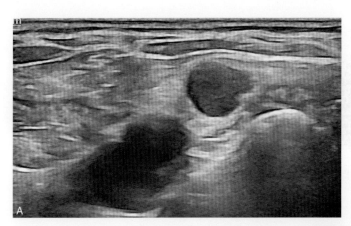
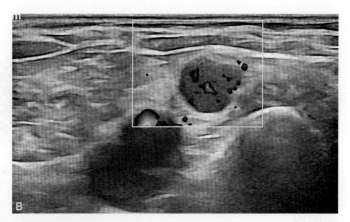

图 2-3-5　转移性淋巴结常规超声声像图

A. 二维超声图；B. CDFI 血流图

A. 右侧锁骨上窝区可见一个低回声结节,边界清晰,形态饱满,内回声尚均匀,未见明显淋巴门结构；B. CDFI 其内可见丰富杂乱血流信号

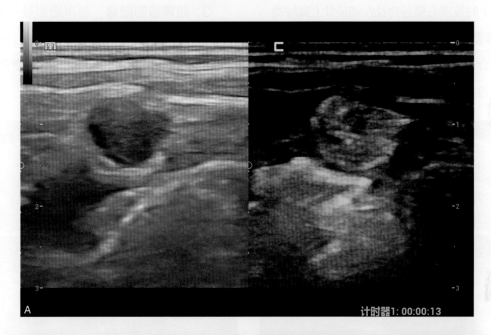

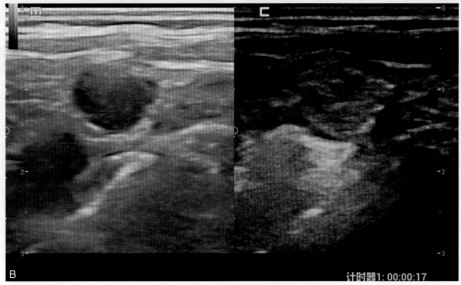

图 2-3-6　转移性淋巴结超声造影图

A. 13s 超声造影图；B. 17s 超声造影图

转移性淋巴结呈向心性增强,实质期呈不均匀增强,中央可见片状无增强区

ER2-3-3 转移性淋巴结超声造影视频

病例四

1. 病史概要 患者"卵巢高级别浆液性癌"化疗后复查,完善胸部 CT 时发现右肺肿物及左侧锁骨上窝肿物。

2. 常规超声图像 左侧锁骨上窝可见多个肿物,大小不等,相互融合,范围约为 2.4cm×1.5cm×1.5cm,圆形指数大于 0.6,边界尚清晰,形态不规则,皮质不规则增厚,回声不均匀,淋巴门偏心,内未见明显无回声区,未见团状强回声。CDFI 显示左侧锁骨上肿物血流信号较丰富,见图 2-3-7。

3. 超声造影图像 超声造影显示左侧锁骨上肿物 14s 开始增强,为向心性不均匀增强,增强强度高于周围软组织,呈不均匀高增强,可见无增强区,见图 2-3-8、ER2-3-4。

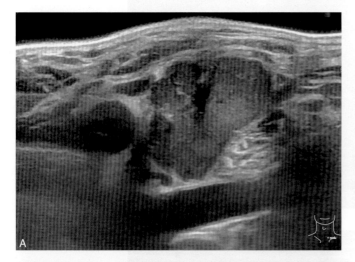
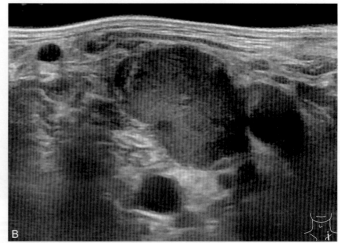
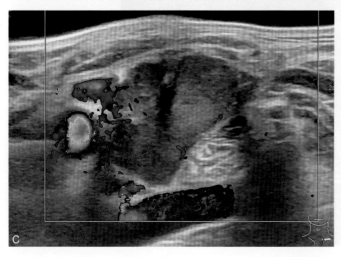
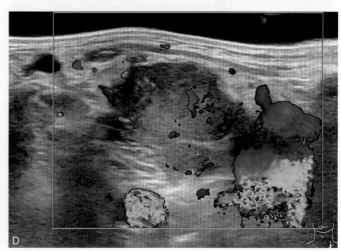

图 2-3-7 常规超声图像

A. 左锁骨上窝淋巴结灰阶超声横切面;B. 左锁骨上窝淋巴结灰阶超声纵切面;C. 左锁骨上窝淋巴结多普勒超声横切面;D. 左锁骨上窝淋巴结多普勒超声纵切面

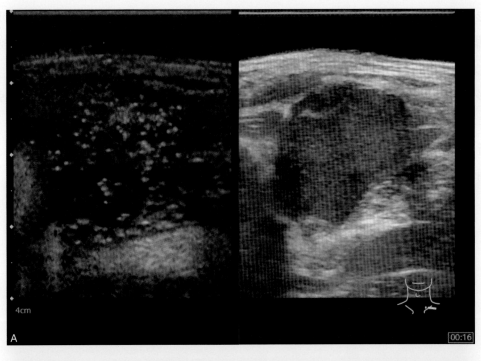

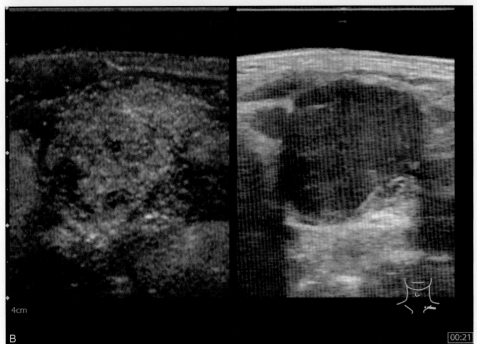

图 2-3-8　超声造影声像图

A. 左侧锁骨上窝肿物超声造影 16s 图像；B. 左侧锁骨上窝肿物超声造影 21s 图像

ER2-3-4　左侧锁骨上窝淋巴结超声造影视频

4. 超声造影诊断要点　转移性淋巴结肿瘤细胞通过输入淋巴管聚集于边缘窦,破坏淋巴结正常结构,因此超声造影多表现为从周边向中心增强,同步或先于周围组织开始增强,多呈高增强,分布不均,可存在局部低灌注区或无灌注区。

5. 鉴别诊断

（1）结核性淋巴结炎:淋巴结内可见粗大钙化,边缘环状低回声,呈离心性增强,坏死区表现为无增强,周边肉芽组织表现为环形高增强,呈现出较特征性的"眼镜征"增强模式。

（2）淋巴瘤:为离心性均匀点状增强,增强范围很快连接成片,呈"雪花样"。

第四节　结核性淋巴结炎

病例一

1. **病史概要**　男性,27 岁,因"发现右颈部肿物 3 个月"就诊。体格检查:右颈部触及数个鸽子蛋大小肿块,无压痛、无发热、无胸痛咯血等症状。

2. **常规超声图像**　右侧颈部见一个低回声结节,纵横比 <1,边界清晰,形态尚规则,淋巴门偏心,CDFI 示淋巴结内部及周边见条点状血流信号,PW 显示阻力指数 RI:0.67,见图 2-4-1。

3. **超声造影图像**　超声造影显示右颈部淋巴结内部及边缘同时增强,增强高峰呈不均匀高增强,内见数个无增强区,间有厚壁样高增强分隔,见图 2-4-2、ER2-4-1。

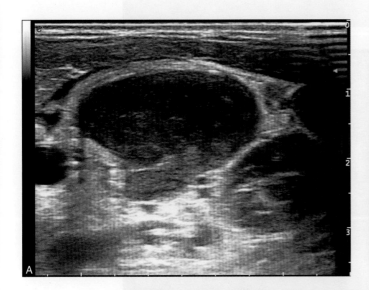
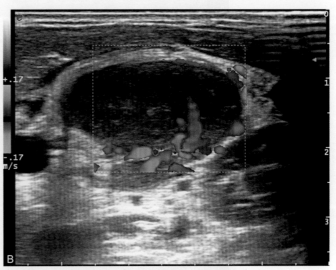
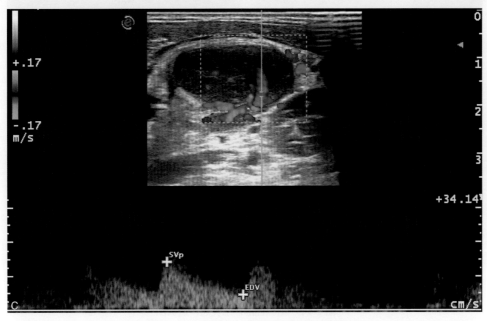

图 2-4-1　结核性淋巴结炎常规超声声像图

A. 右颈部淋巴结二维图像见一个低回声区,纵横比 <1,形态尚规则,边界清,淋巴门偏心;B. 右颈部淋巴结 CDFI 血流图示淋巴结内部及周边见条点状血流信号;C. 右颈部淋巴结频谱多普勒显示阻力指数 RI:0.67

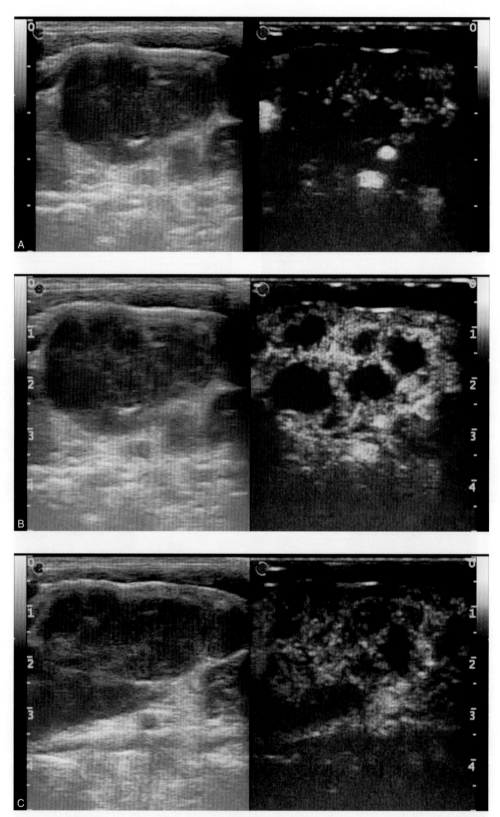

图 2-4-2　结核性淋巴结炎超声造影图

A. 增强早期（5s）；B. 峰值期（11s）；C. 增强晚期（52s）

右颈部淋巴结弥漫性增强，呈不均匀高增强，内见数个无增强区

ER2-4-1　结核性淋巴结炎超声造影视频

4. 超声造影诊断要点　结核性淋巴结炎超声造影表现为非离心型、不均匀增强模式，多呈边缘环形增强或分隔样增强，中央呈无增强。离心型或均匀型增强少见，视病程发展程度不同而表现不一。

5. 鉴别诊断

（1）转移性淋巴结：超声造影多表现为向心型增强；均匀性增强或不均匀性增强均可，不均匀性增强时内部可见不规则片状无增强区。

（2）反应性增生：超声造影多为离心型增强，均匀增强多见。

病例二

1. 病史概要　女性，22岁，发现右颈部结节10个月。无特殊不适，实验室检查无特殊异常。

2. 常规超声图像　右侧锁骨上窝可见多个低回声结节，较大者约2.4cm×1.0cm，边界清晰，形态稍饱满，内部回声不均匀，下极局部近似无回声，周边回声环形增强，皮髓质界限消失，未见明显淋巴门结构，CDFI示其内可见稀疏血流信号，见图2-4-3。

3. 超声造影图像　淋巴结结核超声造影9s开始增强，呈离心性增强，增强晚期不均匀增强，周边环形高增强，中央可见两处无增强，考虑为干酪样坏死区，呈"眼镜征"，见图2-4-4、ER2-4-2。

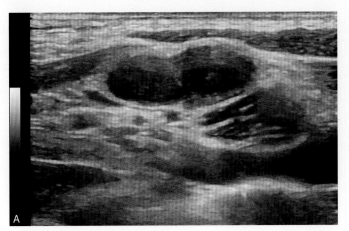
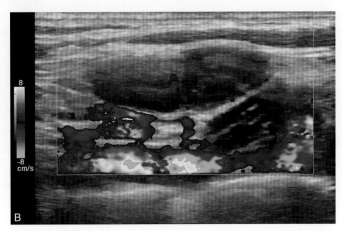

图 2-4-3　淋巴结结核常规超声图

A. 二维超声图可见右侧锁骨上窝低回声结节，边界清晰，形态稍饱满，内部回声不均匀，下极局部近似无回声，周边回声环形增强，皮髓质界限消失，未见明显淋巴门结构；B. CDFI示其内可见稀疏血流信号

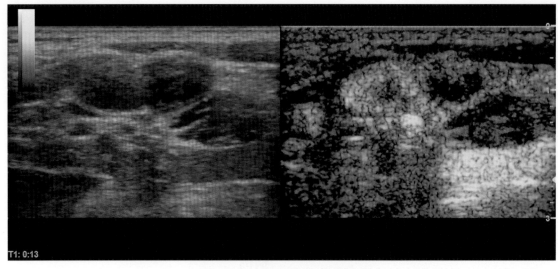

图 2-4-4 淋巴结结核超声造影图
超声造影示淋巴结呈周边环形高增强、内部局部无增强，呈"眼镜征"

ER2-4-2 淋巴结结核超声造影视频

第五节 颈部淋巴瘤

病例一

1. **病史概要** 男性,57岁,确诊弥漫大B细胞淋巴瘤22个月。体格检查:左侧颈部扪及多发包块,质稍硬,活动度差,无压痛。

2. **常规超声图像** 左侧下颌角周围可见多发低回声结节,较大者约3.1cm×1.7cm,边界清,形态饱满,皮髓质分界不清,未见明显淋巴门结构,CDFI其内可见少许血流信号,见图2-5-1。

3. **超声造影图像** 左侧颈部淋巴结于13s开始增强,呈"暴风雪样"迅速充满整个结节,呈弥漫性均匀增强,与周围软组织比较呈高增强,19s结节增强达高峰,26s结节造影剂开始消退,见图2-5-2、ER2-5-1。

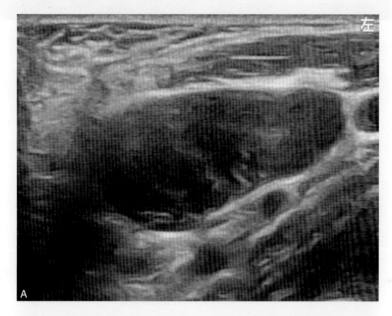

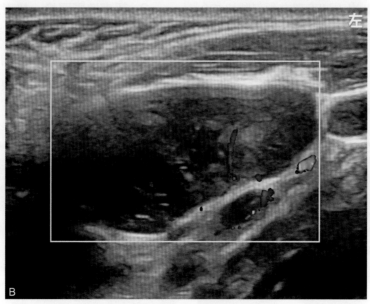

图 2-5-1 淋巴瘤常规超声声像图

A. 二维超声声像图示左侧下颌角周围可见多发低回声结节,较大者约3.1cm×1.7cm,边界清,形态饱满,皮髓质分界不清,未见明显淋巴门结构;
B. CDFI其内可见少许血流信号

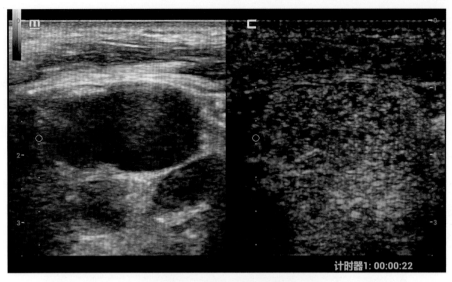

图 2-5-2　淋巴瘤超声造影图
超声造影示淋巴结呈弥漫性均匀高增强

ER2-5-1　淋巴瘤超声造影视频

病例二

1. **病史概要**　女性,78 岁,因"发现右颈部肿块 5 个月余"就诊。伴有盗汗,无发热,近期 3 个月体重下降 2kg。

2. **常规超声图像**　右侧颈部 Ⅲ 区一个大小为 2.3cm×0.9cm 的低回声结节,长度/厚度>2,边界清晰,椭圆形,未见淋巴门回声,CDFI 显示淋巴结内血流模式

呈淋巴门型,PW 淋巴结内检测到动脉频谱,RI:0.8,见图 2-5-3。

3. **超声造影图像**　超声造影显示在造影剂注射后 11s 右侧颈部淋巴结开始整体快速增强,呈"暴风雪"样,边界清晰,范围无扩大,17s 增强达高峰,呈均匀高增强,内未见无增强区,22s 病灶快速廓清呈均匀低增强,见图 2-5-4、ER2-5-2。

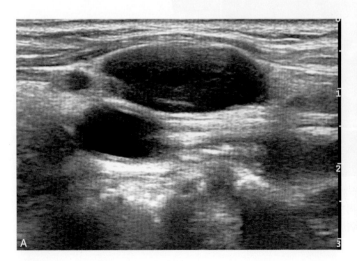

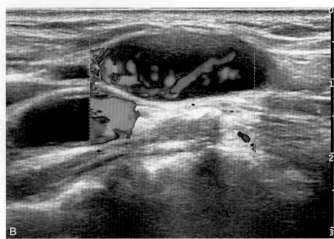

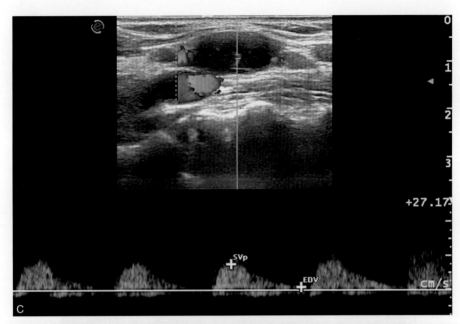

图 2-5-3　淋巴瘤常规超声图像

A. 灰阶图像：右侧颈部Ⅲ区一个大小为 2.3cm×0.9cm，纵横比 >2，边界清晰，淋巴门回声未见；B. CDFI：淋巴结内血流模式呈淋巴门型；C. PW：淋巴结内检测到动脉频谱，RI：0.88

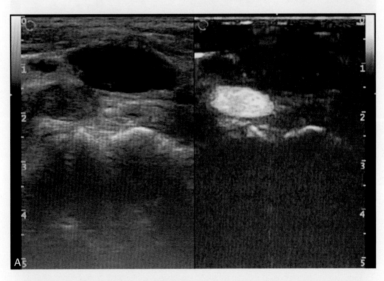

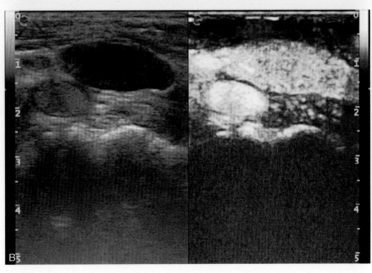

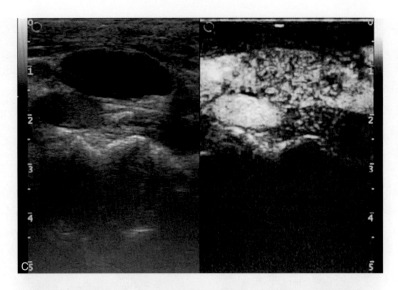

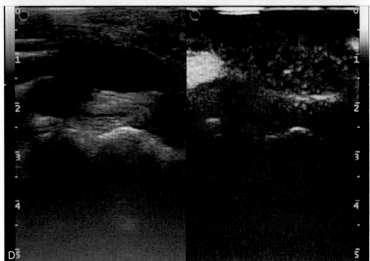

图 2-5-4　淋巴瘤超声造影图像

A. 增强早期（11s）；B. 增强峰值期（17s）；C. 增强晚期（22s）；D. 增强晚期
（54s）

右侧颈部结节超声造影 11s 开始整体快速增强，17s 增强达峰，呈均匀高增强，
22s 后造影剂廓清呈均匀低增强

ER2-5-2　淋巴瘤超声造影视频

4. 超声造影诊断要点　淋巴瘤多呈弥漫性高增强，似"雪花样"或"烟花样"增强，达峰时多呈均匀高增强，偶见不均匀增强，极少出现坏死的无增强区，内可见细线样增强，若侵犯周围组织，增强范围会较二维扩大。

5. 鉴别诊断

（1）反应性增生淋巴结：多为中央向周边填充的离心性增强方式，峰值时表现为均匀增强，增强常高于周边组织。

（2）转移性淋巴结：超声造影多表现为从周边开始向中心增强，不均匀增强，可存在局部低灌注区或无灌注区。

（3）结核性淋巴结炎：离心性增强，坏死区表现为无增强，周边肉芽组织表现为环形高增强，呈现出较特征性的"眼镜征"增强模式。

第六节　其他颈部肿块

一、食管憩室

病例一

1. **病史概要**　男性,52 岁,体检发现甲状腺左侧叶占位 1 周。其他无特殊。

2. **常规超声图像**　甲状腺左侧叶后方可见一个混合回声结节,大小为 4.2cm×3.0cm×1.8cm,形态规则,病灶前缘边界清晰,后缘边界不清;CDFI:病灶内未见明显血流信号;弹性成像:质软,见图 2-6-1。

3. **超声造影图像**　经静脉造影显示:甲状腺左侧叶后方病灶无增强,甲状腺实质呈均匀高增强;口服造影剂显示:病灶内可见造影剂弥散,甲状腺实质无增强;嘱患者吞咽:病灶内可见气体进入,见图 2-6-2、ER2-6-1、ER2-6-2、ER2-6-3。

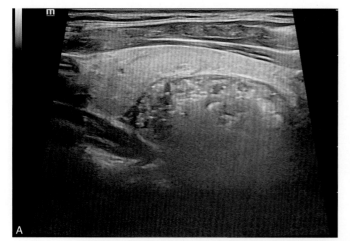
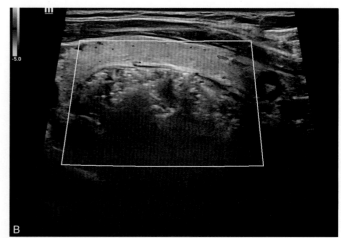
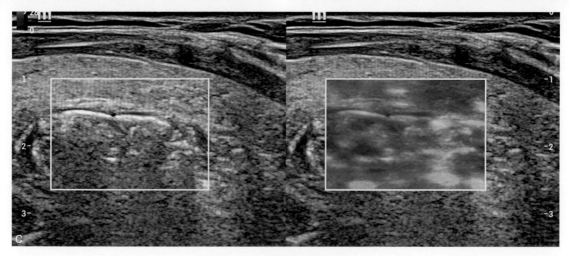

图 2-6-1　食管憩室常规超声图

A. 灰阶图像:甲状腺左侧叶后方可见混合回声结节,形态规则,病灶前缘边界清晰,后缘边界不清;B. CDFI:病灶内未见明显血流信号;C. 弹性成像:质软

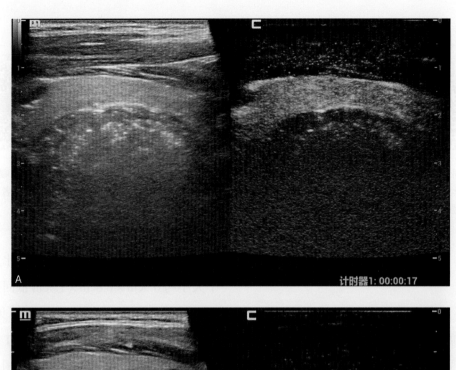

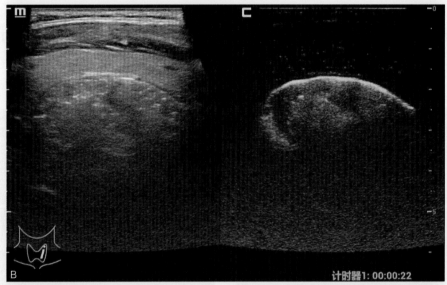

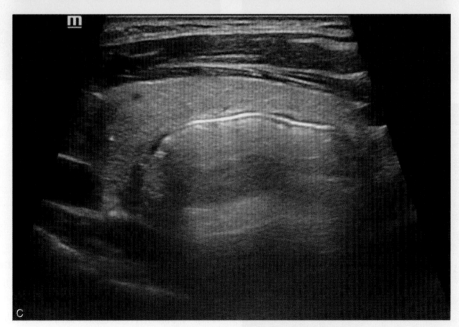

图 2-6-2 食管憩室双重超声造影及吞咽时常规超声图
A. 经静脉超声造影图像；B. 口服造影剂图像；C. 吞咽动作时灰阶图像

ER2-6-1　经静脉造影视频
视频注解：甲状腺左侧叶后方病灶无增强，甲状腺实质呈均匀高增强

ER2-6-2　口服造影剂视频
视频注解：病灶内可见造影剂弥散，甲状腺实质无增强

ER2-6-3　嘱患者吞咽时视频
视频注解：嘱患者吞咽后，病灶内可见气体进入

病例二

1. 病史概要　女性，61岁，发现颈部结节2年，无局部疼痛、咽痛、吞咽困难、声嘶等不适。实验室检查无特殊异常。

2. 常规超声图像　甲状腺左叶上极包膜外可见一个大小约0.9cm×0.8cm×1.3cm低回声结节，边界清晰，形态规则，与前方甲状腺组织之间可见双层包膜，内回声不均匀，可见多发点状强回声，CDFI示结节周边可见血流信号，内部未见明显血流信号，见图2-6-3。

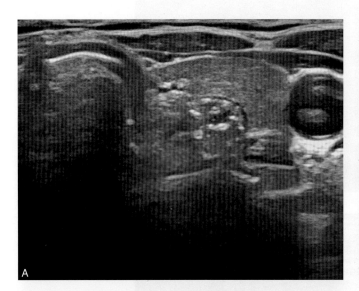

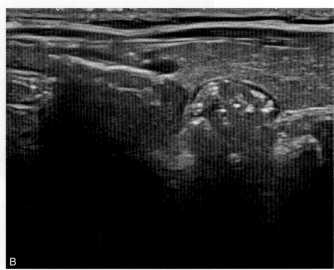

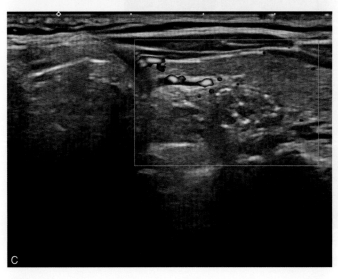

图2-6-3　食管憩室常规超声声像图
A. 食管憩室横切面二维图；B. 食管憩室纵切面二维图；C. 食管憩室横切面CDFI血流图
A、B. 甲状腺左叶上极包膜外低回声结节，边界清晰，形态规则，内可见多发点状强回声；C. 结节周边可见血流信号，内部未见明显血流信号

3. 超声造影图像　将0.5ml造影剂加入50ml生理盐水中口服,可见该结节内造影剂快速进入,均匀填充,周边甲状腺组织内未见明显造影剂进入,见图2-6-4、ER2-6-4。

4. 超声造影诊断要点　食管憩室通常位于甲状腺后方、甲状腺包膜外,与食管相通,内回声不均匀,可见气体强回声反射,经外周静脉超声造影表现为无增强,口服造影剂显示病变内造影剂快速进入、周围甲状腺组织不

增强。

5. 鉴别诊断

(1)甲状腺结节:位于甲状腺包膜内,不与食管相通,经外周静脉超声造影可见增强,口服超声造影剂不增强。

(2)其他颈部结节:如淋巴结、甲状旁腺增生等均不与食管相通,经外周静脉超声造影可增强,口服超声造影剂不增强。

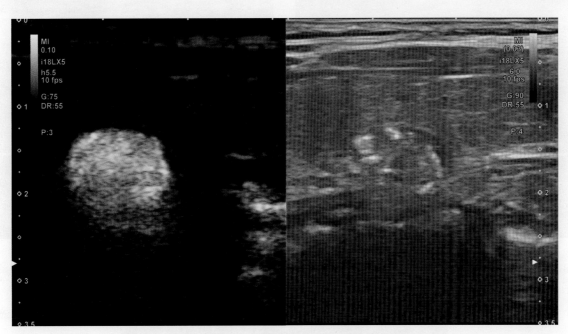

图2-6-4　食管憩室超声造影图
食管憩室纵切面口服造影图提示低回声结节呈均匀增强

ER2-6-4　食管憩室超声造影视频

二、异物肉芽肿

病例一

1. 病史概要　女性，32岁，甲状腺右叶部分切除术后半年余。患者术后半年复查发现右叶低回声结节，超声引导下右叶结节行 CNB 示：见间质纤维组织增生伴炎细胞浸润，局灶见少许缝线伴坏死，组织细胞聚集及多核巨细胞反应。

2. 常规超声图像　甲状腺右叶中下部近峡部可见一低回声结节，大小 1.8cm×1.0cm×1.3cm，边界不清，形态不规则，内可见多发斑状及短线状强回声，与颈前肌分界不清。CDFI 结节周边部可见少许血流信号，见图 2-6-5。

3. 超声造影图像　甲状腺右侧叶结节稍晚于周围组织开始增强，达峰时呈不均匀低增强，增强晚期早于周围组织消退，见图 2-6-6。

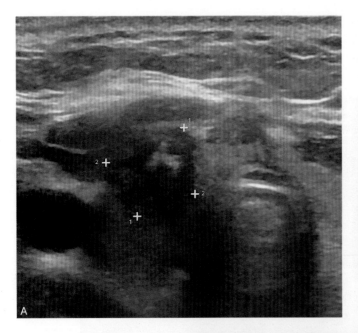
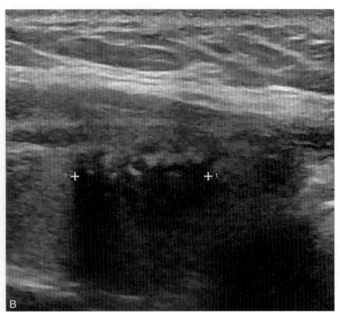
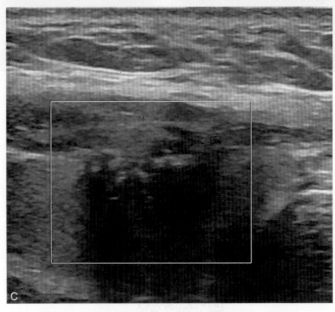

图 2-6-5　甲状腺右侧叶异物肉芽肿常规超声声像图
A. 甲状腺右侧叶横切面；B. 甲状腺右侧叶纵切面；C. CDFI 血流图

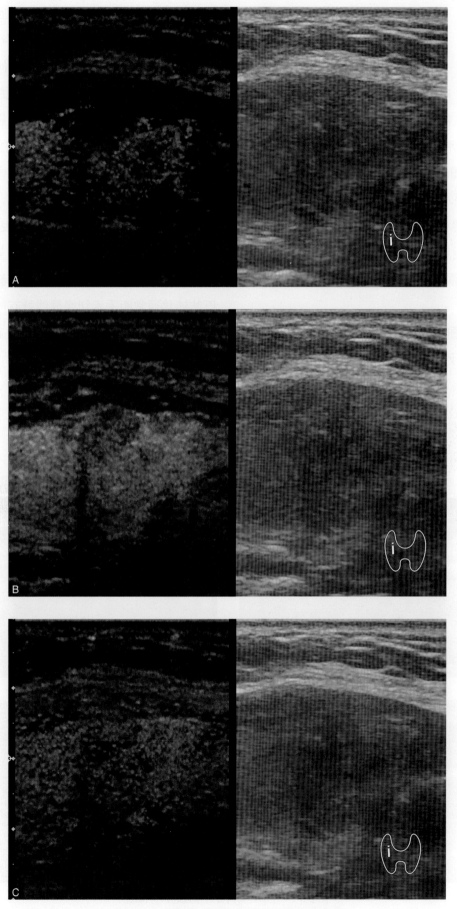

图 2-6-6 甲状腺右侧叶异物肉芽肿超声造影图
A. 动脉早期；B. 达峰时；C. 增强晚期

病例二

1. **病史概要** 女性，27 岁，因甲状腺乳头状癌行甲状腺腺叶切除术后 1 个月，超声发现术区异常回声 1 天。无局部疼痛、声嘶、咳嗽、吞咽困难、发热、乏力等不适。检验结果无特殊异常。

2. **常规超声图像** 甲状腺右叶及峡部切除术后，甲状腺左叶近峡部手术切缘处可见一低回声结节，大小约 1.1cm×0.4cm，边界模糊，形态不规则，内回声不均匀，可见线样强回声。能量多普勒显示横切面结节内未见明显血流信号，纵切面可见短棒状及分支状血流信号，见图 2-6-7。

3. **超声造影图像** 超声造影显示 11s 结节与周围甲状腺组织同步开始增强，呈等增强，内可见少许无增强

区，增强后无明显边界，无包膜。增强晚期消退较周围甲状腺组织呈低增强，见图 2-6-8、ER2-6-5。

4. **超声造影诊断要点** 颈部异物肉芽肿二维超声多表现为不均质低回声团块，内可见缝线等异物回声，肿块内血流不丰富或无血流。超声造影增强强度低，较周围组织呈等或低增强，增强程度均匀或不均匀，多早期廓清，边界模糊，无包膜。

5. **鉴别诊断**

（1）颈部术后血肿：超声造影表现为边界清晰的无增强区，随访观察有缩小至消失的趋势。

（2）甲状腺癌术后复发：术区局部的种植转移及淋巴结转移通常距手术切缘缝线处有一定距离，内可见点状强回声，超声造影较周围软组织呈高增强，增强后与周围软组织有明显界限。

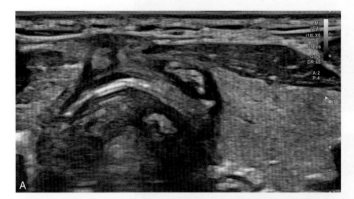
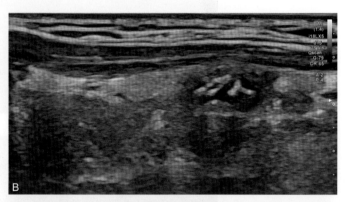
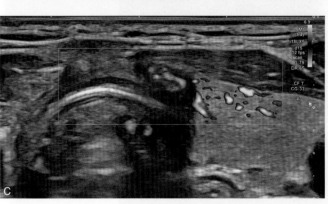
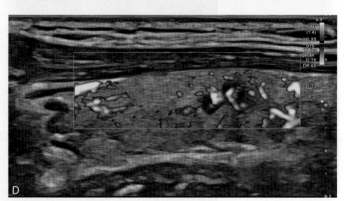

图 2-6-7　颈部异物肉芽肿常规超声声像图

A. 颈部异物肉芽肿横切面二维图；B. 颈部异物肉芽肿纵切面二维图；C. 颈部异物肉芽肿横切面能量多普勒血流图；D. 颈部异物肉芽肿纵切面能量多普勒血流图

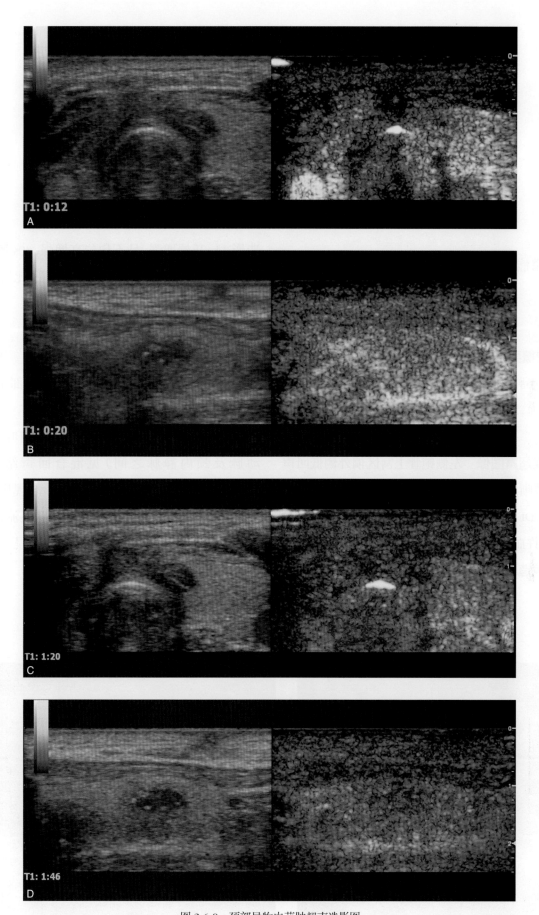

图 2-6-8　颈部异物肉芽肿超声造影图

A. 颈部异物肉芽肿横切面 12s 超声造影图；B. 颈部异物肉芽肿纵切面 20s 超声造影图；C. 颈部异物肉芽肿横切面静脉期（1 分 20 秒）超声造影图；D. 颈部异物肉芽肿纵切面静脉期（1 分 46 秒）超声造影图

ER2-6-5　颈部异物肉芽肿超声造影视频

三、神经鞘瘤

病例一

1. **病史概要**　女性,50 岁,10 余年前无意中发现左颈部蚕豆大小肿物,不伴疼痛,心慌,声嘶,发热,盗汗,咳嗽,咳痰,咯血,胸痛,气短及消瘦等症状。近来肿物逐渐增大。

2. **常规超声图像**　左侧锁骨上窝区偏外侧低回声肿块,边界清晰,形态规则,内部回声欠均匀,与臂丛神经关系密切,CDFI 检测肿块内可见短棒状血流信号,占位周边可见少许血流信号,见图 2-6-9。

3. **超声造影图像**　左锁骨上窝区偏外侧肿块超声造影 14s 开始增强,呈不均匀高增强,30s 增强达高峰,67s 造影剂开始缓慢消退,与周围组织相比较仍表现为较均匀高增强,见图 2-6-10、ER2-6-6。

病例二

1. **病史概要**　男性,42 岁,自觉颈部不适,触及肿块 1 个月余。体格检查:其他无特殊。

2. **常规超声图像**　甲状腺左侧叶外侧(颈总动脉及颈内静脉之间)见混合回声结节,大小为 5.9cm×4.6cm×3.9cm,边界清楚,形态规则,内部可见数个无回声区,CDFI 见病灶中央条状血流信号,PW 阻力指数为 0.52,病灶与迷走神经相连,呈"鼠尾征",见图 2-6-11。

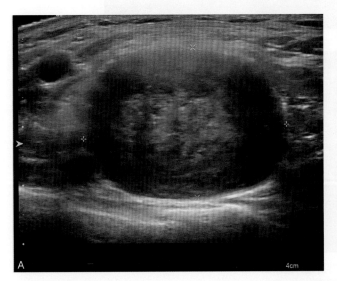
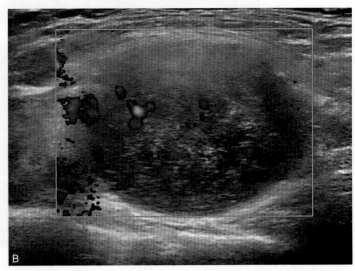

图 2-6-9　神经鞘瘤常规超声声像图

A. 左锁骨上窝区横切图显示偏外侧低回声占位,边界清晰,形态规则,内部回声欠均匀;B. CDFI 血流图示其内可见短棒状血流信号

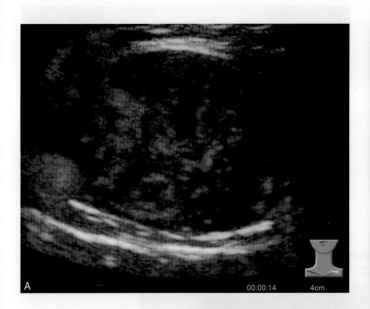
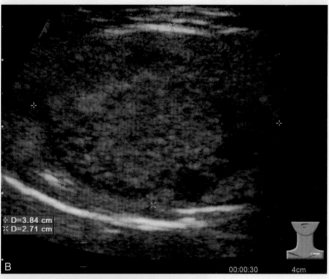
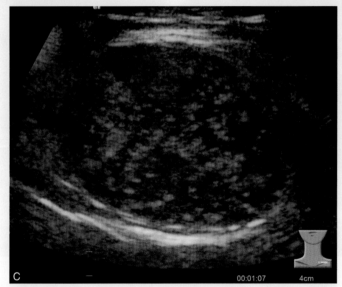

图 2-6-10　神经鞘瘤超声造影图

A. 造影 14s 开始增强，呈弥散整体不均匀增强；B. 30s 增强达高峰，呈较均匀高增强表现（测量区域）；C. 67s 开始消退，消退晚于周围组织

ER2-6-6　神经鞘瘤超声造影视频

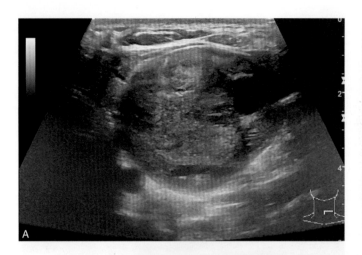
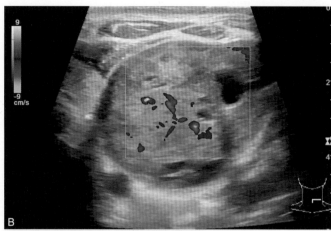
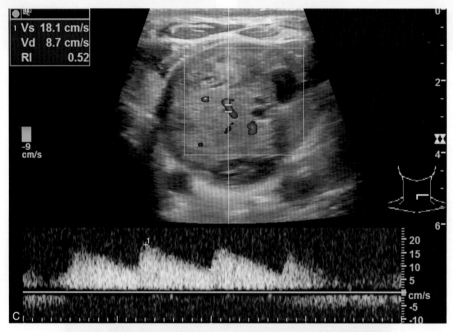
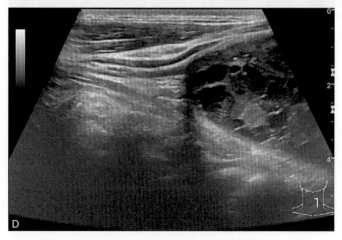

图 2-6-11　颈部神经鞘瘤常规超声图

A. 甲状腺左叶外侧（颈总动脉及颈内静脉之间）见混合回声，大小为 5.9cm×4.6cm×3.9cm，形态规则，边界清楚，内部可见数个无回声区；
B. CDFI 示病灶中央可见条状血流信号；C. PW 阻力指数为 0.52；D. 病灶与迷走神经相连，呈"鼠尾征"

3. 超声造影图像 甲状腺左叶外侧(颈总动脉及颈内静脉之间)混合回声结节由中心部位开始增强,缓慢向外周充填,达峰时呈不均匀高增强,内可见多发片状无增强区,见图2-6-12、ER2-6-7。

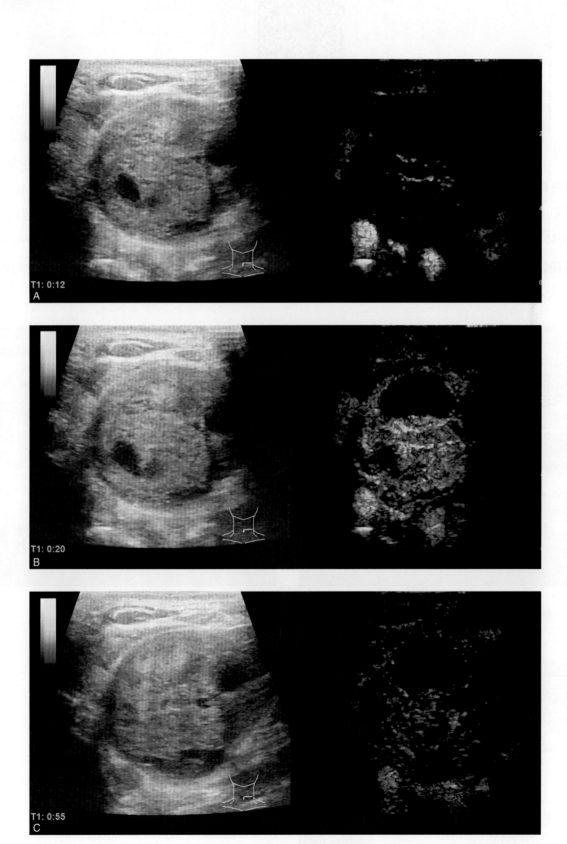

图 2-6-12 颈部神经鞘瘤超声造影图
A. 增强早期;B. 峰值期;C. 增强晚期

ER2-6-7　颈部神经鞘瘤超声造影视频

病例三

1. **病史概要**　女性,81 岁,发现颈部包块 3 个月,无局部疼痛、声嘶、咳嗽、吞咽困难、发热、乏力等不适。检验结果无特殊异常。

2. **常规超声图像**　左侧颈部 Ⅱ ~ Ⅲ 区可探及一低回声结节,大小约 3.9cm×2.3cm,边界清晰,形态规则,可见包膜,内可见少许类圆形液性暗区,CDFI:结节内可见点状、短棒状及分支状血流信号,见图 2-6-13。

3. **超声造影图像**　左侧颈部结节 13s 开始增强,较周围软组织呈不均匀稍高增强,增强范围较二维超声无明显变化,内可见范围约 0.5cm×0.5cm 无灌注区,静脉期造影剂消退,较周围软组织呈不均匀低增强,见图 2-6-14、ER2-6-8。

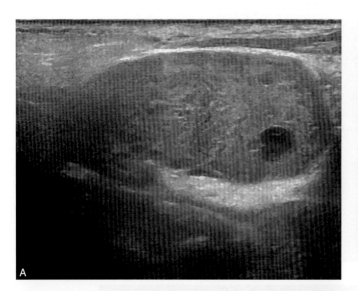

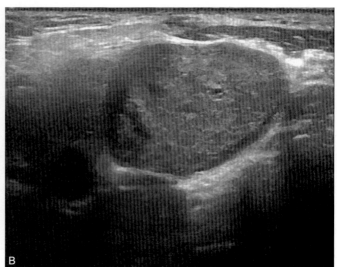

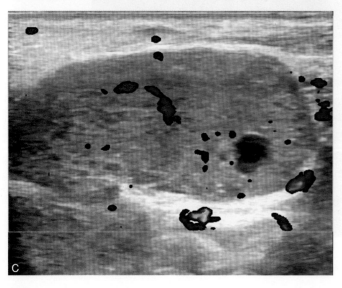

图 2-6-13　颈部神经鞘瘤常规超声声像图
A. 颈部神经鞘瘤纵切面二维图;B. 颈部神经鞘瘤横切面二维图;
C. 颈部神经鞘瘤 CDFI 血流图
A、B. 左侧颈部 Ⅱ ~ Ⅲ 区低回声结节,边界清晰,形态规则,可见包膜,内可见少许类圆形液性暗区;C. CDFI 见结节内点状、短棒状及分支状血流信号

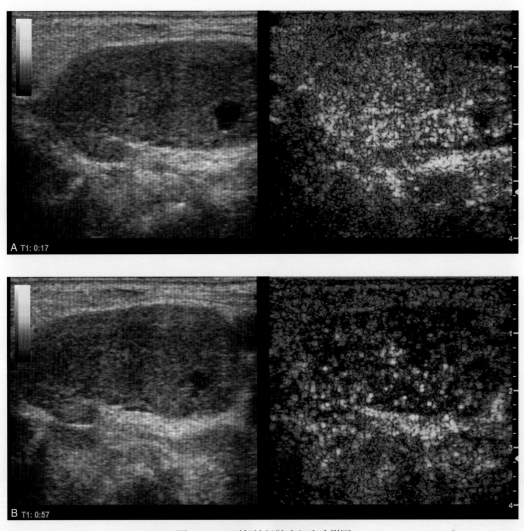

图 2-6-14　颈部神经鞘瘤超声造影图
A. 颈部神经鞘瘤 17s 超声造影图；B. 颈部神经鞘瘤静脉期（57s）超声造影图

ER2-6-8　颈部神经鞘瘤超声造影视频

4. 超声造影诊断要点　颈部神经鞘瘤增强早期多从中心开始离心型增强，少数病灶呈整体增强或向心型增强，多为高增强，伴有液化坏死时内部可见无增强区，多表现为等退或慢退，较少表现为快退。

5. 鉴别诊断

（1）颈动脉体瘤：位于颈动脉分叉处，颈内、外动脉受压移位，颈动脉分叉角度增大，无包膜，内回声不均匀，血流极为丰富，超声造影增强强度高于神经鞘瘤。

（2）颈部肿大淋巴结：常为多发，良性淋巴结可见淋巴门样回声，超声造影可见由淋巴门向周边树枝状逐步增强；恶性淋巴结呈向心性或整体不均匀增强，结合病史有助于诊断。

第七节　超声造影在颈部淋巴结疾病诊疗中的应用

一、超声造影引导下颈部淋巴结穿刺活检

1. 病史概要　男性,69 岁,颅脑斜坡腺样囊性癌术后 2 年,发现颈部包块 1 个月余,无局部疼痛、咽痛、吞咽困难、声嘶等不适。实验室检查无特殊异常。

2. 常规超声图像　右侧颈部 V 区可见一个大小约 1.7cm×0.8cm 低回声结节,边界清晰,形态饱满,呈大分

叶状,内可见高回声区,未见淋巴门,CDFI 示结节内可见少许点状血流信号,见图 2-7-1。

3. 超声造影图像　超声造影 18s 结节周边开始增强,结节上极、下极及前包膜处少量造影剂进入,其余区域无明显增强,经过结节上下极的进针路径穿刺活检,成功取出活性组织,病例结果提示纤维组织内上皮样细胞恶性肿瘤浸润,见图 2-7-2、ER2-7-1。

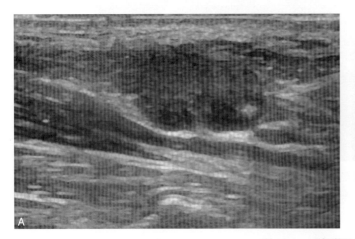
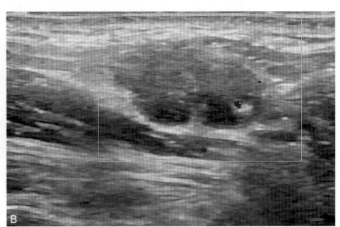

图 2-7-1　颈部淋巴结常规超声声像图
A. 颈部淋巴结二维图;B. 颈部淋巴结 CDFI 血流图

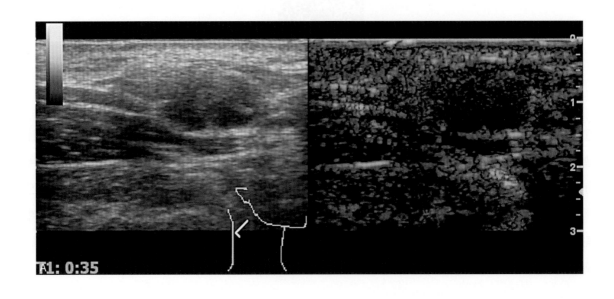

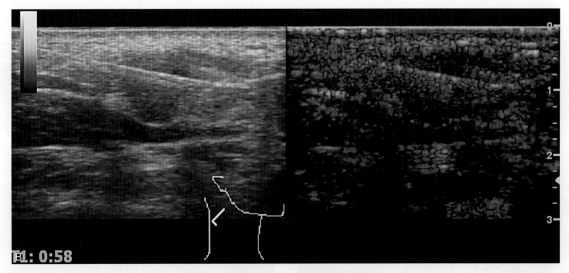

图 2-7-2　颈部淋巴结穿刺活检超声造影图

A. 颈部淋巴结超声造影图；B. 颈部淋巴结超声造影引导下穿刺活检图

超声造影提示结节上下极及前包膜处呈等 - 低增强，选择经过上下极的进针路径穿刺

ER2-7-1　超声造影引导下颈部淋巴结穿刺活检视频

4. 超声造影诊断要点　在超声造影引导下进行颈部淋巴结穿刺活检，主要是为了评估淋巴结坏死范围，选择增强的活性组织进行穿刺，可有效提高穿刺阳性率。

二、颈部淋巴结热消融术前术后对比

病例一

1. 病史概要　女性，46 岁，3 年前因甲状腺乳头状癌行甲状腺全切术，术后复查发现左侧颈部 Ⅲ 区淋巴结异常，行超声引导下淋巴结细针穿刺活检（ FNA ），细胞学病理确诊为甲状腺乳头状癌淋巴结转移，后行淋巴结射频消融手术。

2. 常规超声图像　左侧颈部 Ⅲ 区可见一稍强回声淋巴结，大小约 2.2cm×1.4cm×0.8cm，边界清晰，形态饱满，内回声不均匀，皮髓质分界不清晰，可见液性暗区，CDFI 可见少许血流信号。射频消融术后 1 个月复查该淋巴结明显缩小，大小约 1.4cm×0.8cm×0.5cm，呈不均匀稍强回声，边界清晰，形态规则，CDFI 未见明显血流信号，见图 2-7-3。

3. 超声造影图像　射频消融术前该淋巴结超声造影呈快速弥漫性高增强，增强不均匀，可见散在无增强区。射频消融术后 1 个月复查时淋巴结内未见造影剂进入，呈无增强，见图 2-7-4、ER2-7-2、ER2-7-3。

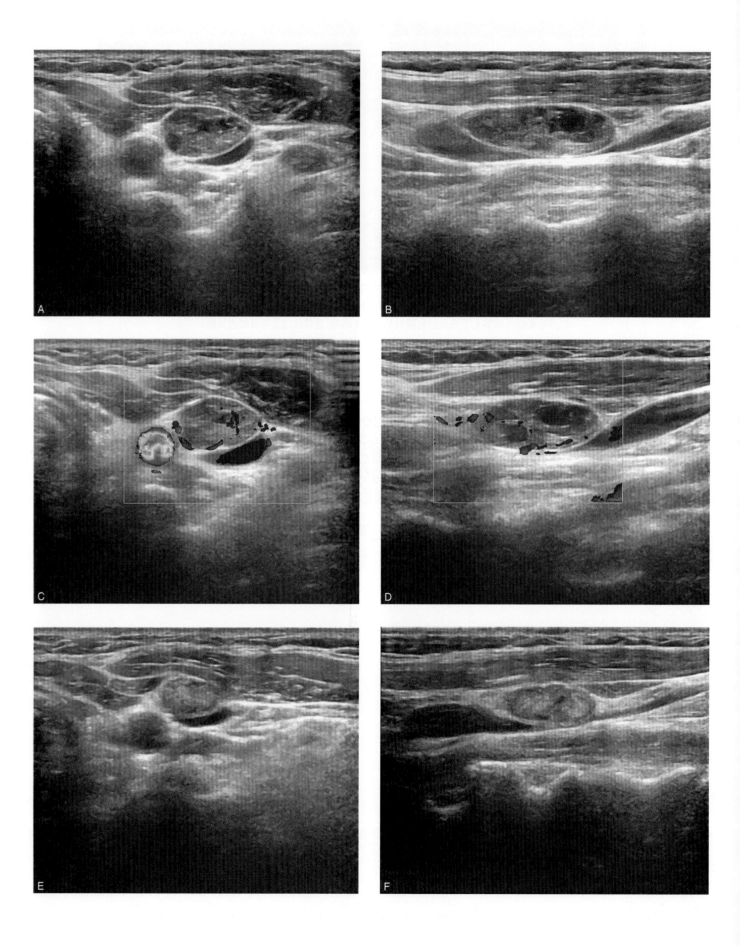

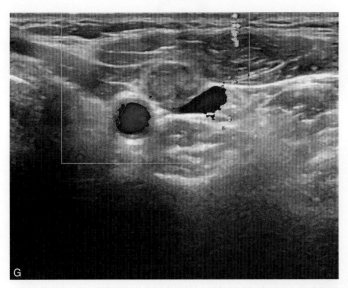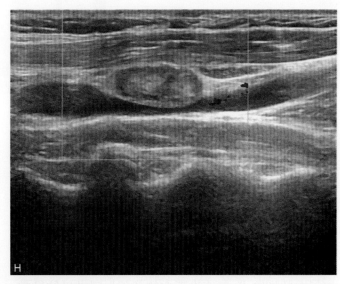

图 2-7-3　左侧颈部Ⅲ区淋巴结超声图像

A. 术前横切面二维图；B. 术前纵切面二维图；C. 术前横切面 CDFI 血流图；D. 术前纵切面 CDFI 血流图；E. 术后 1 个月横切面二维图；F. 术后 1 个月纵切面二维图；G. 术后 1 个月横切面 CDFI 血流图；H. 术后 1 个月纵切面 CDFI 血流图

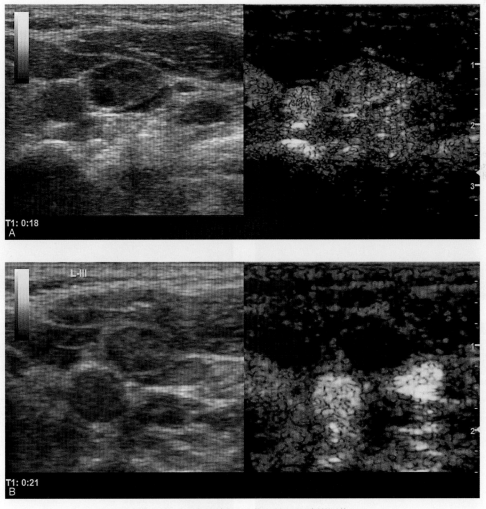

图 2-7-4　左侧颈部Ⅲ区淋巴结超声造影图像

A. 射频消融术前超声造影图；B. 射频消融术后 1 个月超声造影图

射频消融术前淋巴结超声造影呈快速不均匀高增强，射频消融术后 1 个月复查淋巴结无增强

ER2-7-2　左侧颈部Ⅲ区淋巴结射频消融术
前超声造影视频

ER2-7-3　左侧颈部Ⅲ区淋巴结射频消融术后
1个月超声造影视频

病例二

1. 病史概要　女性，57岁，1年前因甲状腺乳头状癌行左叶切除术，复查发现左侧颈部Ⅳ区淋巴结异常，行 FNA 细胞学病理提示淋巴结转移，穿刺液甲状腺球蛋白 >500ng/μmol。患者拒绝外科手术，遂行淋巴结射频消融术。

2. 常规超声图像　左侧颈部Ⅳ区可见一低回声结节，大小约 1.1cm×0.8cm×0.4cm，边界清晰，形态略饱满，皮髓质分界不清，CDFI 内可见少许血流信号。射频消融术后1个月复查时该淋巴结呈稍高回声，较术前明显缩小，大小约 0.6cm×0.6cm×0.4cm，边界清晰，形态规则，CDFI 未见明显血流信号，见图 2-7-5。

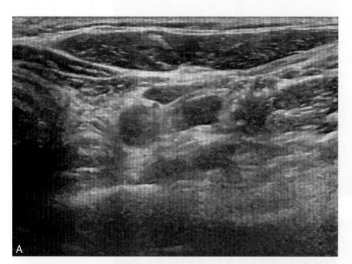

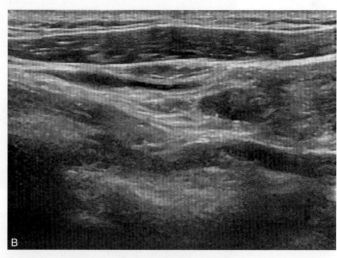

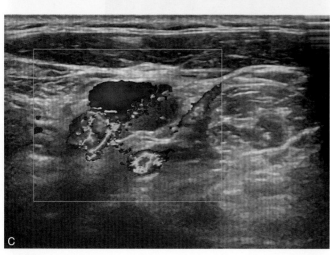

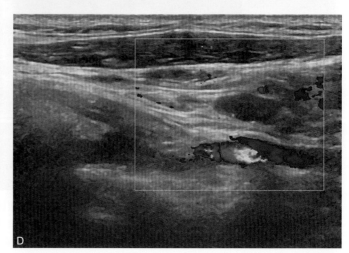

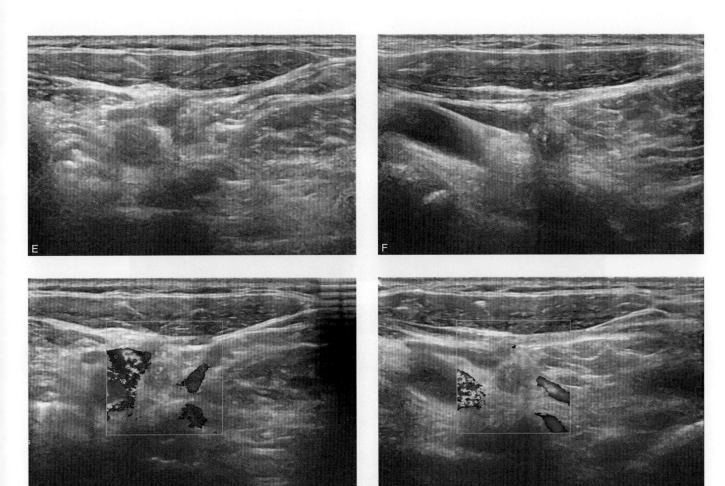

图 2-7-5　左侧颈部Ⅳ区淋巴结超声图像

A. 术前横切面二维图；B. 术前纵切面二维图；C. 术前横切面 CDFI 血流图；D. 术前纵切面 CDFI 血流图；E. 术后 1 个月横切面二维图；F. 术后 1 个月纵切面二维图；G. 术后 1 个月横切面 CDFI 血流图；H. 术后 1 个月纵切面 CDFI 血流图

3. 超声造影图像　射频消融术前该淋巴结超声造影呈快速弥漫性高增强,增强均匀。射频消融术后 1 个月复查时淋巴结内未见造影剂进入,呈无增强,见图 2-7-6、ER2-7-4、ER2-7-5。

4. 超声造影诊断要点　甲状腺乳头状癌转移性淋巴结常规超声特征有:形态饱满、液化、砂砾体样钙化、丰富的外周型血流信号、团状强回声。超声造影呈向心性

高增强,可均匀或不均匀,射频消融术后完全灭活呈无增强,复发或未灭活可见局部强化。

5. 鉴别诊断　转移性淋巴结热消融疗效超声造影评估时要明确患者热消融手术病史,且术前 FNA 确诊为转移性淋巴结,评估的重点在于淋巴结是否完全灭活。

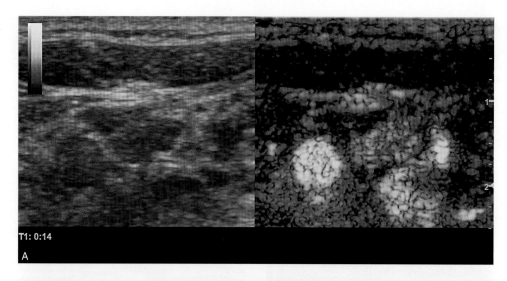

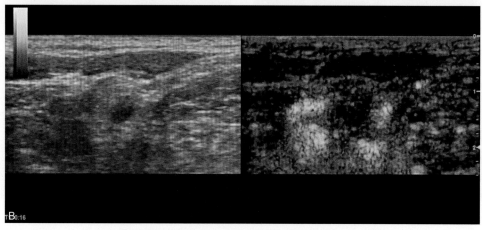

图 2-7-6　左侧颈部Ⅳ区淋巴结超声造影图像

A. 射频消融术前超声造影图；B. 射频消融术后 1 个月超声造影图

射频消融术前淋巴结超声造影呈均匀高增强,射频消融术后 1 个月复查淋巴结无增强

ER2-7-4　左侧颈部Ⅳ区淋巴结射频
消融术前超声造影视频

ER2-7-5　左侧颈部Ⅳ区淋巴结射频
消融术后 1 个月超声造影视频

第三章

乳　腺

RUXIAN

第一节　乳腺超声造影概述

一、乳腺超声造影检查方法

乳腺肿瘤血管形成是超声造影的病理基础。良恶性肿瘤的血管解剖学结构及血流动力学不同。乳腺的肿瘤血管在肿瘤生长和转移过程中发挥了重要作用。超声造影可以显示组织的微血管构架，对乳腺及腋窝淋巴结病变的诊断有重要作用。

乳腺超声造影的流程：

1. 检查前常规签署《超声造影知情同意书》。

2. 患者取仰卧位，解开上衣，充分暴露乳房，双手举过头顶；当患者乳房较丰满，外侧象限腺体探查受限时可取侧卧位。

3. 常规超声探查乳腺，并进行描述及存图。探头轻置于靶目标上方皮肤处，嘱患者平静呼吸后，启动超声造影模式CnTi，条件设定为机械（MI）0.05，频率7MHz，经肘前静脉团注振荡好的微泡混悬液4.8ml，随即注入5ml生理盐水。推注造影剂同时启动计时按钮，动态存储视频。

4. 图像分析与解读　超声造影增强模式主要从定

性分析和定量分析两方面评价。

定性分析：①增强时间，快进、同进、慢进（与肿块周围正常腺体组织对比）。增强强度，高增强、等增强、低增强（与肿块周围正常腺体组织对比）。增强程度，均匀性增强（完全增强）、不均匀性增强（增强部分内出现无或低增强区）。②增强后肿块边界，清楚、欠清楚、尚可分辨、不清楚（与周围正常腺体组织对比）。肿块形态，规则、欠规则（大分叶）、不规则（小分叶、尖角或"太阳征"）。③增强后肿块范围较二维超声是否增大，是否首先观察到增强的粗大血管。

定量分析：利用超声造影定量分析软件对病灶增强的时间-强度曲线（TIC）进行定量分析，可以得出组织血流灌注参数。包括微泡到达时间（AT）、微泡上升时间（TTP）、峰值强度（PI）、平均通过时间（mTT）等。

二、正常乳腺超声造影

1. **常规超声图像**　左侧乳腺皮肤回声清晰，腺体回声呈细密光点，分布均匀，未见确切异常团块回声。CDFI示左乳腺体内探及稀疏血流信号，见图3-1-1。

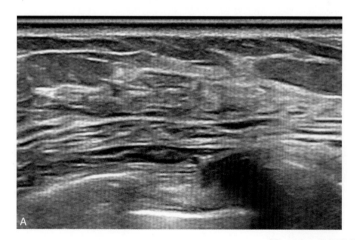
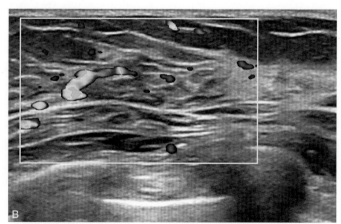

图3-1-1　左侧乳腺常规超声声像图
A. 左侧乳腺灰阶图；B. CDFI血流图

2. 超声造影图像 左侧乳腺全层腺体呈整体同步增强，整体消退，超声造影后未见异常血流灌注，见图3-1-2、ER3-1-1。

3. 超声造影诊断要点 正常乳腺腺体呈整体同步增强；增强后整个腺体呈均匀性等增强，腺体层无异常血流灌注；延迟期整个乳腺腺体呈同步消退。

4. 鉴别诊断

（1）炎性乳腺癌：炎性乳癌呈现为非肿块型的病变，腺体回声不均匀，且局限性增厚，血流信号丰富。超声造影可表现为早于周围腺体组织的高增强，增强后团块有增大，偶可见滋养血管。

（2）腺病：局限性腺体增厚，患者常有乳痛病史。超声造影时可表现为稍晚于正常乳腺组织的欠均匀低增强，增强后边界不清，形态不规则，常与周围正常腺体组织融合。

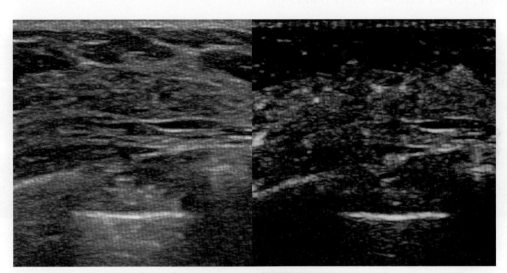

图 3-1-2 正常乳腺超声造影图
左侧乳腺呈整体较均匀性增强

ER3-1-1 正常乳腺超声造影视频

第二节 乳腺炎性病变

一、急性 / 慢性脓性乳腺炎

病例一

1. 病史概要 女性 26 岁,发现右乳包块 1 个月。

2. 常规超声图像 右乳 3 点钟距乳头约 4.0cm 处探及一低回声结节,大小约 1.7cm×0.4cm,内部回声不均匀,伴稍高回声,边界清楚,形态欠规则,内未见明显血流信号,见图 3-2-1。

3. 超声造影图像 右乳低回声结节呈向心性增强,达峰时表现为均匀性高增强,增强后边界欠清,形态欠规则,大小约 2.7cm×0.8cm,较二维超声范围扩大,见图 3-2-2、ER3-2-1。

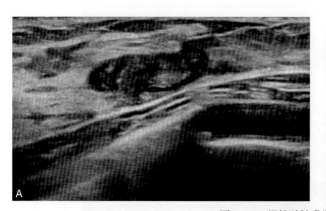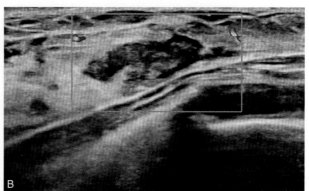

图 3-2-1 慢性脓性乳腺炎常规超声声像图
A. 慢性脓性乳腺炎灰阶图;B. CDFI 血流图

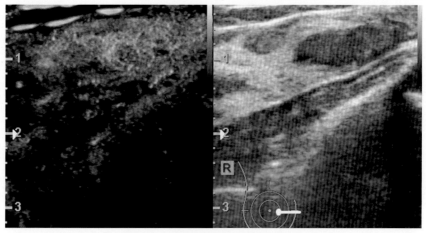

图 3-2-2 慢性脓性乳腺炎超声造影图
右乳低回声结节呈均匀性高增强

ER3-2-1 慢性脓性乳腺炎超声造影视频

病例二

1. **病史概要** 女性 31 岁,于 17 天前无明显诱因右乳疼痛,伴瘙痒,右乳头偶有脓性溢液,触及右乳约一"鹌鹑蛋"大小肿物,皮肤无发红、破溃等,全身无发热等不适。

2. **常规超声图像** 图像描述:右乳外上象限可见一个异常回声区,范围约 0.9cm×0.8cm×1.9cm,内部为低回声,形状不规则,边界不清楚,内部回声分布不均质,后方回声无变化,CDFI 显示其内可见丰富的血流信号,见图 3-2-3。

3. **超声造影图像** 图像描述:经肘正中静脉团状注射造影剂 SonoVue 4.8ml 后,6s 病灶先于周围乳腺组织开始增强,13s 病灶增强达峰值,病灶增强模式为不均匀高增强,可见多个无增强区,增强后病灶边界不清,形状不规则,范围较二维超声扩大,可见 2~3 条滋养血管,32s 病灶增强开始减退,见图 3-2-4、ER3-2-2。

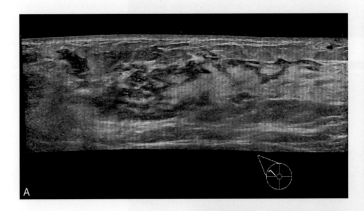
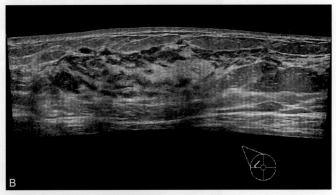
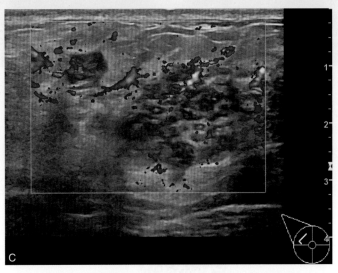

图 3-2-3 乳腺急性 / 慢性脓性乳腺炎常规超声声像图
A. 乳腺病变灰阶图;B 乳腺病变灰阶图;C. CDFI 血流图

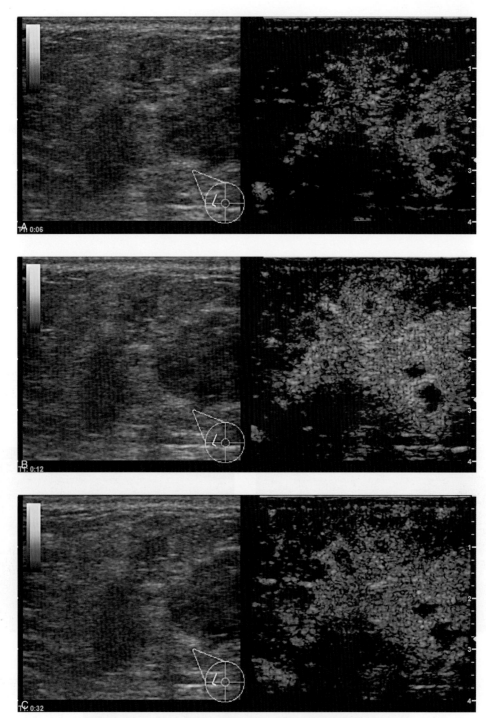

图 3-2-4 乳腺急性 / 慢性脓性乳腺炎超声造影图
A. 6s 开始增强图像；B. 12s 达峰图像；C. 32s 开始减退图像

ER3-2-2 乳腺急性 / 慢性脓性乳腺炎超声造影视频

病例三

1. **病史概要** 女性,30岁,主诉"发现右乳肿物1个月余"入院。1个月前无意间触及右乳肿物,压痛阳性,乳头轻微内陷,无乳头溢液。近两天发现右乳肿物无明显诱因逐渐增大,伴压痛。

2. **常规超声图像** 二维超声示右乳12点近乳头处可见一大小约1.4cm×1.0cm稍高回声结节,边界不清,形态欠规则,内回声欠均匀,可见少许无回声区,BI-RADS 4B类;CDFI示结节周边腺体内可见点状、短棒状血流信号,见图3-2-5。

3. **超声造影图像** 超声造影:右乳结节超声造影14s开始出现增强,至49s结节全部增强,与周围乳腺组织比较呈不均匀性高增强表现;增强晚期(1分7秒)造影剂消退,与结节周围乳腺组织相比较仍表现为不均匀高增强。见图3-2-6、ER3-2-3。

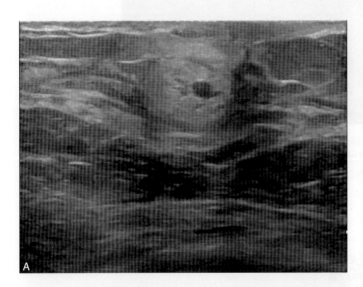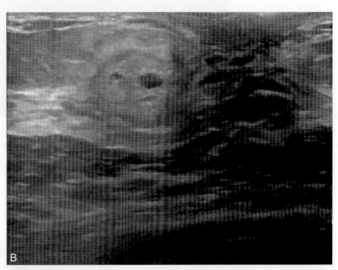
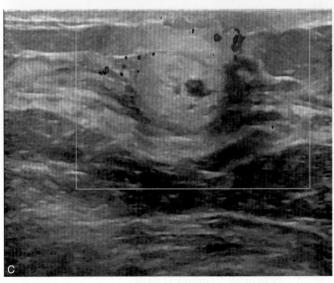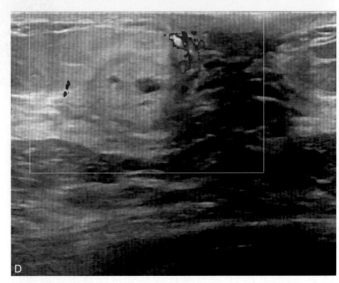

图 3-2-5 慢性乳腺炎常规超声声像图
A. 右乳结节纵切面;B. 右乳结节横切面;C. 右乳结节纵切面 CDFI 图;D. 右乳结节横切面 CDFI 图

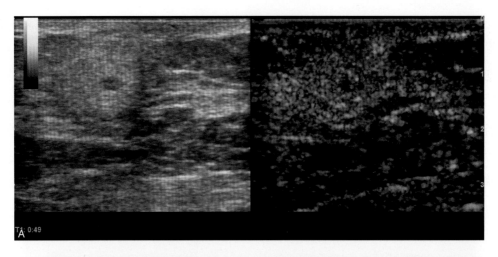

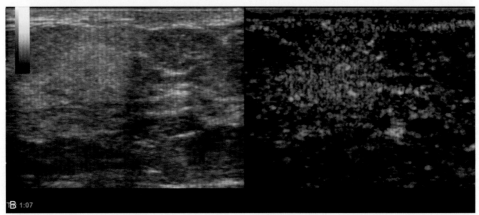

图 3-2-6　慢性乳腺炎超声造影图像

A. 右乳结节 49s 图像；B. 右乳结节增强晚期（1 分 7 秒）图像

右乳低回声结节纵切面造影（49s）呈不均匀性高增强表现；B 右乳低回声结节纵切面增强晚期（1 分 7 秒）仍呈不均匀高增强

ER3-2-3　慢性乳腺炎超声造影动态图

病例四

1. **病史概要**　女性，35 岁，右乳肿痛 2 个月余。触诊右乳可扪及一肿物，质中，活动性欠佳。既往无乳腺病变手术史，无乳腺癌家族史。

2. **常规超声图像**　多表现为不规则低回声区，范围较大，回声不均匀，可见囊性成分并可探及丰富血流信号，多低阻，见图 3-2-7、图 3-2-8。

3. **超声造影图像**　该低回声团块早于周围乳腺实质增强，强度高于周围乳腺实质，灌注不均匀，内可见小片状无增强区，增强后团块大小约 2.5cm×6.0cm，较常规超声明显增大，增强后边界欠清晰，形态不规则，持续观察 3min，团块显影强度始终高于周围乳腺实质，见图 3-2-9、ER3-2-4。

4. **病理诊断**　化脓性乳腺炎。

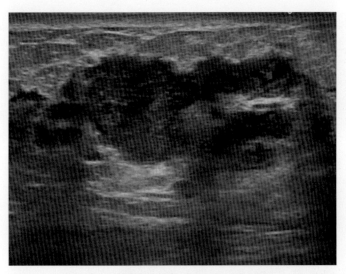

图 3-2-7　急慢性化脓性乳腺炎二维超声图像
右乳 7~9 点方向见一低回声团块,平行位生长,大小 1.9cm×3.9cm,边界清晰,形态不规则,内部回声不均匀,内似见沉积物漂动,BI-RADS 3 类

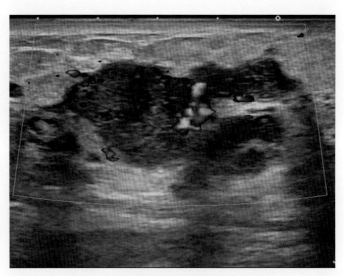

图 3-2-8　急慢性化脓性乳腺炎 CDFI 图像
病灶内可见线状血流信号

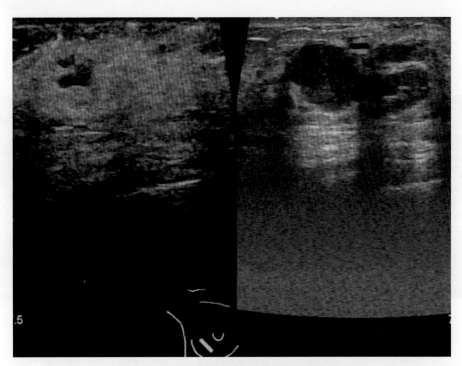

图 3-2-9　急慢性化脓性乳腺炎超声造影图像
病灶呈不均匀高增强

ER3-2-4　急慢性化脓性乳腺炎超声造影视频

二、肉芽肿性乳腺炎

病例一

1. 病史概要 女性 42 岁,因"发现左乳肿物半个月余"入院,无伴疼痛、发热等症状,孕 1 产 1。既往无乳腺疾病手术史,无乳腺癌家族史。

2. 常规超声图像 图像描述:左乳 11 点方向可见一个低回声结节,形态欠规则,平行方位,边缘模糊,内部回声欠均,后方回声无明显改变,周边与扩张导管相连,BI-RADS 4B 类;CDFI 显示病灶内可见少许血流信号,病灶周边部分可见丰富血流信号;弹性成像示病灶质地偏硬,见图 3-2-10。

3. 超声造影图像 图像描述:经肘正中静脉团注射造影剂 SonoVue 4.8ml,可见病灶呈不均匀高增强,范围大于二维超声所见,增强后病灶与周边腺体分界尚清晰,病灶内未见充盈缺损,病灶周边未见粗大扭曲的血管进入病灶,见图 3-2-11、ER3-2-5。

4. 病理诊断 肉芽肿性乳腺炎。

病例二

1. 病史概要 男性,61 岁,2013 年诊断为霍奇金淋巴瘤(病理:霍奇金淋巴瘤,混合细胞型),2019 年 4 月复查 PET/CT 提示:左侧乳头皮下代谢增高结节,建议进一步检查就诊。

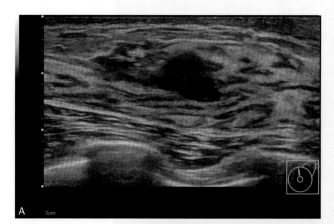
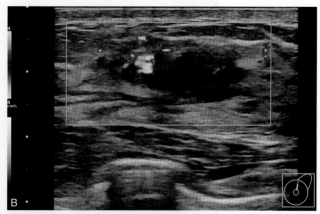
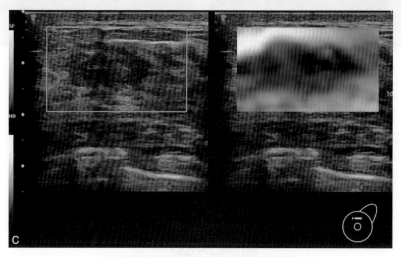

图 3-2-10 肉芽肿性乳腺炎常规超声图像

A. 二维超声图像;B. CDFI 血流图;C. 弹性成像图

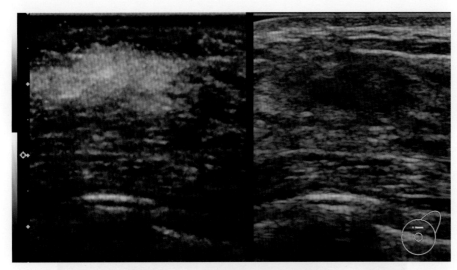

图 3-2-11 肉芽肿性乳腺炎超声造影图像
病灶呈不均匀高增强,范围较二维增大

ER3-2-5 肉芽肿性乳腺炎超声造影视频

2. 常规超声图像 左侧乳头后方腺体内显示一枚约 0.96cm×0.80cm×0.95cm 边界清、形态欠规则的极低回声结节,CDFI 检测结节周边点状血流信号。同侧腋下未见明显异样淋巴结,见图 3-2-12。

3. 超声造影图像 左乳后方极低回声结节超声造影 18s 结节大部分呈快速高增强,见多支血管汇入,边界模糊,增强范围较常规增大,动态观察结节内显示灶样持续不增强区域,见图 3-2-13、ER3-2-6。

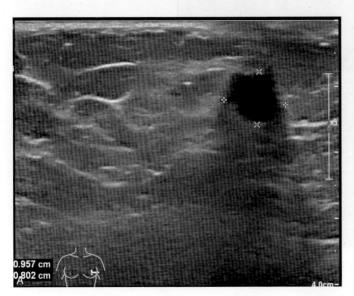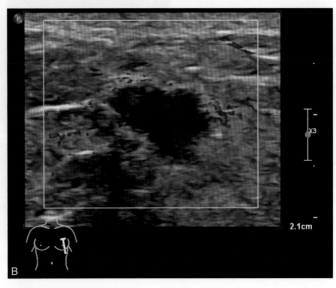

图 3-2-12 肉芽肿性乳腺炎常规超声声像图
A. 左侧乳头后方腺体内占位横切面;B. CDFI 血流图

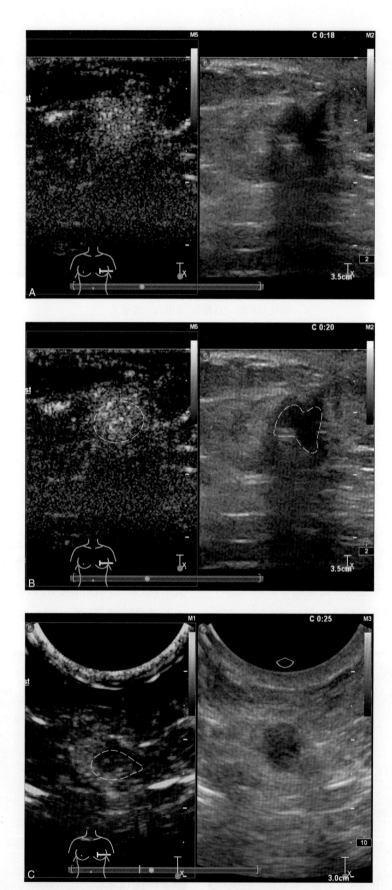

图 3-2-13　肉芽肿性乳腺炎超声造影图

A. 左乳后方极低回声结节超声造影 18s 结节呈多支状血管汇入的大部快速高增强（箭头所示）；B. 20s 结节增强范围较常规增大，边界模糊（虚线所示二维及超声造影结节的边界）；C. 25s 快速消退，结节大部分呈絮状低增强伴局部不增强显示（虚线所示局部不增强区）

ER3-2-6　肉芽肿性乳腺炎超声造影视频

病例三

1. 病史概要　女性,26 岁,主诉"左乳肿痛 1 个月余"就诊。1 个月前左乳开始有轻微疼痛,未重视,近期逐渐加重并可触及肿物,肿物触诊大小约 3cm,压痛阳性,皮肤轻度红肿。乳头无内陷、无溢液。近两天出现发热,体温 37.6℃。

2. 常规超声图像　左乳 11~1 点方向可探及大小约 3.3cm × 1.7cm 低回声区,边界不清,形态不规则,内回声不均匀;BI-RADS 4B 类;CDFI 示低回声区周边腺体内可见点状、短棒状血流信号,见图 3-2-14。

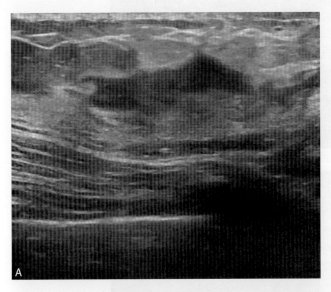
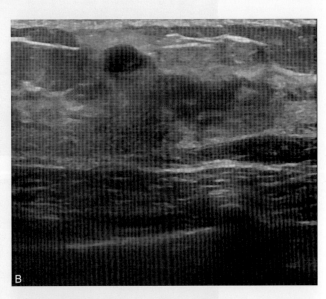
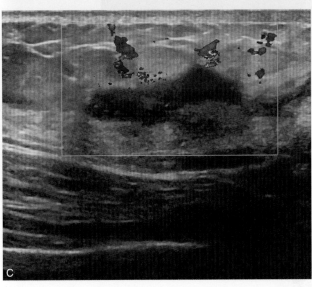
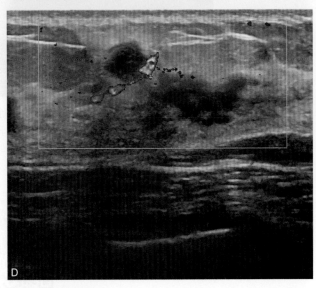

图 3-2-14　肉芽肿性乳腺炎常规超声声像图

A. 左乳低回声区纵切面;B. 左乳低回声区横切面;C. 左乳低回声区纵切面 CDFI 图;D. 左乳低回声区横切面 CDFI 图

207

3. 超声造影图像　左乳低回声区超声造影 8s 开始增强,快于周围乳腺组织,12s 低回声区增强达高峰,与周围乳腺组织比较呈均匀性高增强表现;低回声区及周围乳腺组织内造影剂 20s 开始同步消退,整个增强晚期低回声区与周围乳腺组织相比呈等增强,见图 3-2-15、ER3-2-7。

病例四

1. 病史概要　女性,33 岁,自觉左乳肿痛 1 个月余。

触诊左乳可扪及一肿物,质中,活动性欠佳。既往无乳腺病变手术史,无乳腺癌家族史。

2. 常规超声图像　典型表现为低回声呈管样、隧道样延伸,可探及血流,多低阻,有时可见内容物漂动。肉芽肿性乳腺炎常规超声图像,见图 3-2-16、图 3-2-17。

3. 超声造影图像　多为高增强,较大者可伴灌注缺损,增强范围较常规超声增大,边界不清晰,形态不规则。肉芽肿性乳腺炎超声造影图像,见图 3-2-18、ER3-2-8。

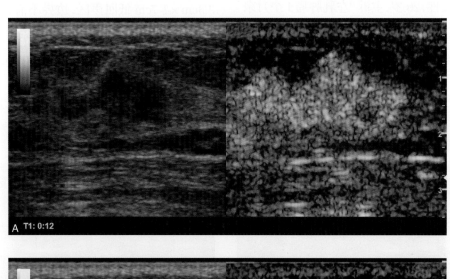

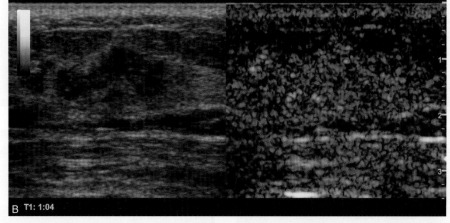

图 3-2-15　肉芽肿性乳腺炎超声造影图像
A. 左乳低回声区 12s 图像;B. 左乳低回声区增强晚期(1 分 4 秒)图像

ER3-2-7　肉芽肿性乳腺炎超声造影动态图

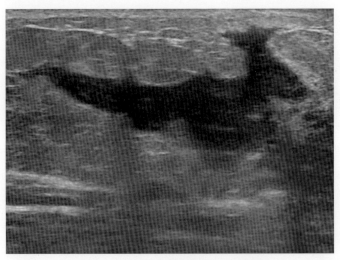

图 3-2-16　肉芽肿性乳腺炎二维超声图像
左乳 9~10 点钟见一个片状低回声区,范围 1.7cm×4.4cm,边界清晰,形态不规则,内部回声欠均匀,内容物可随探头加压缓慢漂动,BI-RADS 4A 类

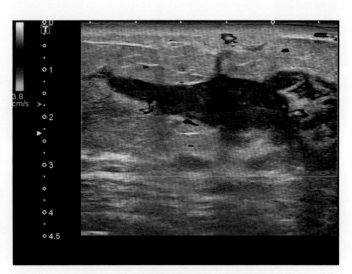

图 3-2-17　肉芽肿性乳腺炎 CDFI 图像
病灶内可见点状血流信号

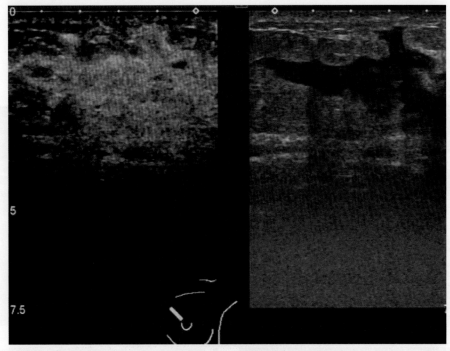

图 3-2-18　肉芽肿性乳腺炎超声造影图像
病灶呈均匀高增强

ER3-2-8　肉芽肿性乳腺炎超声造影视频
该低回声区在造影模式中与周围乳腺实质同步增强,显影强度高于周围乳腺实质,造影剂灌注均匀,增强后范围大于 3.6cm×5.6m,较常规超声明显增大,增强后边界不清晰,形态不规则,持续观察 3min,低回声区显影强度始终高于周围乳腺实质

4. 病理诊断　肉芽肿性乳腺炎。

三、浆细胞性乳腺炎

病例一

1. 病史摘要　女性, 29 岁, 触及左乳肿块半个月余, 伴疼痛 2 天。

2. 常规超声图像　二维超声: 左侧乳腺外下象限见数个低回声病灶, 其中一个大小约 1.6cm×0.7cm (4 点方向, 距乳头 1.7cm), 形态不规则, 边缘不光整, 内部回声均匀; CDFI: 病灶内可见条点状血流信号, Alder 分级: Ⅱ级; PW: 阻力指数为 0.65; 病灶弹性成像评分: 3 分, 见图 3-2-19。

3. 超声造影图像　经肘正中静脉注射 SonoVue 造影剂 3.0ml 后, 左侧乳腺腺体层内病灶动脉早期呈快速高增强, 早于周边腺体组织; 达峰时呈不均匀高增强, 边缘不光整, 增强范围较灰阶图像增大, 内部未见无增强区, 见图 3-2-20、ER3-2-9。

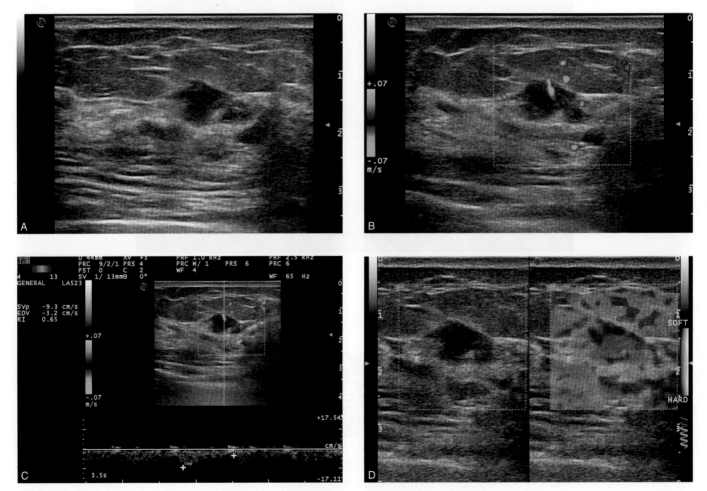

图 3-2-19　浆细胞性乳腺炎 (肿块期) 常规超声声像图
A. 灰阶图像; B. CDFI 血流图; C. 频谱多普勒图; D. 弹性成像图

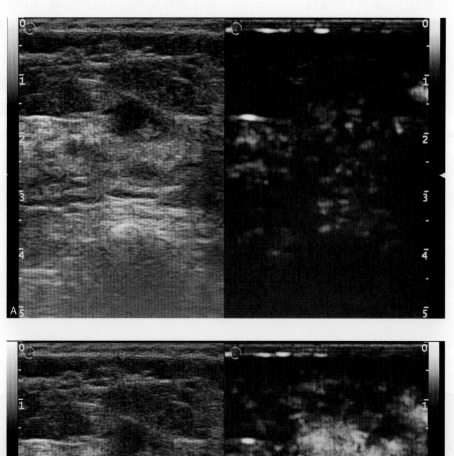

图 3-2-20　浆细胞性乳腺炎（肿块期）超声造影图
A. 动脉早期；B. 达峰时

ER3-2-9　浆细胞性乳腺炎（肿块期）超声造影视频

4. 病理诊断 浆细胞性乳腺炎（肿块期）。

病例二

1. 病史摘要 女性，35 岁，发现左乳肿块 1 个月余，偶有左侧乳头溢液，呈淡黄色。

2. 常规超声图像 二维超声：左侧乳腺 7 点方向距乳头 2.2cm 可见片状低回声病灶，大小约 1.6cm× 1.2cm，形态不规则，边缘不光整，内部回声不均匀，探头加压后可见细点状回声流动。CDFI：病灶内可见点状血流信号，Alder 分级：Ⅰ 级；PW：阻力指数为 0.67；弹性成像评分：2 分，见图 3-2-21。

3. 超声造影图像 经肘正中静脉注射 SonoVue 造影剂 3.0ml 后，左侧乳腺腺体层内病灶增强早期边缘呈快速高增强，早于周边腺体组织，达峰时呈不均匀高增强，边缘不光整，内部可见片状无增强区，见图 3-2-22、ER3-2-10。

4. 病理诊断 浆细胞性乳腺炎（脓肿形成期）。

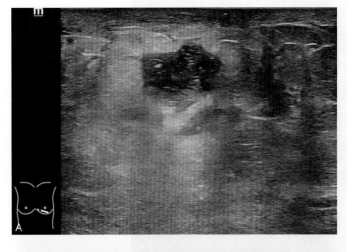
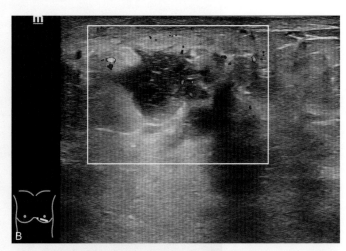
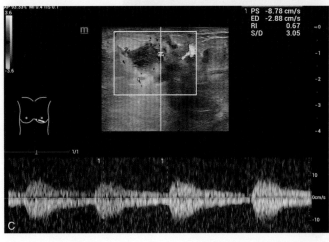
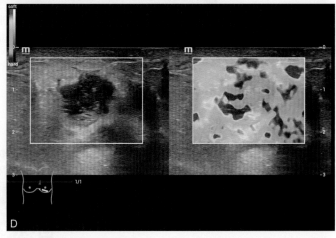

图 3-2-21 浆细胞性乳腺炎（脓肿形成期）常规超声声像图
A. 灰阶图像；B. CDFI 血流图；C. 频谱多普勒图；D. 弹性成像图

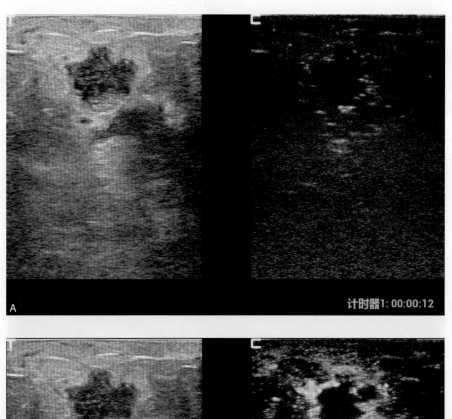

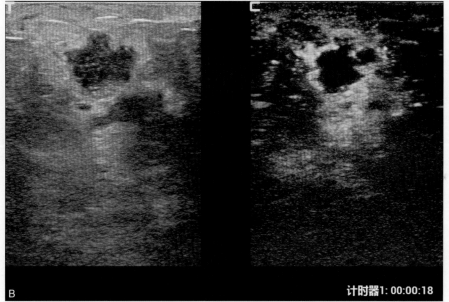

图 3-2-22 浆细胞性乳腺炎（脓肿形成期）超声造影图

A. 增强早期；B. 达峰时

ER3-2-10 浆细胞性乳腺炎（脓肿形成期）超声造影视频

病例三

1. 病史概要　女性,36 岁,摸到左乳肿块 1 周就诊,无红肿热痛。

2. 常规超声图像　左乳 9~10 点方向距乳头约 1cm 处可见一低回声区,范围约 5.4cm × 1.5cm,边界清楚,形态不规则。CDFI 示周边部实性回声内可见血流信号,见图 3-2-23。

3. 超声造影图像　左乳 9~10 点方向距乳头约 1cm 处低回声区早于腺体开始自周边向内增强,达峰值时,周边部呈高增强,较厚处约 0.3cm,内大部分区域呈无增强,可见多发线状分隔样增强伸入内部,晚期周边部造影剂缓慢退出,仍呈稍高增强。穿刺活检病理结果:浆细胞性乳腺炎,见图 3-2-24。

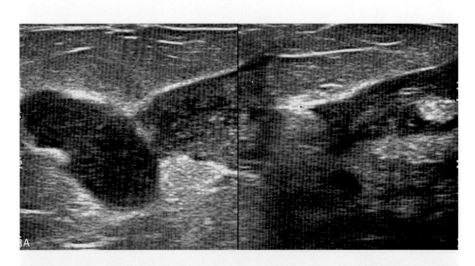

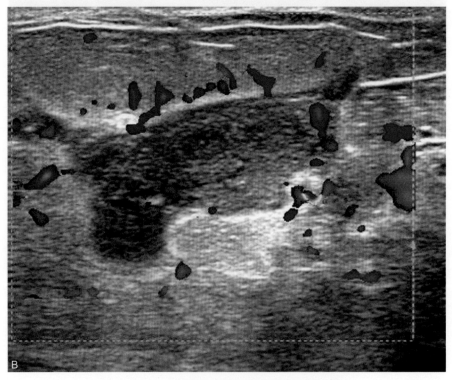

图 3-2-23　左乳浆细胞性乳腺炎常规超声声像图
A. 左乳低回声区灰阶图;B. CDFI 血流图

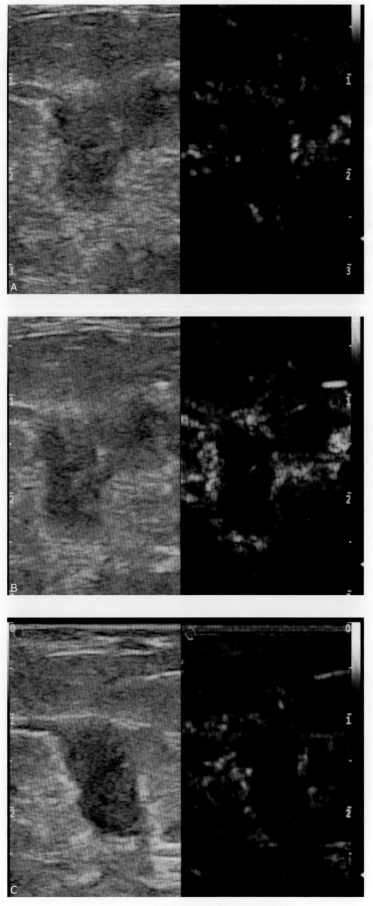

图 3-2-24　左乳浆细胞性乳腺炎超声造影图
A. 动脉早期；B. 造影达峰时；C. 增强晚期

四、乳腺炎性病变小结

1. 超声造影诊断要点　病灶增强时间早于乳腺腺体,呈不均匀高增强,病灶增强范围较二维超声可有所增大,部分可见无增强区,增强后病灶大多形态不规则,边界欠清晰,造影剂滞留时间长于乳腺腺体,偶见粗大扭曲血管进入病灶。

2. 鉴别诊断

(1)各个类型的炎性病变:炎性病变之间,造影模式上类似,单纯依赖造影,难以有效鉴别,需要结合患者病史、临床症状及实验室相关指标等。

(2)乳腺恶性病变:相对于炎性病变,乳腺恶性病变如浸润性导管癌等的超声造影表现更常见到"蟹足样"增强,其他的超声造影表现,两者间均可以观察到,明确诊断还需要结合患者年龄、相关病史、临床症状等,超声引导下穿刺有助于明确诊断。

(3)硬化性腺病 / 放射状瘢痕等良性病变:同样可以表现为不均匀高增强,形态不规则,边界欠清晰的特征,但这些良性病灶极少见病灶内灌注缺损,亦少见增强范围的增大及周边粗大扭曲血管的增强。大多数此类良性病灶体积较小,患者亦无相关临床症状。

第三节　乳腺囊性病变

一、单纯性囊肿

病例一

1. 病史概要　女性，33 岁，体检发现乳腺结节 1 个月。

2. 常规超声图像　左乳 3 点方向乳晕旁探及大小约 0.7cm×0.4cm 囊性无回声结节，边界清楚，形态规则。CDFI 结节内未见明显血流信号，见图 3-3-1。

3. 超声造影图像　左乳 3 点方向低回声结节周边可见增强，内未见明显造影剂进入，增强后大小形态无变化，见图 3-3-2、ER3-3-1。

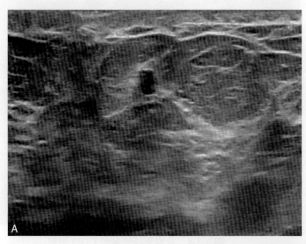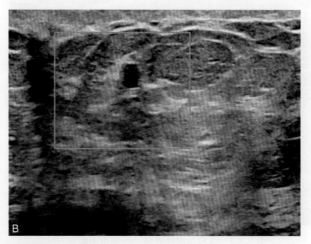

图 3-3-1　乳腺单纯性囊肿常规超声声像图
A. 灰阶图像示左乳 3 点钟乳晕旁囊性结节，边界清楚，形态规则；B. CDFI 内未见明显血流信号。

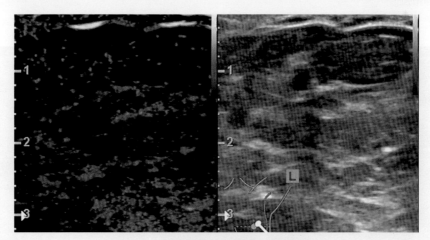

图 3-3-2　乳腺单纯性囊肿超声造影图

ER3-3-1　乳腺单纯性囊肿超声造影视频

病例二

1. **病史概要** 女性,62 岁,自觉左乳质硬肿块 1 年余。触诊左乳可扪及一肿物,质硬,活动性好。既往无乳腺病变手术史,无乳腺癌家族史。

2. **常规超声图像** 常表现为圆形或椭圆形无回声区,边界多清晰,形态多规则,内无血流信号,多伴后方回声增强,乳腺单纯性囊肿常规超声图像见图 3-3-3、图 3-3-4。

3. **超声造影图像** 单纯性囊肿表现为全程无造影剂进入,边界清晰,形态规则,大小无明显变化,乳腺单纯性囊肿超声造影图像,见图 3-3-5、ER3-3-2。

4. **病理诊断** 乳腺单纯性囊肿。

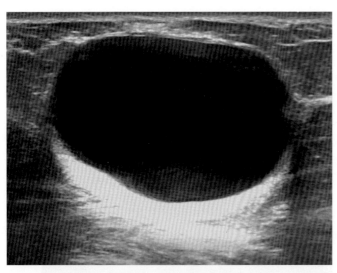

图 3-3-3 乳腺单纯性囊肿二维超声图像
左乳 3 点见一个无回声结节,大小 2.3cm×3.6cm,边界清晰,形态规则,内部透声尚可,后方回声增强

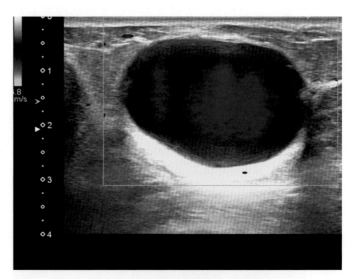

图 3-3-4 乳腺单纯性囊肿 CDFI 图像
病灶内未见血流信号,因呼吸运动,内见闪烁伪像

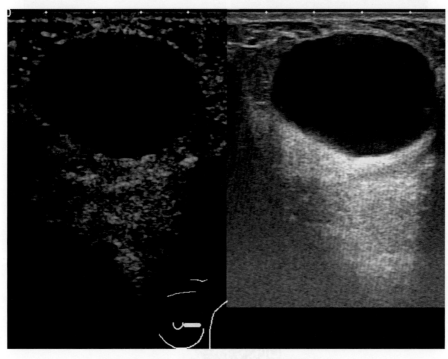

图 3-3-5 乳腺单纯性囊肿超声造影图像
病灶呈无增强

ER3-3-2　乳腺单纯性囊肿超声造影视频

二、复杂性囊肿

病例一

1. 病史概要　女性,52 岁,左乳疼痛 1 个月。

2. 常规超声图像　左乳外上象限 1~2 点方向探及大小约 0.8cm×0.7cm 的低回声结节,边界清楚,形态规则,呈圆形。CDFI 示结节前方探及少许血流信号,见图 3-3-6。

3. 超声造影图像　左乳外上象限 1~2 点方向低回声结节,内未见明显造影剂进入,增强后大小形态无变化,见图 3-3-7、ER3-3-3。

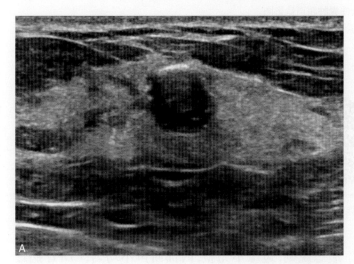
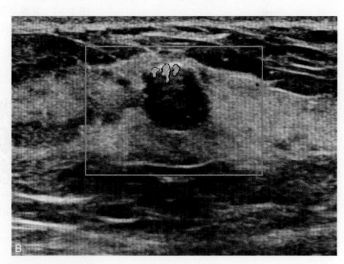

图 3-3-6　乳腺复杂性囊肿常规超声声像图
A. 乳腺复杂性囊肿灰阶图;B. CDFI 血流图

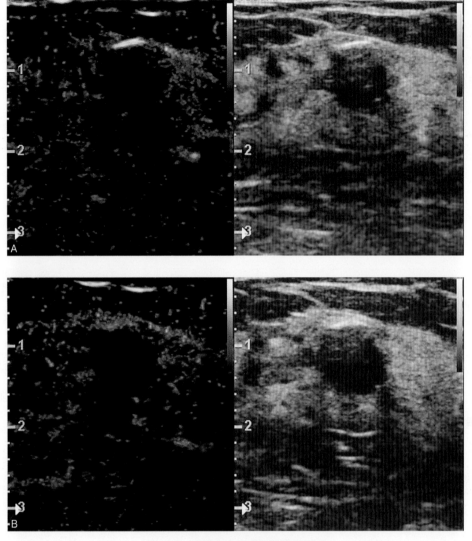

图 3-3-7 乳腺复杂性囊肿超声造影图

A、B. 左乳低回声结节呈无增强

ER3-3-3 乳腺复杂性囊肿超声造影视频

病例二

1. 病史概要 女性,30 岁,发现左乳肿物 1 个月余,其余无特殊。

2. 常规超声图像 左侧乳腺 5 点方向距乳头 2.5cm 处见一个混合回声结节,大小约 2.3cm×1.7cm,形态规则,边缘不光整,内部回声不均匀;CDFI:病灶内部及边缘未见血流信号,Alder 分级:0 级;病灶弹性成像评分:2 分;患侧腋窝:淋巴结未见明显异常,见图 3-3-8。

3. 超声造影图像 积乳囊肿超声造影图像,见图 3-3-9、ER3-3-4。

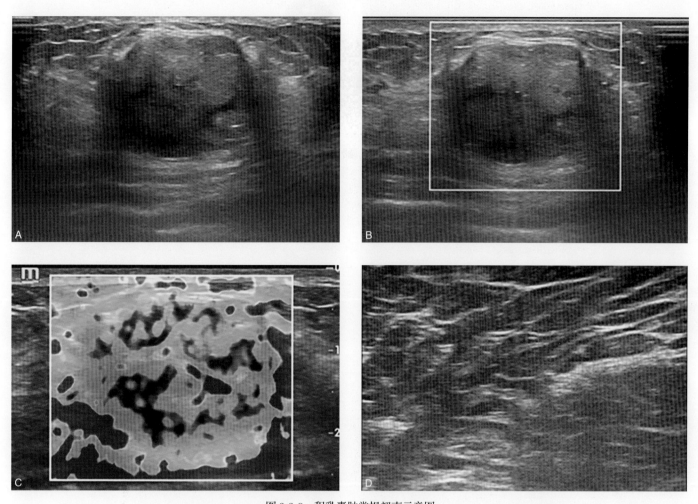

图 3-3-8　积乳囊肿常规超声示意图

A. 乳腺病灶灰阶图像；B. CDFI 血流成像；C. 弹性成像图；D. 患侧腋窝淋巴结灰阶图像

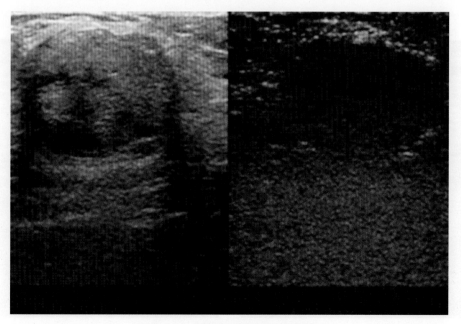

图 3-3-9　积乳囊肿超声造影示意图

ER3-3-4 积乳囊肿超声造影视频

病例三

1. 病史概要 女性,29 岁,体检发现乳腺结节 1 天。体格检查:左乳内上象限可扪及一肿块,质地较软,活动度可,无压痛。

2. 常规超声图像 左乳 11 点方向见稍低回声,呈椭圆形,边缘光整,平行于皮肤生长,中央可见少许弱回声,可见侧方声影,后方回声增强,CDFI:结节内未见明显血流信号,见图 3-3-10。

3. 超声造影图像 乳腺组织开始增强时间 13s。左乳 11 点方向稍低回声周边呈环状增强,内部始终未见增强,边缘光整,见图 3-3-11、ER3-3-5。

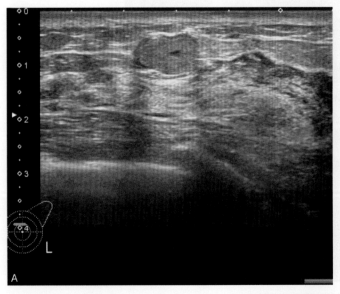
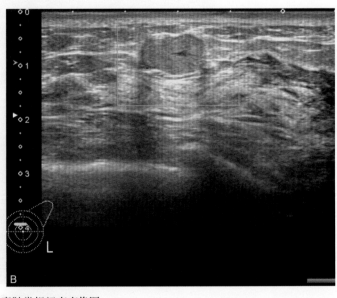

图 3-3-10 乳腺复杂性囊肿常规超声声像图
A. 左乳 11 点方向切面;B. CDFI 血流图

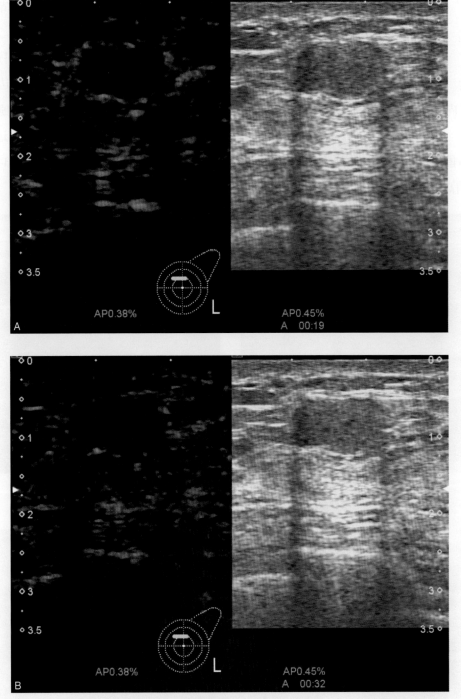

图 3-3-11 乳腺复杂性囊肿超声造影图
A. 增强早期病变内未见增强；B. 增强晚期病变内未见增强

ER3-3-5 乳腺复杂性囊肿超声造影视频

病例四

1. 病史概要 女性,33岁,主诉"体检发现左乳肿物半个月余"就诊。半月前超声体检发现左乳肿物,无触痛、压痛,乳头无内陷,乳头溢液。为求进一步检查,遂来我院。

2. 常规超声图像 左乳12点钟可见一大小约1.4cm×1.0cm的稍高回声结节,边界清,形态规则,内回声尚均匀;BI-RADS 3类。CDFI示结节周边腺体内可见点状、短棒状血流信号,见图3-3-12。

3. 超声造影图像 左乳稍高回声结节超声造影8s开始增强,呈环状增强,11s结节周边增强达高峰,与周围乳腺组织比较,呈均匀性环状高增强,中心未见明显造影剂进入;增强晚期(2min)结节周边造影剂廓清,结节中心始终呈无灌注,见图3-3-13、ER3-3-6。

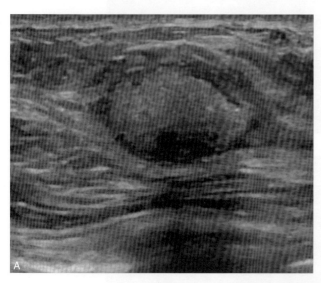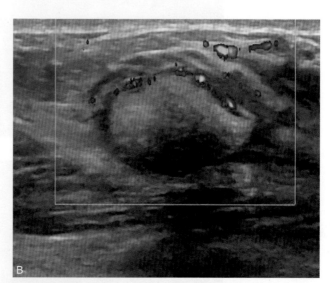

图3-3-12 复杂性囊肿常规超声声像图
A. 左乳结节纵切面;B. 左乳结节纵切面 CDFI 图

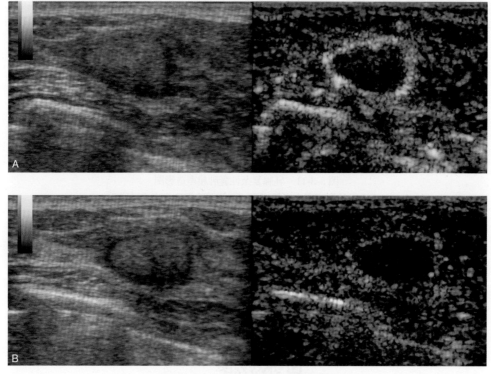

图3-3-13 复杂性囊肿超声造影图像
A. 结节11s图像;B. 结节增强晚期2min图像

ER3-3-6　乳腺复杂性囊肿超声造影动态图

病例五

1. **病史概要**　女性,34 岁,自觉乳房胀痛 2 个月。触诊双乳未扪及明显肿物。既往无乳腺病变手术史,无乳腺癌家族史。

2. **常规超声图像**　多表现为无回声结节,内部见分隔,边界清晰或不清晰,形态规则或不规则,内部多无血流信号,分隔内偶可探及少量血流信号。乳腺复杂性囊肿常规超声图像,见图 3-3-14~ 图 3-3-15。

3. **超声造影图像**　复杂性囊肿多表现为全程无造影剂进入,分隔内偶见点状造影剂进入,增强后边界清晰,形态规则,大小无明显变化,乳腺复杂性囊肿超声造影图像,见图 3-3-16。

4. **病理诊断**　乳腺复杂性囊肿。

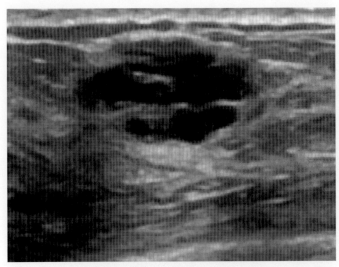

图 3-3-14　乳腺复杂性囊肿二维超声图像
右乳 3 点见一个无回声结节,大小 1.0cm × 1.5cm,边界欠清晰,形态不规则,内部回声不均匀,内见分隔,BI-RADS 4A 类

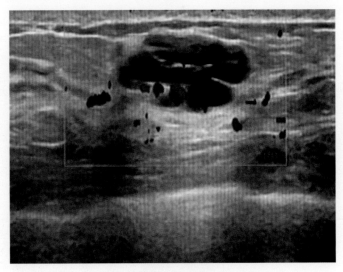

图 3-3-15　乳腺复杂性囊肿 CDFI 图像
病灶内见点状血流信号

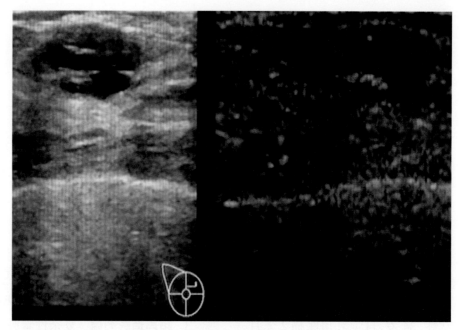

图 3-3-16　乳腺复杂性囊肿超声造影图像

三、乳腺囊性病变小结

1. 超声造影诊断要点　病灶内未见造影剂进入,边界清晰,形态规则,范围与二维超声类似。

2. 鉴别诊断

(1)单纯导管扩张症:同样可以表现为无增强区,导管扩张多为条状结构,而囊肿多为边缘清晰锐利的结构。

(2)术后积液:术后局部积液亦可表现为无增强区,但大多形态不规则,结合患者相关病史,可兹鉴别。

第四节　乳腺良性病变

一、纤维腺瘤

病例一

1. 病史概要　女性,33岁,因发现右乳肿物1年来诊。触诊右乳上象限可扪及一肿物,质中,活动性好。既往无乳腺疾病手术史,无乳腺癌家族史。

2. 常规超声图像　二维超声:右乳12点方向可见一个肿块,呈椭圆形,平行方位,内部为低回声,边缘清楚,后方回声稍增强,周边组织结构正常,BI-RADS 3类;CDFI示:病灶内可见条状血流信号;弹性成像示病灶质中,见图3-4-1。

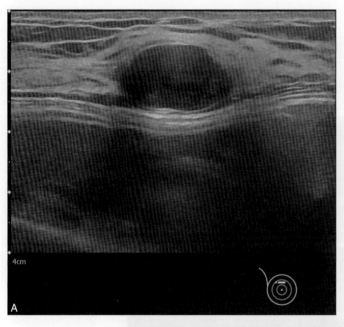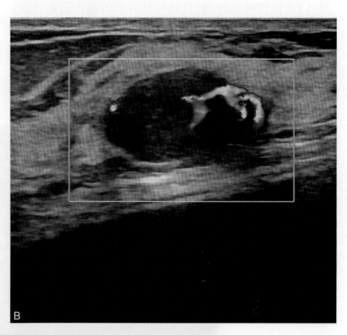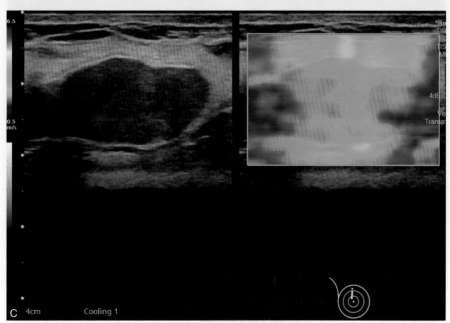

图 3-4-1　纤维腺瘤常规超声图像
A. 右乳 12 点方向低回声;B. CDFI 病灶内可见条状血流信号;C. 弹性成像图病灶质中

3. 超声造影图像 病灶超声造影表现：呈均匀、向心性高增强，增强后病灶边界清晰，形态规则，范围与二维超声等大，见图3-4-2、ER3-4-1。

4. 超声造影诊断要点 呈均匀/不均匀高增强，增强时间早于周边乳腺腺体，强度高于周边乳腺腺体，大多为向心性增强，增强后病灶边界清晰，形态规则，范围与二维超声所见类似或略小，部分可见包膜环形增强。少部分与腺体同步增强，为等增强或稍低增强。

5. 鉴别诊断

（1）良性叶状肿瘤：良性叶状肿瘤的超声造影，也可以表现为该例的特点，但据文献报道，良性叶状肿瘤多离心性增强，而纤维腺瘤多为向心性增强。短期内肿瘤迅速增大的病史，有助于鉴别诊断。

（2）导管内乳头状瘤：能观察到导管壁的增强，对于以肿块为主要表现，导管扩张不明显的导管内乳头状瘤，可以有类似的造影表现，注意询问患者是否有溢乳病史，二维图像相对于纤维腺瘤形态欠规则。

6. 病理诊断 纤维腺瘤。

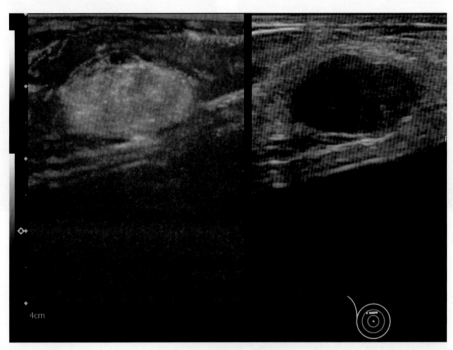

图3-4-2 纤维腺瘤超声造影图像
病灶呈均匀高增强

ER3-4-1 纤维腺瘤超声造影视频

病例二

1. **病史概要** 女性，45 岁，体检发现左乳结节。活动度好，质地中等，无压痛、无乳头溢液。

2. **常规超声图像** 左乳外下象限可见一低回声结节，边界清楚，形态不规则，内部回声不均匀。CDFI 显示

结节内及周边均可见血流信号，分布规则，见图 3-4-3。

3. **超声造影图像** 左乳外下象限低回声结节超声造影后于第 14s 开始增强；17s 达峰值，结节呈整体高增强表现，增强边界清楚，两侧可见粗大滋养血管，结节整体增强范围较常规超声未见明显增大；持续 4s 后结节内造影剂开始消退，晚期增强程度仍稍高于周围腺体，见图 3-4-4。

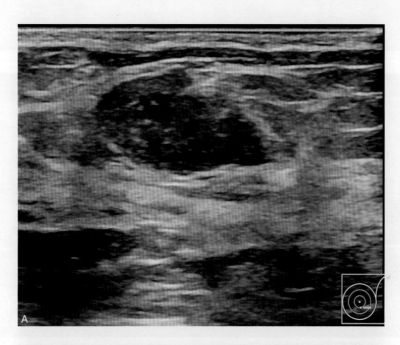

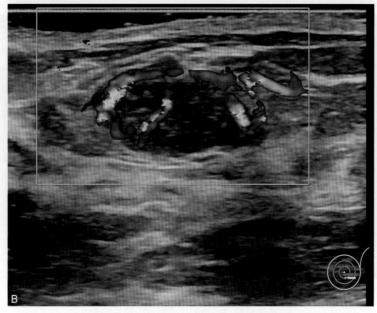

图 3-4-3 左乳外下象限纤维腺瘤常规超声声像图
A. 低回声结节灰阶图；B. CDFI 血流图

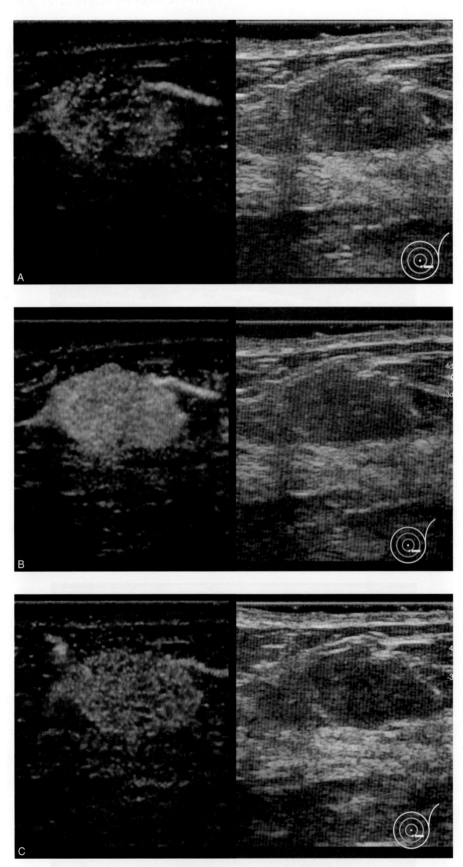

图 3-4-4　左乳外下象限乳腺纤维腺瘤超声造影图
A. 造影早期；B. 造影达峰时；C. 造影晚期

病例三

1. **病史概要** 女性34岁,体检发现右乳肿物2个月。体格检查未见阳性体征。实验室检查:肿瘤标志物未见明显异常。

2. **常规超声图像** 右乳8点方向可见一枚低回声结节,大小约0.92cm×0.75cm,边界尚清,内部回声欠均匀;CDFI结节内显示支状血流信号,见图3-4-5。

3. **超声造影图像** 右乳8点方向可见一低回声结节超声造影约14s边缘开始增强,呈结节周边环状增强显示;约18s结节整体呈欠均匀稍高增强显示;约22s结节增强达高峰呈整体高增强,与结节周围乳腺组织相比呈均匀高增强表现,边界清晰,增强范围无明显扩大,增强后消退缓慢,见图3-4-6、ER3-4-2。

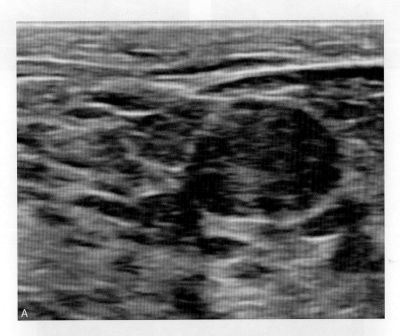

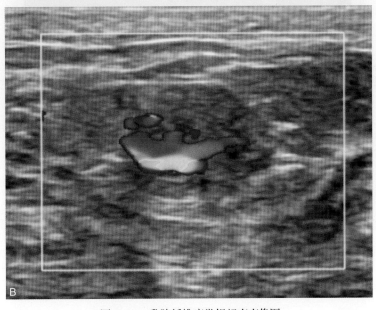

图3-4-5 乳腺纤维瘤常规超声声像图
A. 右乳肿物横切面;B. CDFI血流图

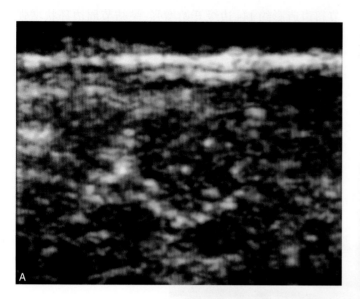
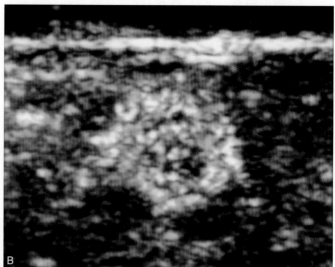
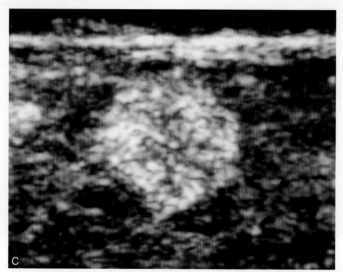

图 3-4-6 乳腺纤维瘤超声造影图

A. 超声造影 14s 图像；B. 超声造影 18s 图像；C. 超声造影 22s 图像

ER3-4-2 乳腺纤维瘤超声造影视频

病例四

1. **病史概要** 女性,29 岁,体检发现乳腺结节 1 周。体格检查:左乳内上象限可扪及一结节,质地较软,活动度可,无压痛。

2. **常规超声图像** 左乳 10 点方向见低回声结节,呈椭圆形,边缘光整,平行于皮肤生长,后方回声增强,CDFI:肿块周边见点状血流,见图 3-4-7。

3. **超声造影图像** 乳腺组织开始增强时间 8s。左乳 10 点方向处低回声呈快速整体高增强,形态规则,边缘光整,内部增强均匀,增强范围与二维超声基本一致,增强晚期呈稍高增强,见图 3-4-8、ER3-4-3。

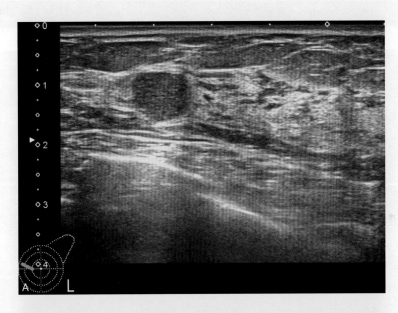

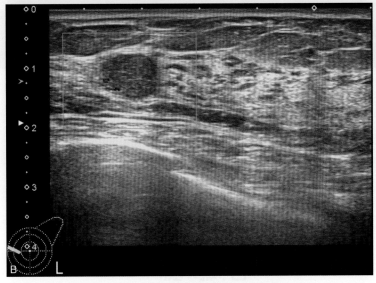

图 3-4-7 乳腺纤维腺瘤常规超声声像图
A. 左乳 10 点方向切面;B. CDFI 血流图

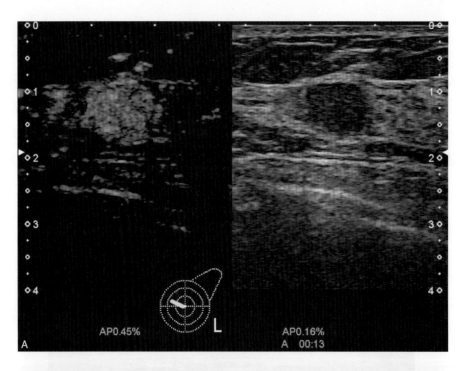

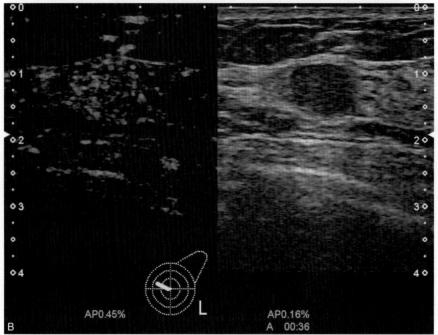

图 3-4-8　乳腺纤维腺瘤超声造影图

A. 增强早期病变内呈快速整体高增强；B. 增强晚期病变内呈稍高增强

ER3-4-3　乳腺纤维腺瘤超声造影视频

病例五

1. 病史概要　女性，32 岁，主诉"触及左乳肿物 1 个月余"就诊。1 个月前无意间触及左乳乳头下方肿物，无压痛、无乳头内陷、无乳头溢液。

2. 常规超声图像　图像描述：二维超声示左乳乳头下方可见一大小约 1.9cm × 1.2cm 低回声结节，边界欠清，形态欠规则，内回声不均匀，内可见强回声光点反射；BI-RADS 4A 类。CDFI 示结节周边可见短线状、星点状血流信号，见图 3-4-9。

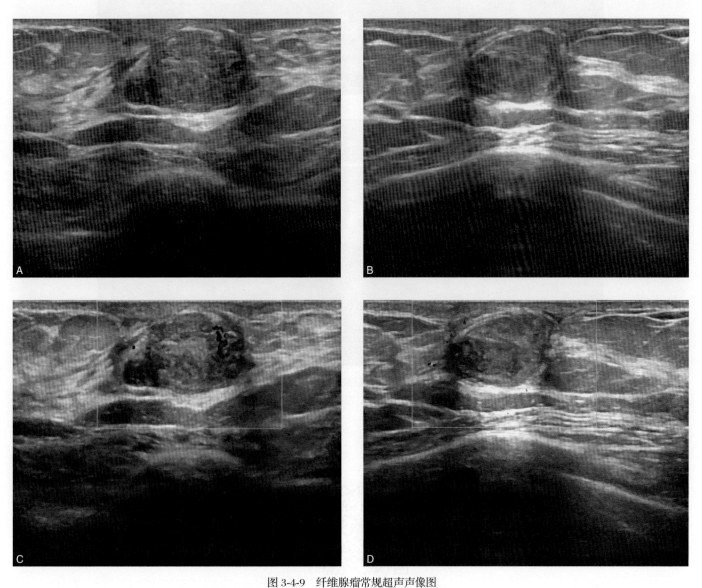

图 3-4-9　纤维腺瘤常规超声声像图
A. 左乳低回声结节纵切面；B. 左乳低回声结节横切面；C. 左乳低回声结节纵切面 CDFI 图；D. 左乳低回声结节横切面 CDFI 图

3. 超声造影图像　超声造影:左乳乳头后方低回声结节纵切面超声造影 15s 开始出现增强,26s 呈不均匀性高增强表现,增强后结节边界清,形态规则,面积较二维超声未见明显增大;左乳头后方低回声结节纵切面超声造影增强晚期(46s)慢于周围乳腺组织消退,呈不均匀稍高增强,见图 3-4-10、ER3-4-4。

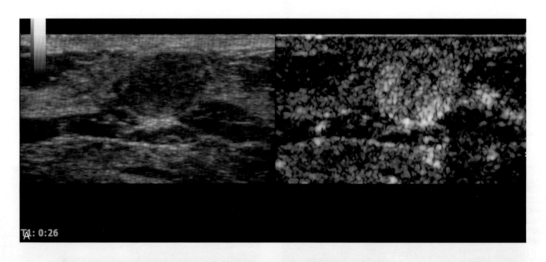

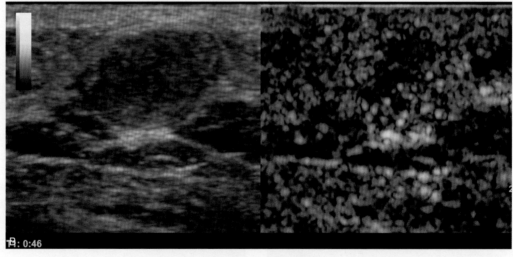

图 3-4-10　纤维腺瘤超声造影图像
A. 左乳低回声结节(26s)图像;B. 左乳低回声结节增强晚期(46s)图像

ER3-4-4　乳腺纤维腺瘤超声造影动态图

病例六

1. **病史概要** 女性,44 岁,自觉左乳肿块 1 周,活动性好。触诊左乳可扪及一肿物,质中,活动性好。既往无乳腺病变手术史,无乳腺癌家族史。

2. **常规超声图像** 多为圆形、椭圆形或分叶状低回声结节,边界清晰,内部回声多较均匀,部分内可探及血流信号,周边有包膜呈纤细高回声,多平行位生长。纤维腺瘤常规超声图像见图 3-4-11、图 3-4-12。

3. **超声造影图像** 多表现为高增强,部分可表现为低增强或等增强,增强后病灶边界多较为清晰,可见完整包膜,增强后病灶范围多与常规超声近似,部分可略有增大。纤维腺瘤超声造影图像,见图 3-4-13、ER3-4-5。

4. **病理诊断** 纤维腺瘤。

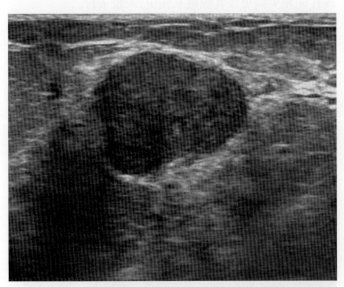

图 3-4-11 纤维腺瘤二维超声图像

左乳 2 点方向见一个低回声结节,大小 1.4cm×1.9cm,边界清晰,形态规则,内部回声均匀,BI-RADS 3 类

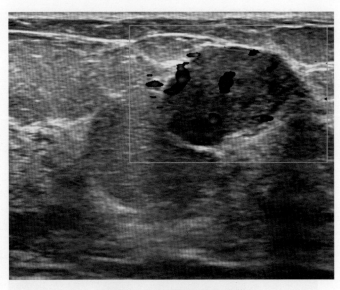

图 3-4-12 纤维腺瘤 CDFI 图像

病灶内见棒状血流信号

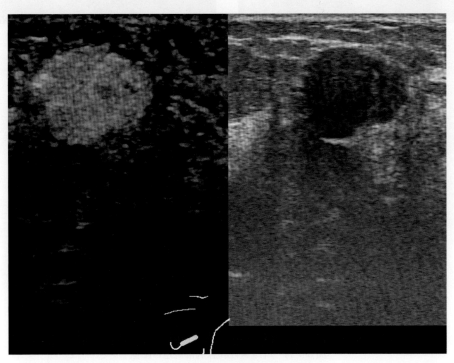

图 3-4-13 纤维腺瘤超声造影图像

病灶呈均匀高增强

ER3-4-5 纤维腺瘤超声造影视频

二、纤维囊性乳腺病

病例一

1. 病史概要 女性,26岁,发现双乳肿物1年入院。

既往无相关病史或乳腺癌家族史,未婚未育。

2. 常规超声图像 二维超声:左乳2点方向可见一个低回声区,形态不规则,平行方位,边缘尚清楚,与周边导管相连,后方回声无明显改变,BI-RADS 4B类;CDFI示病灶内未见明显血流信号;弹性成像示质地偏软,见图3-4-14。

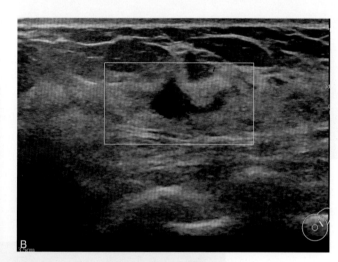

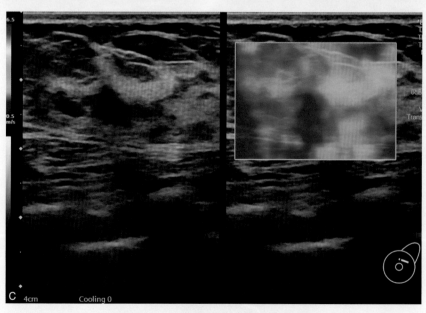

图3-4-14 纤维囊性乳腺病常规超声图像
A. 左乳2点方向低回声;B. CDFI:病灶内未见明显血流信号;C. 弹性成像图
病灶质地偏软

3. 超声造影图像　超声造影：病灶与周边乳腺组织同步、等增强，造影模式下未见清晰肿物轮廓，见图3-4-15、ER3-4-6。

4. 超声造影诊断要点　可以表现为与周边腺体分界欠清晰的同步等增强区，亦可以表现为均匀/不均匀、边界较清晰、与二维超声所见形态和大小类似的高增强区。

5. 鉴别诊断

（1）原位癌：体积较小的原位癌，因尚未有明显的新生血管形成，在造影模式上需要与表现为同步等增强的纤维囊性乳腺病相鉴别。由于两者的二维超声特征均不典型，大多需要结合钼靶、MRI等其他影像学进行鉴别。

（2）硬化性腺病：部分硬化性腺病也可以表现为这个增强方式，两者之间鉴别存在困难，只能通过病理穿刺活检明确诊断。

（3）纤维腺瘤：纤维腺瘤也可以表现为边界清晰、与二维超声所见形态、大小类似的高增强区，鉴别较困难，两者同属良性疾病，对其进行严格的鉴别诊断，临床意义不大。

6. 病理诊断　纤维囊性乳腺病。

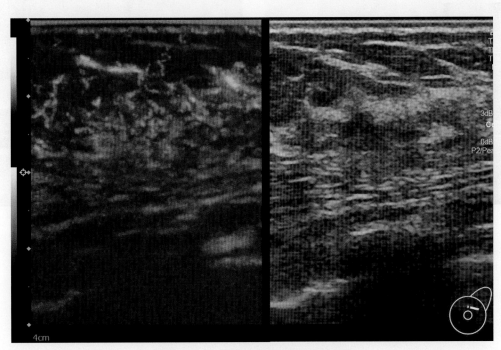

图3-4-15　纤维囊性乳腺病超声造影图像
病灶与周边乳腺组织呈等增强，造影模式下，肿物轮廓感不明显

ER3-4-6　纤维囊性乳腺病超声造影视频

病例二

1. 病史概要　女性，29岁，乳腺周期性疼痛，体检超声发现左乳结节一周，不可触及，无不适。

2. 常规超声图像　左乳2点方向距乳头3cm可见一极低回声结节，大小约1.0cm×0.6cm×0.8cm，边界清楚，形态尚规则。CDFI示结节内未见明显血流信号，见图3-4-16。

3. 超声造影图像　左乳2点方向极低回声结节超声造影后于第13s时开始增强；20s达峰值强度，内可见局灶性等增强，大部分区域呈无增强表现，增强边界清楚，范围较常规超声未见增大；增强晚期结节内等增强区域消退呈低增强，周边部晚于周围腺体消退，见图3-4-17。

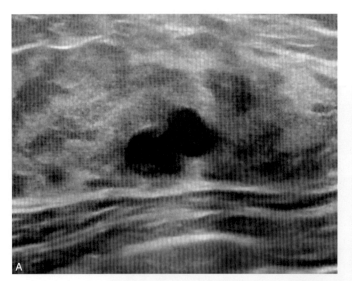
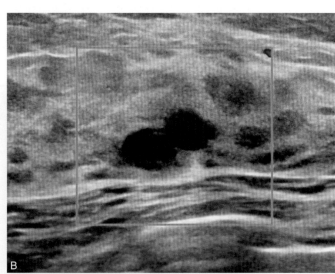

图3-4-16　左乳纤维囊性乳腺病常规超声声像图
A. 左乳极低回声结节灰阶图；B. CDFI血流图

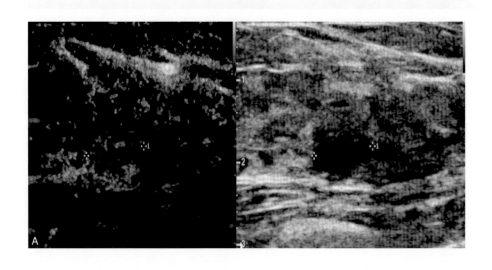

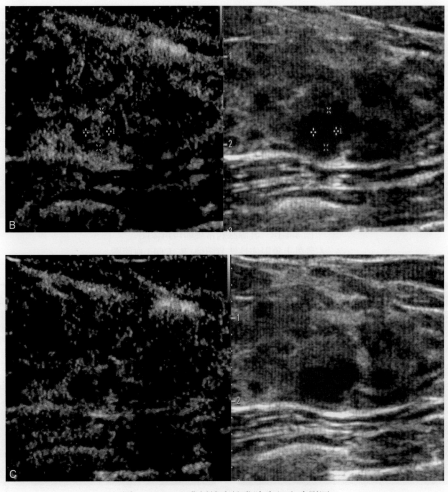

图 3-4-17　左乳纤维囊性乳腺病超声造影图
A. 动脉早期；B. 造影达峰时；C. 增强晚期

病例三

1. 病史概要　女性 41 岁，体检发现右侧乳腺 10 点钟方向实性结节 1 周。孕 2 产 2，均有哺乳 1 年余，既往健康，家族无乳腺癌病史。

2. 常规超声图像　右侧乳腺 10 点方向距乳头约 4cm 腺体内显示一枚约 0.4cm×0.5cm×0.35cm 实性低回声结节，边界清楚，形态欠规则，内部回声分布较为均匀；CDFI 结节内部未见明显血流信号，其周边显示条状血流信号，见图 3-4-18。

3. 超声造影图像　右乳外上象限实性结节超声造影约 12s 结节右侧显示一支增强的滋养血管，即刻结节呈高增强，增强后边界清晰、内部均匀高增、无扩大增强表现；17s 增强达高峰，呈均匀高增强；21s 增强幅度减低，幅度稍高于周围腺体组织，边界清晰，仍能显示滋养血管，见图 3-4-19、ER3-4-7。

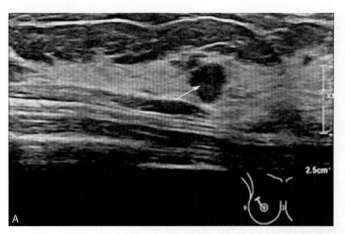
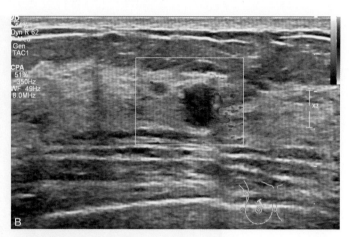

图 3-4-18　乳腺腺病常规超声声像图
A. 右乳外上象限实性结节图像；B. CDFI 血流图

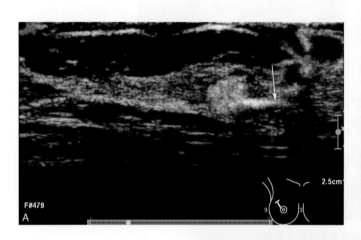
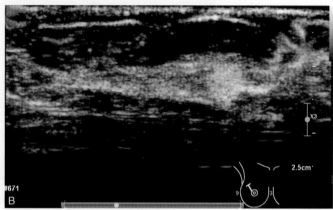

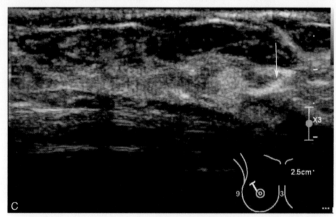

图 3-4-19　乳腺腺病超声造影图
A. 超声造影 12s 图像；B. 超声造影 17s 图像；C. 超声造影 21s 图像

ER3-4-7　乳腺腺病超声造影视频

病例四

1. 病史概要　女性,43 岁,自觉乳房周期性胀痛 3个月。触诊双乳未及明显肿块。既往无乳腺病变手术史,无乳腺癌家族史。

2. 常规超声图像　多表现为单个或数个低回声结节,边界尚清晰,形态规则或不规则,多呈平行位生长,CDFI 检查结节内部无、少量或丰富血供。纤维囊性乳腺病常规超声图像见图 3-4-20、图 3-4-21。

3. 超声造影图像　该低回声结节造影与周围乳腺实质同步增强,且从周边向中央填充,呈等增强,造影剂灌注不均匀,增强后大小 0.5cm×1.0cm,较常规超声无明显增大,增强后边界尚清晰,形态规则,持续观察 3min,结节显影强度始终近似于周围乳腺实质,见图 3-4-22、ER3-4-8。

4. 病理诊断　纤维囊性乳腺病。

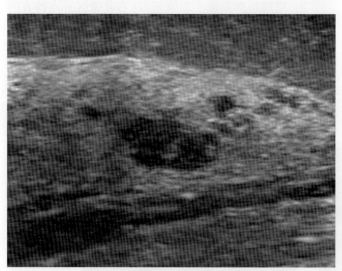

图 3-4-20　纤维囊性乳腺病二维超声图像

左乳 2~3 点钟见一个低回声结节,大小 0.5cm×0.8cm,边界清晰,形态规则,内部回声欠均匀,内见可疑强回声斑,BI-RADS 3 类

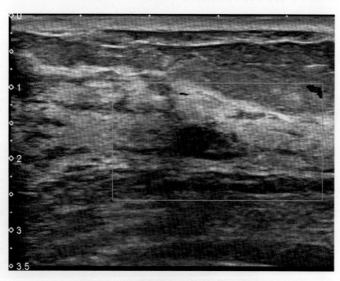

图 3-4-21　纤维囊性乳腺病 CDFI 图像

病灶内未见血流信号

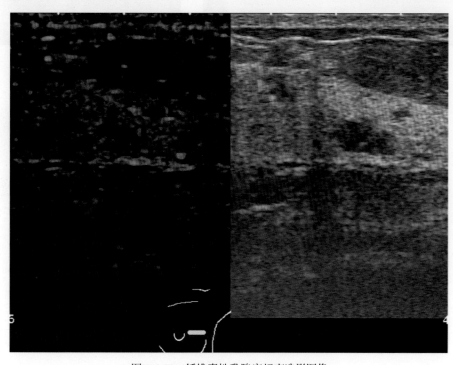

图 3-4-22　纤维囊性乳腺病超声造影图像

病灶呈不均匀等增强

ER3-4-8　纤维囊性乳腺病超声造影视频

三、导管内乳头状瘤

病例一

1. 病史概要　女性,55 岁,体检发现双乳肿物 1 个月余来诊,右乳偶有清亮溢液。既往有良性肿瘤微创病史,无乳腺癌家族史。

2. 常规超声图像　二维超声:右乳晕区 6 点钟方向可见一个囊实混合回声结节,形态不规则,平行方位,边缘尚清楚,后方回声无明显改变,周边组织结构未见明显异常;CDFI:可见条状血流信号进入病灶,"血管蒂"结构;弹性示病灶内质地软硬不均,见图 3-4-23。

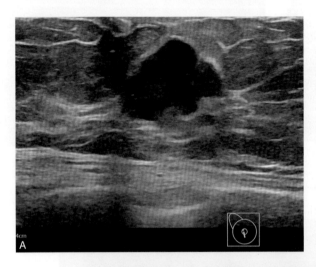

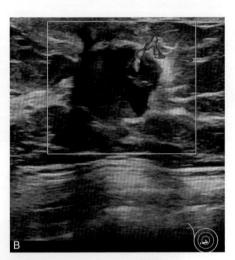

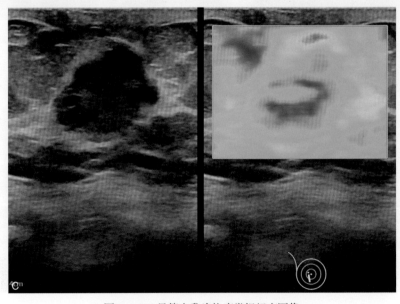

图 3-4-23　导管内乳头状瘤常规超声图像

A. 二维超声图像;B. CDFI 血流图;C. 弹性成像图

3. **超声造影图像** 病灶部分可见不连续的半环形增强,病灶附壁局部呈不均匀高增强,与壁分界欠清晰,形态尚规整,见图3-4-24、ER3-4-9。

4. **超声造影诊断要点** 导管扩张较明显的病灶,可见导管增强,导管内低回声呈均匀/不均匀高增强,增强后与二维超声形态、大小相对一致;导管扩张不明显的病灶,则导管壁增强不明显,表现为均匀/不均匀高增强,形态规则,边界清晰,范围未见增大,造影剂消退较快。

5. **鉴别诊断**

(1)导管内乳头状癌:相对于导管内乳头状瘤,导管内乳头状癌更容易表现为不规则/不均匀高增强,增强

范围较二维超声增大及实性成分内出现灌注缺损,部分导管内乳头状癌可以观察到粗大的滋养血管增强。

(2)纤维腺瘤:二维超声表现为实性肿块型的导管内乳头状瘤,其造影增强模式为均匀/不均匀高增强,增强后范围较二维超声未见增大,与纤维腺瘤类似,但由于其导管内生长的特点,较纤维腺瘤更容易出现增强后形态欠规则的特点。同时,纤维腺瘤增强后,其边缘更清晰锐利。

(3)导管扩张症:部分体积极小的导管内乳头状瘤,二维超声表现为导管扩张,造影模式下仅观察到导管壁的增强,难以与单纯导管扩张症相鉴别。

6. **病理诊断** 导管内乳头状瘤。

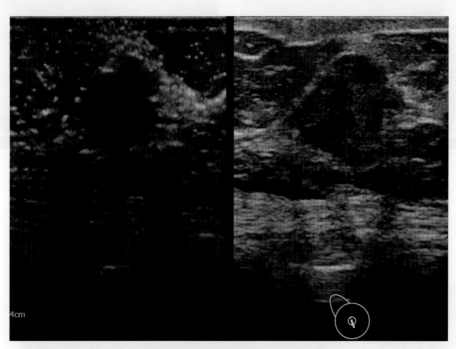

图3-4-24 导管内乳头状瘤超声造影图像
病灶附壁可见区域性不均匀稍高增强

ER3-4-9 导管内乳头状瘤超声造影视频

病例二

1. **病史概要** 女性，42岁，双乳疼痛，超声发现左乳结节1个月，挤压乳头时有溢液（清水样）。

2. **常规超声图像** 左乳4点方向距乳头约3cm处可见一低回声结节，大小约1.2cm×1.0cm×1.0cm，边界清楚，形态欠规则，其旁隐约可见导管样结构，内透声差，CDFI示结节内可见血流信号，见图3-4-25。

3. **超声造影图像** 超声造影后结节局部早于周围腺体开始增强，呈高增强表现，分布不均匀，部分区域呈无增强，增强范围未见扩大（箭头所示）；晚期增强区域消退呈低增强，见图3-4-26。

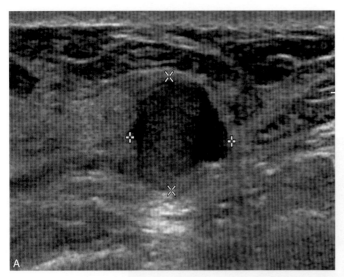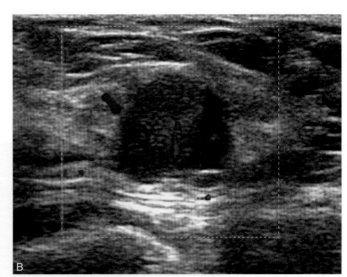

图3-4-25 左乳导管内乳头状瘤常规超声声像图
A. 左乳低回声结节灰阶图；B. CDFI血流图

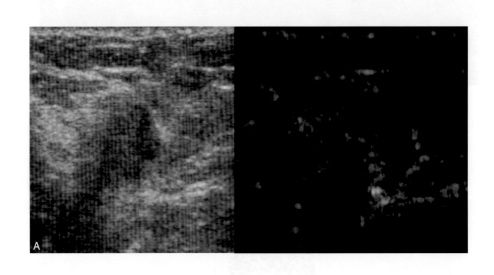

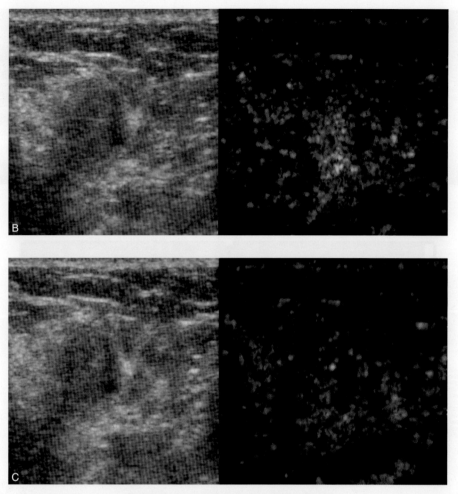

图 3-4-26 左乳导管内乳头状瘤超声造影图
A. 造影早期;B. 造影达峰时;C. 造影晚期

病例三

1. **病史概要** 女性,41 岁,右侧乳头溢液半年。查体:挤压右乳头可见血性溢液。

2. **常规超声图像** 右乳头后方见低回声区,呈不规则形,边缘不光整,平行于皮肤生长,CDFI:低回声区内见细条状血流,见图 3-4-27。

3. **超声造影图像** 乳腺组织开始增强时间 12s。右乳头后方低回声区内可见快速高增强,增强后形态呈分叶状,边缘尚光整,内部增强均匀,增强后范围较二维超声无增大,增强晚期呈等增强,见图 3-4-28、ER3-4-10。

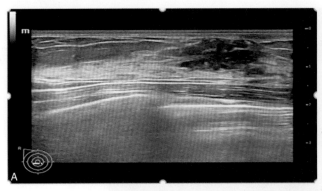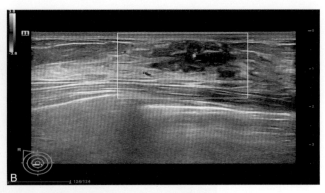

图 3-4-27　乳腺导管内乳头状瘤常规超声声像图
A. 右乳乳头后方切面；B. CDFI 血流图

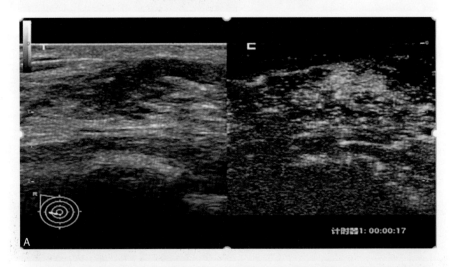

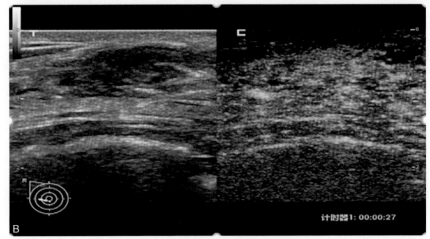

图 3-4-28　乳腺导管内乳头状瘤超声造影图
A. 增强早期病变内呈快速高增强；B. 增强晚期病变内呈等增强

ER3-4-10　乳腺导管内乳头状瘤超声造影视频

病例四

1. **病史概要** 女性,27岁,主诉"左乳胀痛2天"。查体:皮肤无红肿、破溃,乳头偶有溢液,触之可扪及肿块一枚,质硬,活动度可。

2. **常规超声图像** 二维超声:左侧乳腺2点方向距乳头1.0cm处见一扩张导管,宽约0.7cm,内可见一低回声病灶,大小约1.7cm×0.6cm,纵横比<1,边缘光整,形态规则,内部回声均匀;CDFI:病灶内部见点状血流信号,Alder分级:I级;病灶弹性成像评分:4分。导管内乳头状瘤常规超声图像,见图3-4-29。

3. **超声造影图像** 导管内乳头状瘤超声造影图像见图3-4-30、ER3-4-11。

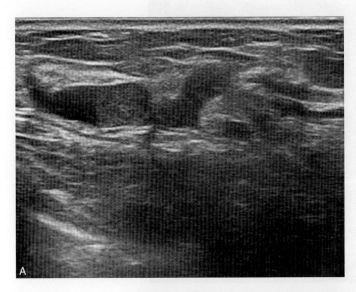
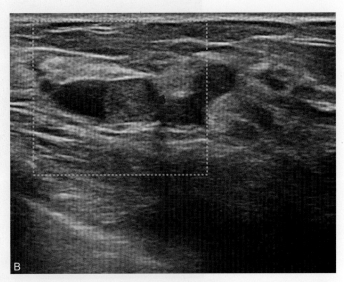
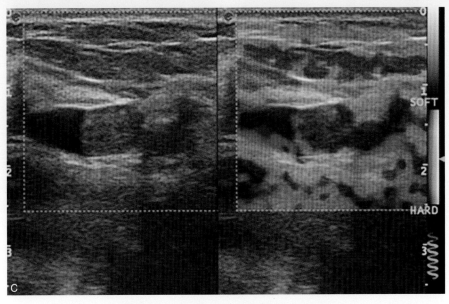

图3-4-29 导管内乳头状瘤常规超声示意图
A. 乳腺病灶灰阶图像;B. CDFI血流成像;C. 弹性成像图

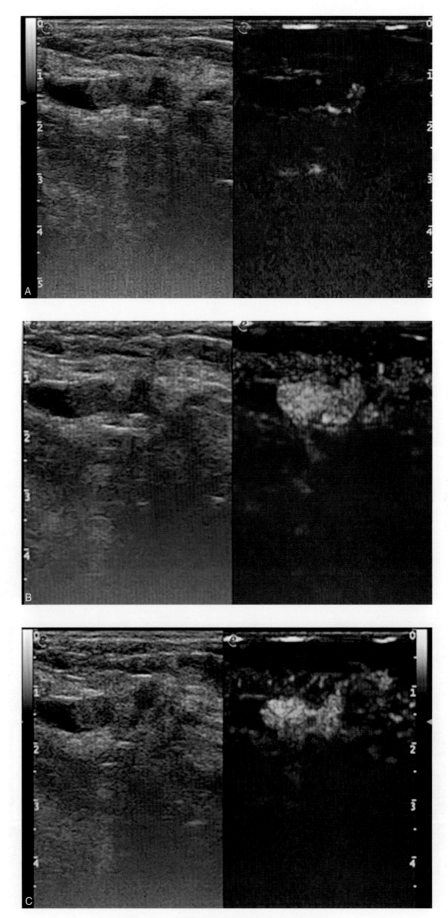

图 3-4-30 导管内乳头状瘤超声造影示意图
A. 增强早期（14s）；B. 达峰时（28s）；C. 增强晚期（85s）

ER3-4-11 导管内乳头状瘤超声造影视频

视频注解:经肘正中静脉注射造影剂 SonoVue 3.0ml 后,左侧乳腺腺体层内病灶增强早期呈快速高增强,早于周边乳腺腺体组织,达峰时病灶呈均匀高增强,边缘光整,增强范围与灰阶图像一致。增强晚期病灶内造影剂滞留

病例五

1. **病史概要** 女性,43 岁,右乳乳头浆液性溢液 2 个月。触诊右乳未触及明显肿物。既往无乳腺病变手术史,无乳腺癌家族史。

2. **常规超声图像** 扩张导管内乳头状低回声或低回声充填、囊实混合性团块等,导管内乳头状瘤常规超声图像见图 3-4-31、图 3-4-32。

3. **超声造影图像** 见图 3-4-33、ER3-4-12。

4. **病理诊断** 导管内乳头状瘤。

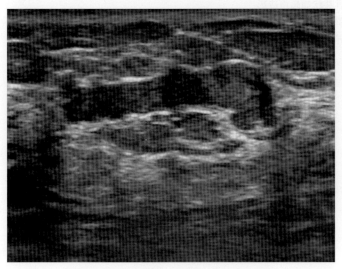

图 3-4-31 导管内乳头状瘤二维超声图像
右乳 9~10 点钟见一个长条形低回声区,宽度约 0.5cm,长度约 2.2cm,边界不清晰,形态不规则,内见可疑低回声结节,BI-RADS 4A 类

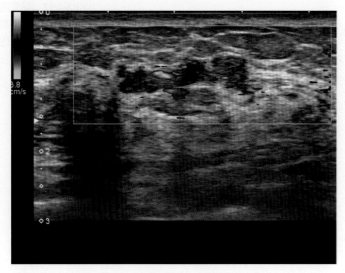

图 3-4-32 导管内乳头状瘤 CDFI 图像
病灶内见丰富血流信号

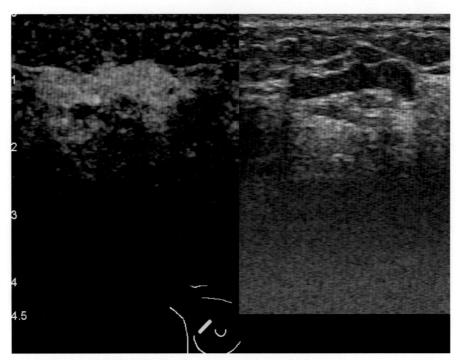

图 3-4-33 导管内乳头状瘤超声造影图像
病灶呈均匀高增强

ER3-4-12 导管内乳头状瘤超声造影

视频注解：该低回声区造影后与周围乳腺实质同步增强，呈高增强，造影剂灌注均匀，增强后大小 0.7cm×2.cm，较常规超声增大，增强后边界清晰，形态不规则，持续观察 3min，低回声区显影强度始终高于周围乳腺实质

四、良性 / 交界性叶状肿瘤

病例一

1. **病史概要** 女性，25 岁，B 超发现左乳肿物 1 年来诊，既往无相关病史，无乳腺癌家族史。

2. **常规超声图像** 二维超声：左乳 12 点方向可见一个低回声结节，类椭圆形，平行方位，边缘呈微分叶，后方回声稍增强，周边组织结构未见扭曲，BI-RADS 4A 类；CDFI：病灶内可见棒状、条状血流信号；弹性成像：

病灶质地软，见图 3-4-34。

3. **超声造影图像** 超声造影：病灶呈离心性均匀增强，边界清晰，形态规则，范围与二维超声所见一致，见图 3-4-35、ER3-4-13。

4. **超声造影诊断要点** 呈不均匀/均匀高增强，大多为离心性增强，增强后形态欠规则，边界清晰，与二维超声所见范围无明显差异，交界性叶状肿瘤可表现为增强范围扩大，部分病灶内可见小片状无增强区，部分病灶消退较快，部分病灶会出现造影剂滞留的情况。

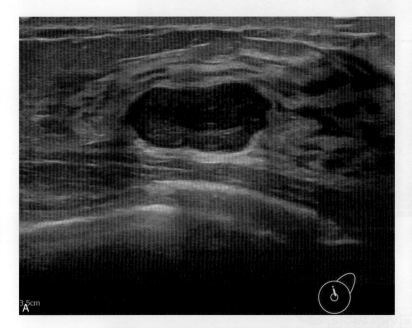
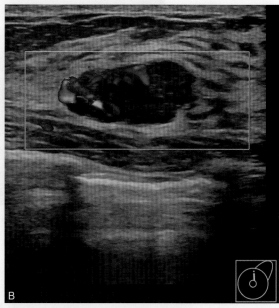
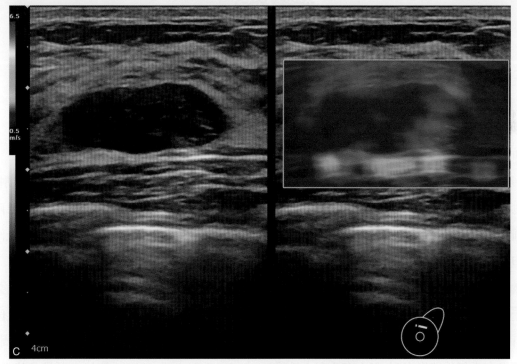

图 3-4-34　良性叶状肿瘤常规超声图像

A. 二维超声图像；B. CDFI 血流图；C. 弹性成像图

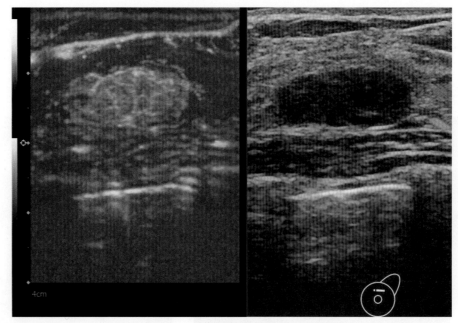

图 3-4-35　良性叶状肿瘤超声造影图像
病灶呈均匀高增强

ER3-4-13　良性叶状肿瘤超声造影视频

5. 鉴别诊断

（1）恶性叶状肿瘤：相对于良性叶状肿瘤，恶性叶状肿瘤更倾向于增强范围增大，交界性与恶性叶状肿瘤鉴别有一定困难。

（2）纤维腺瘤：纤维腺瘤的超声造影，也可以表现为该例的特点，但据文献报道，良性叶状肿瘤多为离心性增强，而纤维腺瘤多为向心性增强。短期内肿瘤迅速增大的病史，有助于鉴别诊断。

（3）导管内乳头状瘤：实性肿块为主要表现的导管内乳头状瘤，可以有类似的造影表现，但大多为向心性增强，注意询问患者是否有溢乳或肿瘤迅速增大的病史，有助于协助鉴别。

6. 病理诊断　乳腺纤维上皮性肿瘤，部分区域呈分叶状生长，间质细胞增生密集，核分裂象约 1 个 /10HPF，考虑为良性叶状肿瘤。

病例二

1. 病史概要　女性，46 岁，扪及左乳肿物 5 天来诊，无乳头溢液或疼痛。查体：左乳腺外上象限可扪及一肿物，约 1cm×1cm，质硬，无压痛，表面不光滑，边界欠清，可推动，未扪及血管搏动及波动感。

2. 常规超声图像　二维超声：左乳 2 点方向可见一个低回声区，形态呈类圆形，非平行方位，边缘模糊，内部回声欠均，后方回声无明显改变，与周边导管相连，BI-RADS 4A 类；CDFI：病灶内可见条状血流信号；弹性成像：病灶质软 - 中，见图 3-4-36。

3. 超声造影图像　病灶呈不均匀高增强，增强后形态规则（类圆形），边界清晰，见图 3-4-37、ER3-4-14。

4. 病理诊断　良性叶状肿瘤。

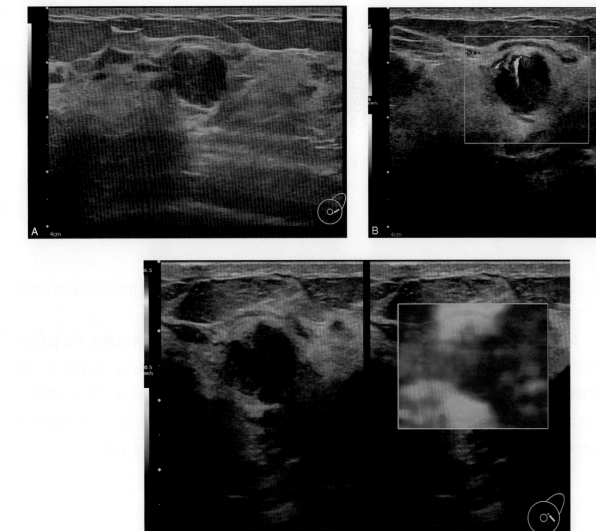

图 3-4-36　良性叶状肿瘤常规超声图像
A. 二维超声图像；B. CDFI 血流图；C. 弹性成像图

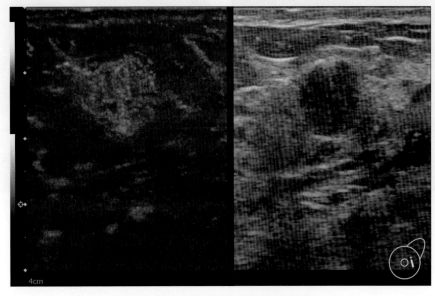

图 3-4-37　良性叶状肿瘤超声造影图像
病灶呈不均匀高增强

ER3-4-14　良性叶状肿瘤超声造影视频

病例三

1. **病史概要**　女性,45 岁,体检发现左乳结节 2 年,随访观察中,近期自觉长大,可触及,质韧,可活动,无不适。

2. **常规超声图像**　右乳 6 点方向乳头下方可见一低回声结节,大小约 2.1cm×1.3cm×2.4cm,边界尚清,形态尚规则,呈大分叶状,内部回声不均匀,似可见裂隙状无回声区,后方回声增强。CDFI 结节内及周边均可见血流信号,见图 3-4-38。

3. **超声造影图像**　右乳 6 点方向乳头下方低回声结节超声造影后于第 13s 开始增强;25s 达峰值,呈高增强,分布不均匀,内可见树枝状血管结构,增强边界尚清楚,结节整体范围较常规超声未见明显增大;晚期造影剂消退缓慢,晚于周围腺体组织,见图 3-4-39。

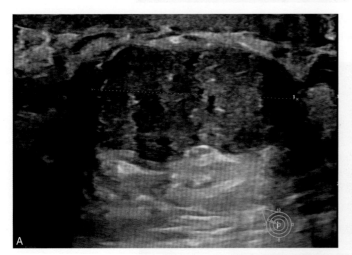
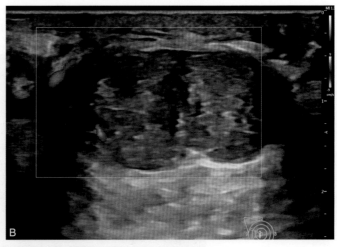

图 3-4-38　右乳良性叶状肿瘤常规超声声像图
A. 低回声结节灰阶图;B. CDFI 血流图

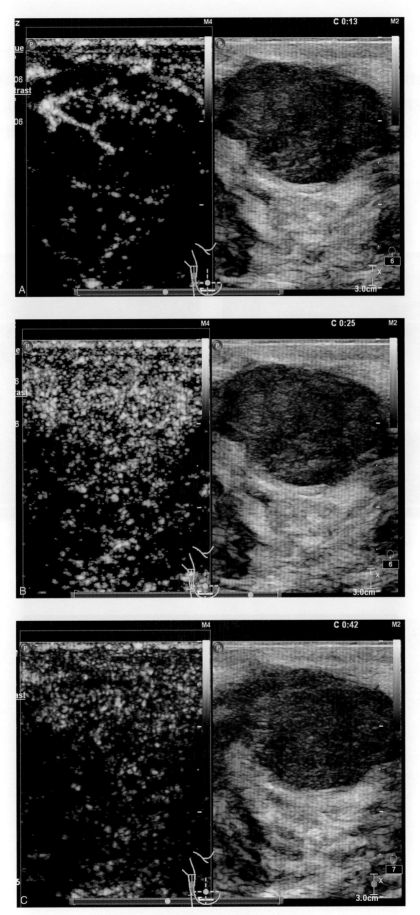

图 3-4-39　右乳良性叶状肿瘤超声造影图
A. 造影早期；B. 造影达峰时；C. 造影晚期

病例四

1. 病史概要 女性,40岁,发现左乳肿块5年,增大半年。体格检查:左乳内上象限可扪及一直径约5cm的肿块,质地中等,活动度可,无压痛。

2. 常规超声图像 左乳内上象限见低回声,呈分叶状,边缘尚光整,平行于皮肤生长。CDFI:低回声内见条状血流,见图3-4-40。

3. 超声造影图像 乳腺组织开始增强时间7s。左乳内上象限低回声内可见快速高增强,增强后形态呈分叶状,边缘光整,内部增强不均匀,可见不规则无增强区,增强后范围较二维超声无增大,增强晚期呈持续高增强,见图3-4-41、ER3-4-15。

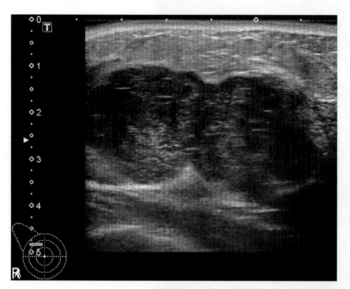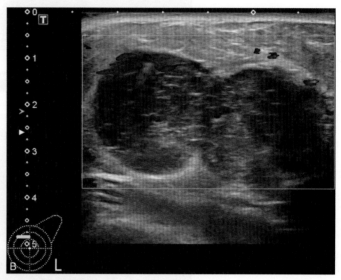

图3-4-40 乳腺良性叶状肿瘤常规超声声像图
A. 左乳内上象限切面;B. CDFI 血流图

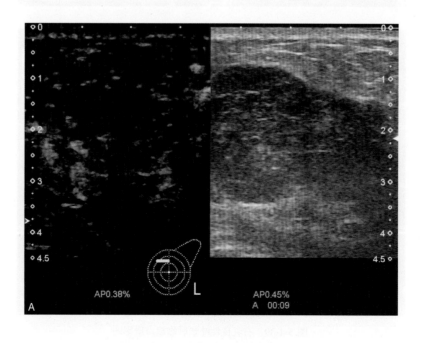

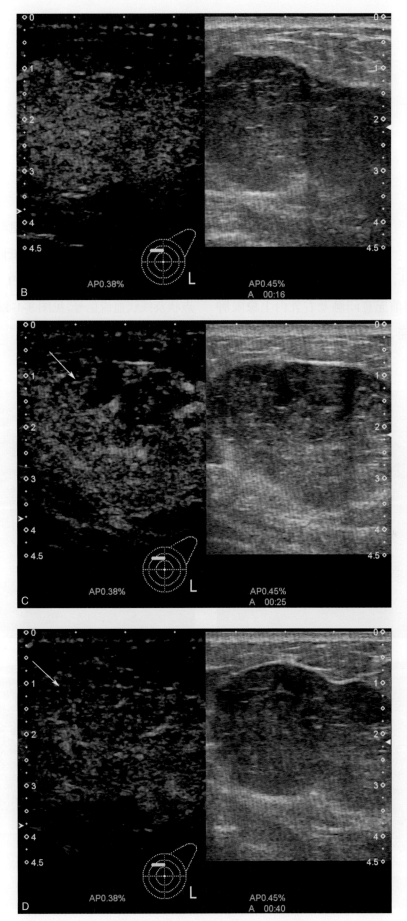

图 3-4-41　乳腺良性叶状肿瘤超声造影图

A. 增强早期可见首先增强的粗大血管；B. 增强早期呈快速高增强；C. 内可见不规则无增强区；D. 增强晚期呈持续高增强

ER3-4-15 乳腺良性叶状肿瘤超声造影视频

病例五

1. 病史概要 女性,60 岁,以"触及右乳肿物半年余"之主诉就诊。半年前无意间触及右乳内上象限肿物,直径约 2.5cm,无压痛、无乳头内陷、无乳头溢液。

2. 常规超声图像 二维超声示右乳 12~2 点钟方向可见一大小约 3.1cm×1.7cm 低回声结节,边界尚清,形态欠规;BI-RADS 4A 类。CDFI 示结节内部及周边可见点状及线状血流信号,见图 3-4-42。

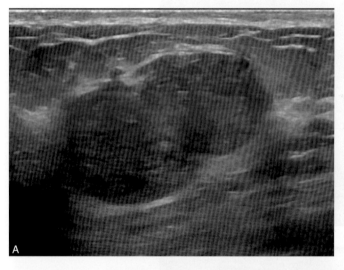
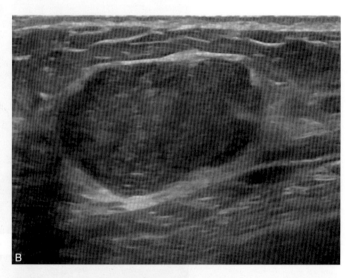
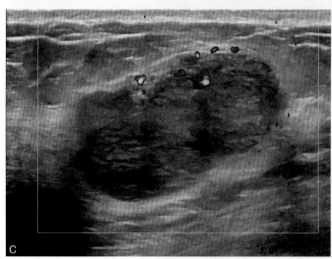
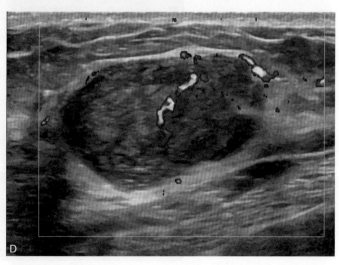

图 3-4-42 良性叶状肿瘤常规超声声像图
A. 右乳低回声结节纵切面;B. 右乳低回声结节横切面;C. 右乳低回声结节纵切面 CDFI 图;D. 右乳低回声结节横切面 CDFI 图

3. 超声造影图像　右乳低回声结节超声造影6s开始出现增强,增强快于周围组织,17s结节增强达高峰,呈均匀性高增强表现,增强后结节边界清,形态尚规则,面积较二维超声未见明显增大;右乳低回声结节纵切面超声造影增强晚期(33s)呈均匀性稍高增强,见图3-4-43、ER3-4-16。

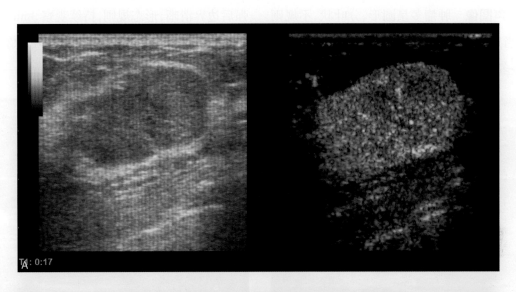

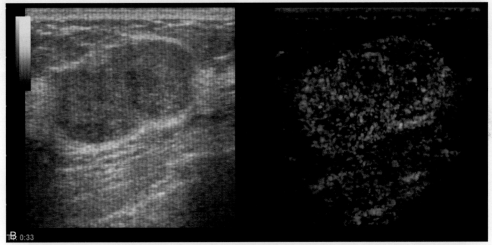

图3-4-43　良性叶状肿瘤超声造影图像

A. 示右乳低回声结节纵切面超声造影(17s)呈均匀性高增强表现,增强后结节边界清,形态尚规则,面积较二维未见明显增大;B. 示右乳低回声结节纵切面超声造影增强晚期(33s)呈均匀性稍高增强

ER3-4-16　乳腺良性叶状肿瘤超声造影动态图

病例六

1. **病史概要**　女性,31岁,自觉右乳肿块2个月,近期增大迅速。触诊右乳可扪及一肿物,质中,活动性尚可。既往无乳腺病变手术史,无乳腺癌家族史。

2. **常规超声图像**　肿瘤多呈圆形、分叶状、不规则形或巨块状,当直径>4.0cm,分叶特征趋于明显,良性叶状肿瘤边界多清晰。良性叶状肿瘤常规超声图像见图3-4-44~图3-4-46。

3. **超声造影图像**　造影后该低回声团块早于周围乳腺实质增强,且从周边向中央填充,显影强度高于周围乳腺实质,造影剂灌注不均匀,内可见造影剂无填充区。增强后大小为1.5cm×2.7cm,较常规超声略有增大,增强后边界清晰,形态规则,持续观察3min,团块显影强度始终高于周围乳腺实质,见图3-4-46、ER3-4-17。

4. **病理诊断**　良性叶状肿瘤。

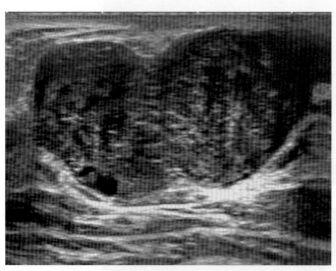

图3-4-44　良性叶状肿瘤二维超声图像

右乳乳晕下方见一个低回声团块,大小1.4cm×2.2cm,边界欠清晰,形态不规则,内部回声欠均匀,BI-RADS 4A类

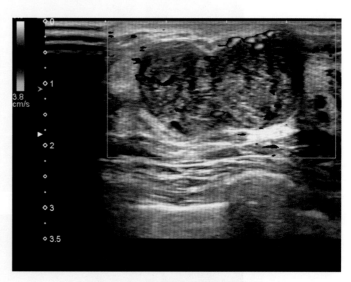

图3-4-45　良性叶状肿瘤CDFI图像

病灶内见丰富血流信号

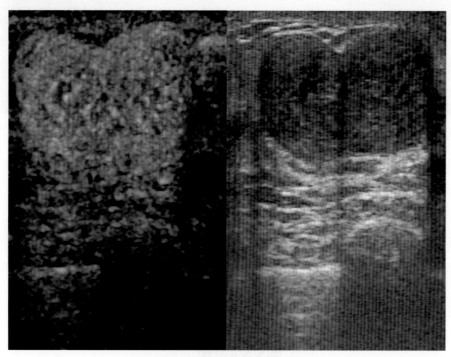

图3-4-46　良性叶状肿瘤超声造影图像

病灶呈不均匀高增强

ER3-4-17　良性叶状肿瘤超声造影视频

病例七

1. 病史概要　女性,40 岁,体检发现乳腺结节 3 年,近期自觉结节体积增大明显,无不适。

2. 常规超声图像　右乳 7 点方向可见一低回声肿块(箭头所示),大小约 3.8cm×2.0cm×3.6cm,边界清楚,形态欠规则,呈分叶状,内回声不均匀,可见多发条索样高回声。CDFI 结节周边部可见血流信号,见图 3-4-47。

3. 超声造影图像　右乳 7 点方向低回声肿块超声造影后于第 12s 开始增强;26s 增强达高峰,呈偏高增强表现,分布不均匀,周边可见较规则环状高增强,增强范围未见明显增大,晚期消退呈不均匀低增强,见图 3-4-48。

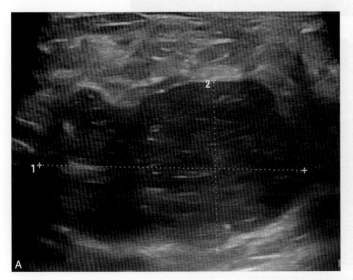

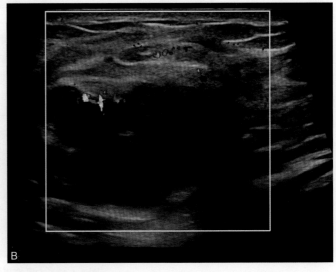

图 3-4-47　右乳交界性叶状肿瘤常规超声声像图
A. 右乳低回声肿块灰阶图;B. CDFI 血流图

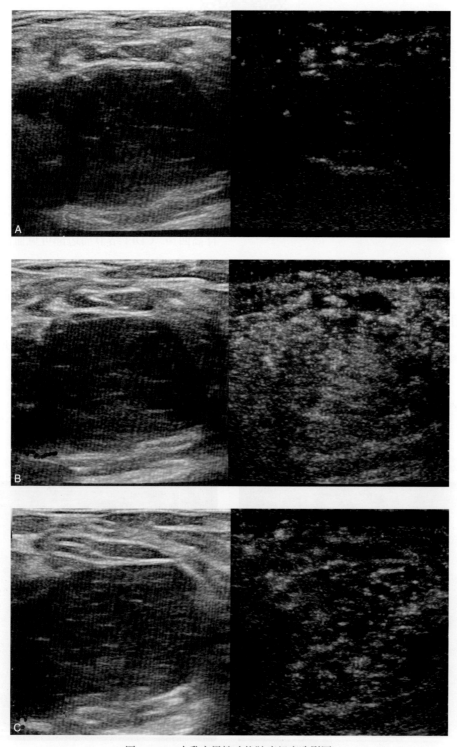

图 3-4-48　右乳交界性叶状肿瘤超声造影图
A. 造影早期；B. 造影达峰时；C. 造影晚期

病例八

1. **病史概要** 女性，59岁，发现左乳肿块一年，近期增长较快。患者20年前曾行左乳手术，具体不详。体格检查：左乳内下象限圆形肿物，质韧，活动度尚可。

2. **常规超声图像** 左侧乳腺7~10点方向可见一个混合回声，大小约4.9cm×2.7cm，形态不规则，边缘分叶状，内可见无回声区；CDFI见病灶周边及内部见条点状血流信号；Alder分级：Ⅲ级，见图3-4-49。

3. **超声造影图像** 肘正中静脉注射造影剂SonoVue 3.0ml后，左侧乳腺病灶早期可见病灶内部开始增强，达峰时病灶增强强度高于周围腺体，呈不均匀高增强，内部可见小片状无增强区，增强后病灶大小与灰阶相似，形态不规则，边缘光整，增强晚期可见病灶内造影剂滞留现象，见图3-4-50、ER3-4-18。

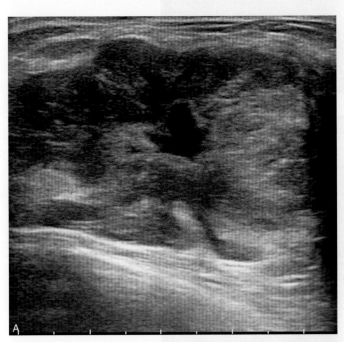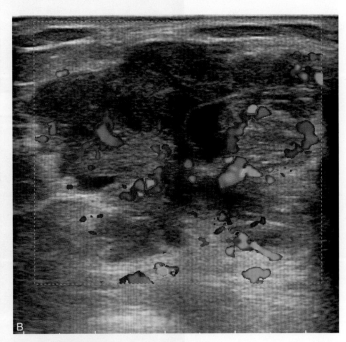

图3-4-49 乳腺交界性叶状肿瘤常规超声示意图
A. 灰阶图像；B. CDFI血流成像

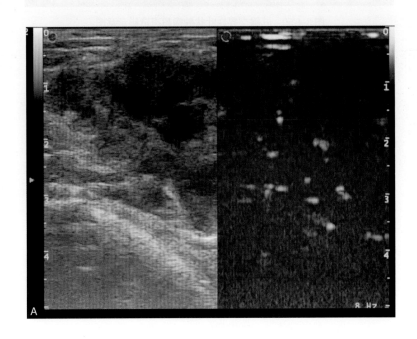

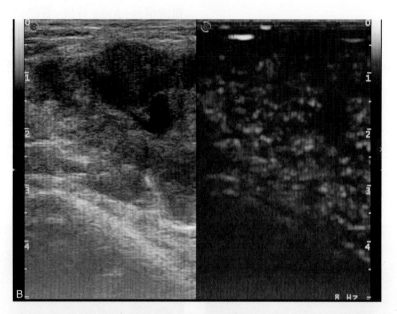

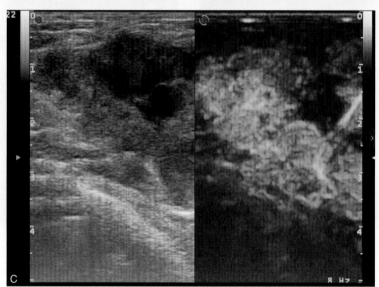

图 3-4-50　乳腺交界性叶状肿瘤超声造影示意图
A. 增强早期；B. 达峰时；C. 增强晚期

ER3-4-18　乳腺交界性叶状肿瘤

病例九

1. 病史概要 女性,35 岁,自觉右乳肿块 2 个月余,增大迅速。触诊右乳可扪及一肿物,质中,活动性好。既往无乳腺病变手术史,无乳腺癌家族史。

2. 常规超声图像 肿瘤多呈圆形、分叶状、不规则形或巨块状,当直径 >4.0cm 时,分叶特征趋于明显。交界性叶状肿瘤边界趋向于模糊,浸润感,良性、交界性、恶性叶状肿瘤内血供逐渐增多。交界性叶状肿瘤常规超声图像,见图 3-4-51、图 3-4-52。

3. 超声造影图像 该低回声团块造影模后早于周围乳腺实质增强,且从周边向中央填充,显影强度高于周围乳腺实质,造影剂灌注不均匀,内可见造影剂无增强区。增强后大小为 2.8cm×3.9cm,较常规超声无明显增大,增强后边界清晰,形态规则,持续观察 3min,团块显影强度始终高于周围乳腺实质,见图 3-4-53、ER3-4-19。

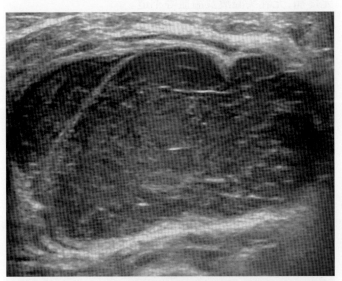

图 3-4-51　交界性叶状肿瘤二维超声图像
右乳 5 点方向见一个低回声团块,大小 2.7cm×4.0cm,边界清晰,包膜完整,形态不规则呈分叶状,内部回声欠均匀,内见强回声斑,BI-RADS 4A 类

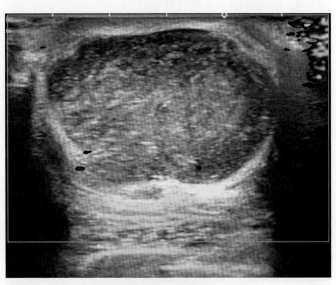

图 3-4-52　交界性叶状肿瘤 CDFI 图像
病灶内见点状血流信号

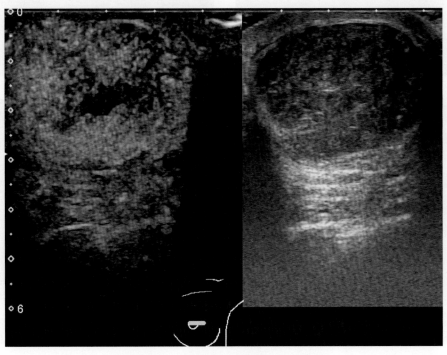

图 3-4-53　交界性叶状肿瘤超声造影图像
病灶呈不均匀高增强

ER3-4-19　交界性叶状肿瘤超声造影视频

4. 病理诊断　交界性叶状肿瘤。

五、硬化性腺病

病例一

1. 病史概要　女性,43 岁,体检发现右乳肿块一周,

无疼痛,无乳头溢液及溢血等不适。

2. 常规超声图像　右乳外上象限 9~10 点方向可见一个肿块,大小约 2.9cm×1.6cm×1.4cm,形态不规则,边界不清,内部为低回声,分布不均,后方回声无变化。CDFI 示:肿块内部可见丰富的血流信号;RI:0.51,见图 3-4-54。

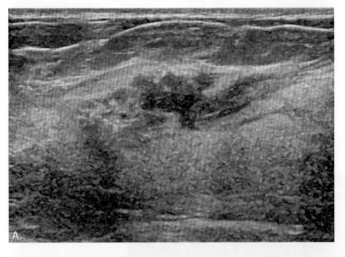

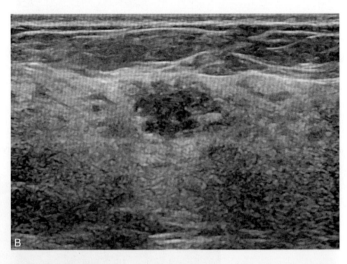

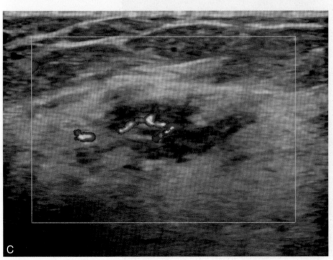

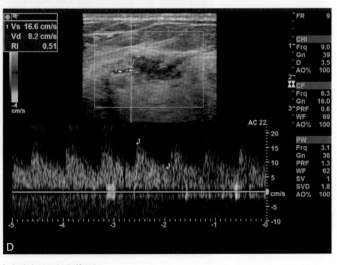

图 3-4-54　乳腺硬化性腺病常规超声声像图

A. B 乳腺病变灰阶图;C. CDFI 血流图;D. 频谱多普勒图

3. 超声造影图像 经肘正中静脉团状注射造影剂 SonoVue 4.8ml 后,11s 病灶早于周围乳腺组织开始增强,为不均匀高增强,19s 达峰,增强后病灶形态不规则,边界不清,范围较二维扩大,可见 1~2 条滋养血管,未见无增强区,40s 开始减退,见图 3-4-55、ER3-4-20。

4. 超声造影诊断要点 增强时间早于周边腺体,呈不均匀高增强,增强后病灶边界清晰或不清晰,形态规则或欠规则,增强范围较二维有所增大。

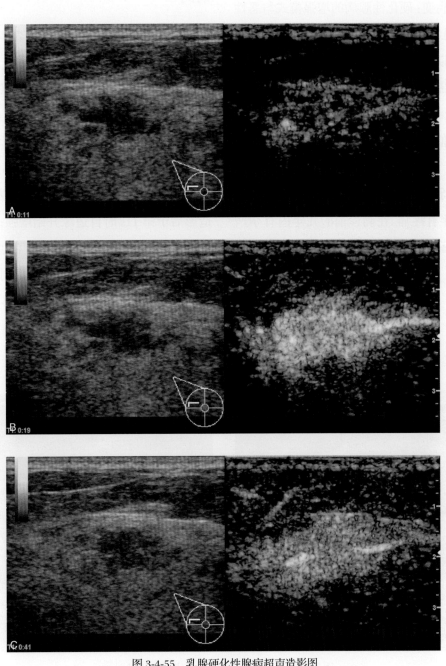

图 3-4-55 乳腺硬化性腺病超声造影图
A. 11s 开始增强图像;B. 19s 达峰图像;C. 40s 开始减退图像

ER3-4-20　乳腺硬化性腺病超声造影视频

5. 鉴别诊断

（1）乳腺恶性病变：硬化性腺病的增强模式与恶性病变类似，但极少见粗大扭曲血管增强。乳腺硬化性腺病是纤维腺病的晚期阶段，是在腺病的基础上纤维组织逐渐增生，甚至超过腺体增生，导致腺体受压扭曲变形或被拉长，形成假性浸润，部分乳腺硬化性腺病其二维超声及超声造影表现酷似恶性肿瘤。因而，需要通过穿刺活检明确病理诊断。

（2）肉芽肿性乳腺炎：也可以表现为类似的增强模式，部分患者可伴有疼痛，在确诊前的几年内有孕产史、哺乳史。两者鉴别困难时，需要通过病理活检来鉴别。

病例二

1. 病史概要　女性，36岁，查体发现左乳结节3年，触诊质地偏硬，活动度欠佳，无不适。

2. 常规超声图像　左乳12点方向距乳头1cm可见一低回声结节，呈多结节融合状，范围约2.1cm×1.4cm×1.4cm，边界清楚，后方回声增强。CDFI示结节周边可见少许血流信号，见图3-4-56。

3. 超声造影图像　左乳12点方向低回声结节超声造影后于第11s时自边缘开始增强；19s达峰值强度，内可见散在点状增强，部分区域仅见边缘增强，增强范围较二维超声未见增大；于26s时造影剂开始廓清，晚期结节内呈低-无增强，见图3-4-57、ER3-4-21。

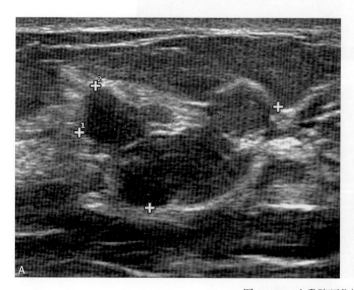
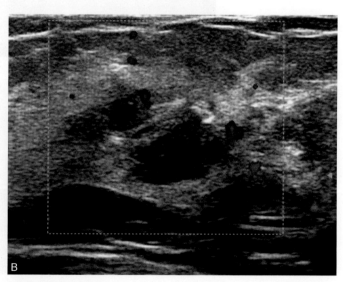

图3-4-56　左乳腺硬化性腺病常规超声声像图
A. 左乳低回声结节灰阶图；B. CDFI血流图

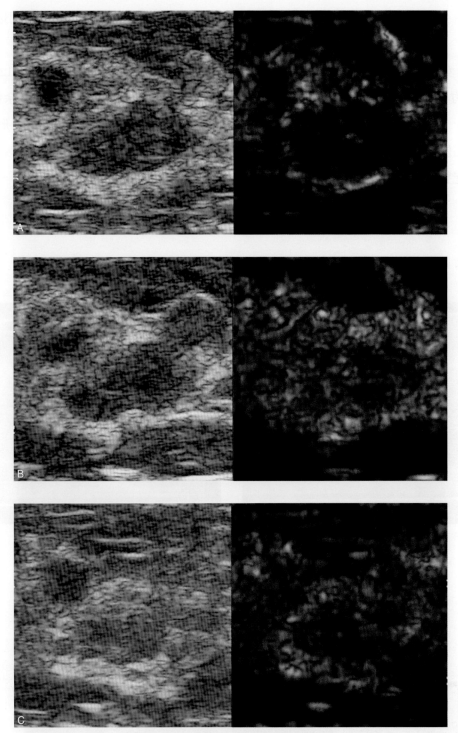

图 3-4-57 左乳腺硬化性腺病超声造影图
A. 造影早期；B. 造影达峰时；C. 造影晚期

ER3-4-21 左乳硬化性腺病超声造影视频

病例三

1. **病史概要**　女性,36 岁,体检发现右乳肿块 3 天。查体:右乳乳头后方可扪及一约 4cm 肿块,质硬,活动度较差,无压痛。

2. **常规超声图像**　右乳乳头后方见一低回声区,呈不规则形,边缘不光整,局部可见毛刺,平行于皮肤生长。

CDFI:低回声区内见细条状血流,周边可见粗大血流,见图 3-4-58。

3. **超声造影图像**　超声造影 12s 右乳头深部低回声区可见一首先增强的粗大血管,余低回声区内增强晚于周围腺体,早期呈不均匀低增强,形态不规则,边缘模糊,增强范围较二维超声稍小,增强晚期呈不均匀稍低增强,见图 3-4-59、ER3-4-22。

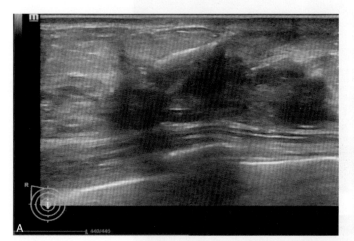
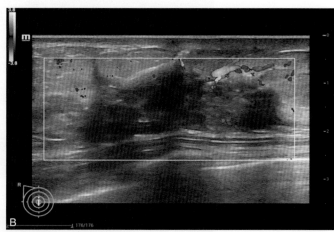

图 3-4-58　乳腺硬化性腺病常规超声声像图
A. 右乳乳头后方灰阶图;B. CDFI 血流图

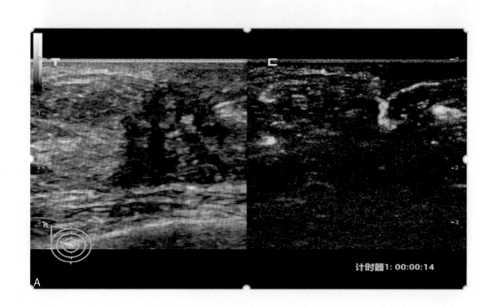

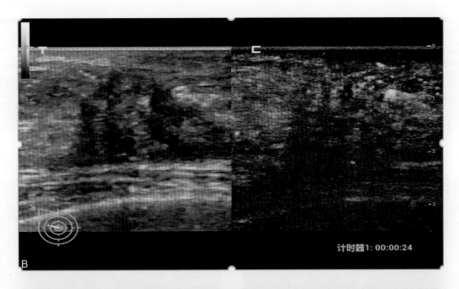

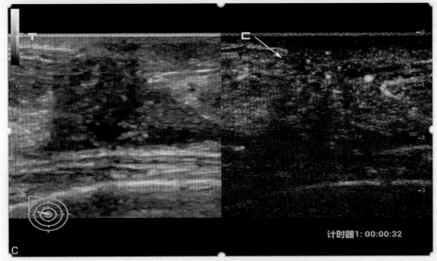

图 3-4-59　乳腺硬化性腺病超声造影图
A. 增强早期病变区可见一首先增强的粗大血管；B. 增强早期呈不均匀低增强；C. 增强晚期
呈不均匀稍低增强

ER3-4-22　乳腺硬化性腺病超声造影视频

病例四

1. **病史概要**　女性，32 岁，主诉"体检发现左乳结节 2 周"就诊。乳腺超声发现左乳乳头旁肿物，大小约 1.0cm×0.6cm，结节无压痛，乳头无内陷、无溢液。

2. **常规超声图像**　二维超声：左乳 8 点方向乳头旁可见一大小约 1.0cm×0.6cm 低回声结节，边界欠清，形态不规则，似与导管相通。CDFI 示：BI-RADS 4A 类，结节内可见点状血流信号，见图 3-4-60。

3. **超声造影图像**　左乳低回声结节超声造影 14s 开始增强，早于周围乳腺组织，20s 呈均匀性高增强，增强后结节边界欠清，形态不规则，增强范围较二维增大；增强晚期（41s）呈均匀性稍高增强，见图 3-4-61、ER3-4-23。

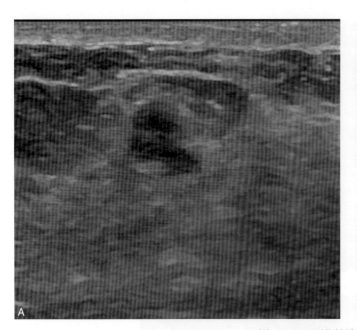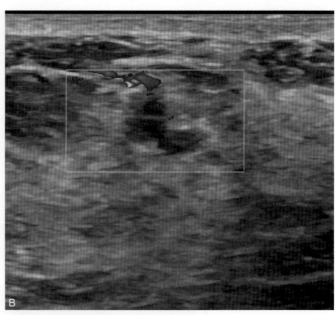

图 3-4-60　硬化性腺病常规超声声像图
A. 左乳结节纵切面灰阶图；B. 左乳结节纵切面 CDFI 图

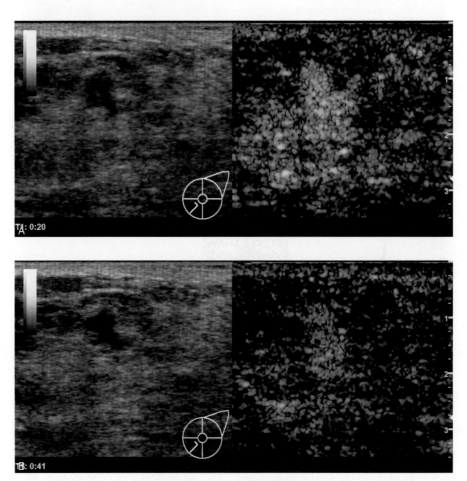

图 3-4-61　硬化性腺病超声造影图像
A. 增强早期（20s）；B. 增强晚期（41s）

ER3-4-23 乳腺硬化性腺病超声造影动态图

病例五

1. 病史概要 女性,32岁,自觉乳房胀痛半年余。触诊双乳未扪及明显肿块。既往无乳腺病变手术史,无乳腺癌家族史。

2. 常规超声图像 病灶通常较小多为椭圆形或分叶状低回声形态不规则,边缘呈毛刺状或成角,可伴后方回声衰减,病灶内部血供不丰富,见图3-4-62、图3-4-63。

3. 超声造影图像 见图3-4-64、ER3-4-24。

4. 病理诊断 乳腺硬化性腺病。

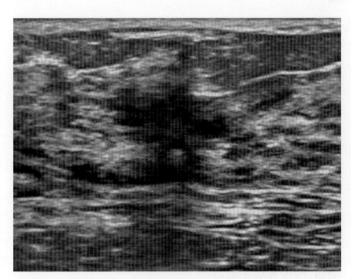

图3-4-62 乳腺硬化性腺病二维超声图像
右乳10点方向见一个低回声结节,大小1.2cm×1.0cm,边界不清晰,形态不规则,内部回声欠均匀,BI-RADS 4B类

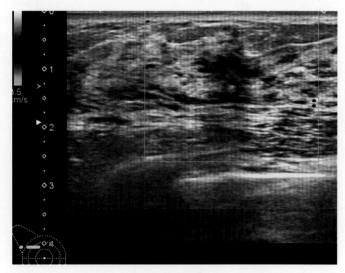

图3-4-63 乳腺硬化性腺病 CDFI 图像
病灶内见点状血流信号

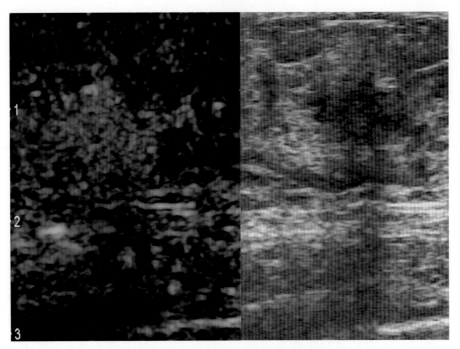

图 3-4-64　乳腺硬化性腺病超声造影图像

病灶呈不均匀高增强

ER3-4-24　硬化性腺病超声造影视频

视频注解:该低回声结节在造影模式中早于周围乳腺实质增强,显影强度高于周围乳腺实质,造影剂灌注欠均匀。增强后大小 1.8cm×1.1cm,较二维超声增大,增强后边界不清晰,形态不规则,持续观察 3min,结节显影强度始终高于周围乳腺实质

六、放射状瘢痕

病例一

1. 病史概要　女性 59 岁,触及左乳一红枣大小肿物半个月来诊,无疼痛或溢液,绝经 9 年,既往无乳腺手术病史,亦无乳腺癌家族史。查体:左乳下象限距乳头 3cm 处可扪及肿物,大小约 2cm×2cm,质实,可推动,无触痛,按压乳头无溢液。

2. 常规超声图像　左乳 6 点方向可见一低回声结节,形态欠规则,平行方位,边缘模糊,内部回声欠均,后方回声无明显改变。CDFI:病灶内可见少许血流信号,弹性成像显示病灶质中偏硬,BI-RADS 4B 类,见图 3-4-65。

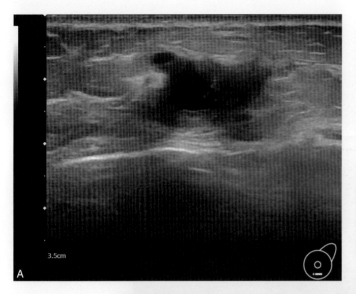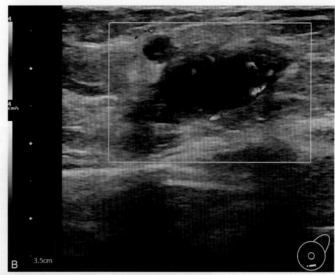

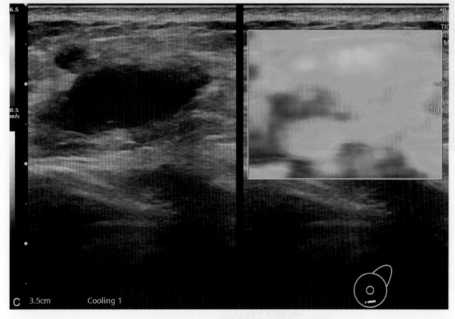

图 3-4-65　放射状瘢痕常规超声图像
A. 二维超声图像；B. CDFI 血流图；C. 弹性成像图

3. 超声造影图像　病灶与周边腺体同步增强,病灶内可见局部无增强区,病灶增强后轮廓欠清,与周边腺体分界模糊,见图 3-4-66、ER3-4-25。

4. 超声造影诊断要点　病灶与周边乳腺组织呈同步等增强,增强后与周边腺体分界不清晰,病灶内可见局部无增强区。

5. 鉴别诊断　纤维囊性乳腺病:也可以表现为类似的增强模式,呈等增强或稍低增强,鉴于两者临床特征并无明显差异,还需通过病理实现鉴别诊断。

6. 病理诊断　放射状瘢痕。

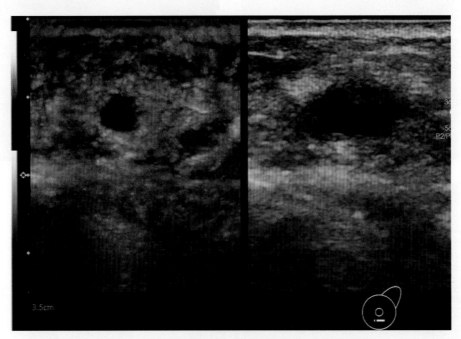

图 3-4-66 放射状瘢痕超声造影图像病灶呈不均匀等增强

ER3-4-25 放射状瘢痕超声造影视频

病例二

1. 病史概要 女性,61 岁,自觉右乳肿块 1 年余。触诊右乳可扪及一肿物,质硬,活动性欠佳。既往无乳腺病变手术史,无乳腺癌家族史。

2. 常规超声图像 表现为低回声区,边界不清晰,甚至伴毛刺征,形态不规则,呈放射状,内无血供或少血供,见图 3-4-67~ 图 3-4-68。

3. 超声造影图像 见图 3-4-69、ER3-4-26。

4. 病理诊断 乳腺放射状瘢痕。

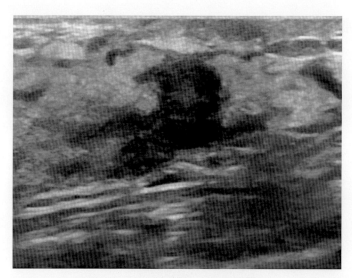

图 3-4-67　放射状瘢痕二维超声图像

右乳 9~11 点方向乳晕区见一个低回声区，大小 1.2cm×1.7cm，边界欠
清晰，形态欠规则，内部回声欠均匀，BI-RADS 4B 类

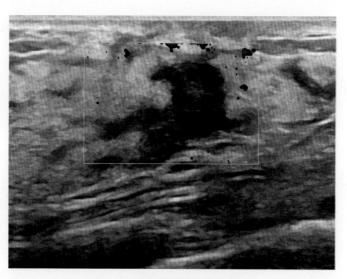

图 3-4-68　放射状瘢痕 CDFI 图像
病灶内未见彩色血流信号

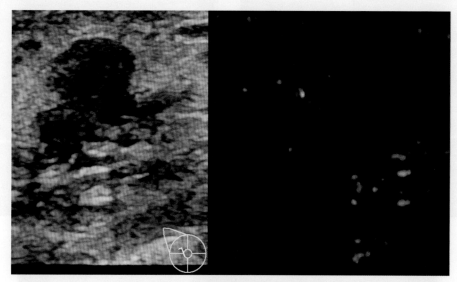

图 3-4-69　放射状瘢痕超声造影图像
病灶呈无增强

ER3-4-26　放射状瘢痕超声造影视频

视频注解：造影后，该低回声区内部仅见点状造影剂进入，大小 1.2cm×1.7cm，较常规超声无
明显增大，边界欠清晰，形态欠规则，持续观察 3min，结节始终无明显增强

第五节 乳腺恶性病变

一、浸润性导管癌

病例一

1. 病史概要 女性,48岁,扪及双乳肿物1周来诊,既往曾因良性肿瘤行左乳区段切除术,乳腺癌家族史(阿姨罹患乳腺癌)。专科检查:左乳1点方向可扪及肿物,大小约1.5cm×1.0cm,质硬可推动。

2. 常规超声图像 左乳1点方向可见一肿块,呈类椭圆形,平行方位,内部为低回声,分布欠均质,边缘不局限(微分叶),后方回声稍增强,周边组织结构无明显改变。CDFI:病灶周边可见短棒状血流信号;BI-RADS 4B类;弹性成像显示病灶及其周边乳腺组织质硬,评分5分,见图3-5-1。

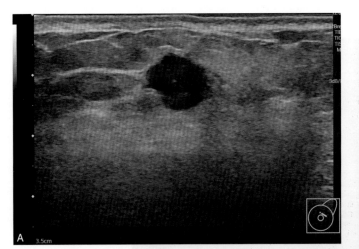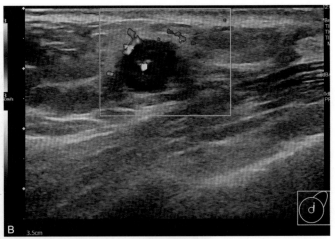
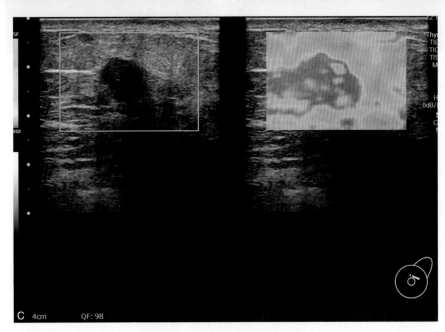

图3-5-1 浸润性导管癌超声图像

A. 二维超声图像;B. CDFI血流图;C. 弹性成像图

3. 超声造影图像 病灶呈不均匀高增强,范围较二维超声明显增大,内可见无增强区,病灶周边可见粗大扭曲血管进入病灶,呈"蟹足样"增强,见图 3-5-2、ER3-5-1。

4. 超声造影诊断要点 病灶呈快速、不均匀高增强,增强后病灶范围较二维增大,边缘模糊,形态不规则,可见粗大扭曲血管进入病灶("蟹足样"增强),可观察到穿支血管,部分病灶内部可见局部无增强区,造影晚期,造影剂滞留。

5. 鉴别诊断

(1)炎性病变:亦可以表现为不均匀高增强、范围有所增大,部分也可以观察到局部无增强区。炎性病变增生的血管多为粗细均匀的正常血管,而恶性病灶增生的血管,多为粗大扭曲的血管,微血管成像模式,可以更好地观察微血管走行。同时可以结合患者的病史、体征(红、肿、热、痛)进行鉴别,如若患者无明显临床症状,则需要穿刺活检进一步明确。

(2)富血供的良性病变:部分富血供的良性病变(纤维腺瘤、良性叶状肿瘤等),也可以表现为不均匀高增强及增强范围扩大,但大多数情况下,病灶增强后,形态规则、边缘锐利,与周边腺体的分界较清晰,极少见内部无增强区。

(3)硬化性腺病:也可以表现为不均匀高增强,增强范围略增大,但极少见"蟹足样"增强或穿支血管,亦少见无增强区。结合患者病史、临床触诊等,有助于鉴别,部分病例鉴别困难,还需通过活检获取病理诊断。

6. 病理诊断 浸润性导管癌(Ⅲ级)伴坏死。

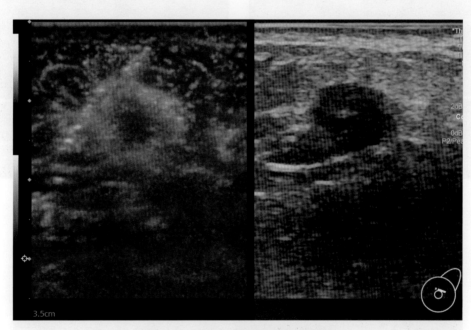

图 3-5-2 浸润性导管癌超声造影图像
病灶呈不均匀高增强,范围较二维明显增大,内可见无增强区,病灶周边可见"蟹足样"增强。

ER3-5-1 浸润性导管癌超声造影视频

病例二

1. **病史概要**　女性,46岁,发现右乳肿块1周,触诊质地偏硬,活动度差,无不适。

2. **常规超声图像**　右乳9点方向距乳头4cm可见一低回声结节,大小约2.1cm×1.6cm×2.2cm,边界清楚,形态不规则,内回声不均匀,CDFI示结节内较丰富血流信号,见图3-5-3。

3. **超声造影图像**　右乳9点方向低回声结节于8s自中心向周边开始快速增强;14s达峰,呈不均匀高增强,整体增强范围较二维超声明显增大,周边可见放射状增强;于20s时造影剂开始消退,晚期呈不均匀稍高增强表现,见图3-5-4、ER3-5-2。

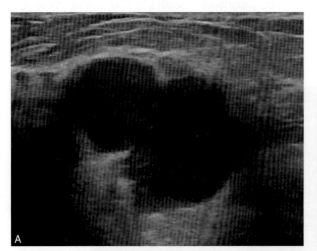
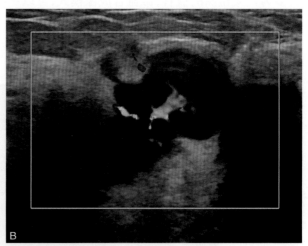

图3-5-3　右乳腺浸润性导管癌常规超声声像图
A. 右乳低回声结节灰阶图;B. CDFI血流图

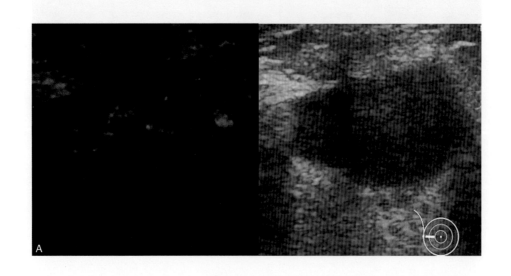

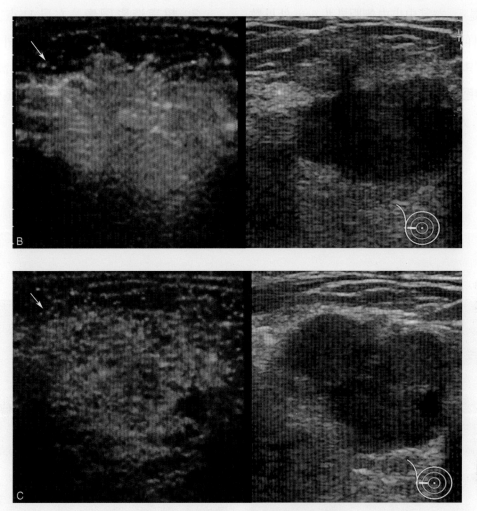

图 3-5-4 右乳腺浸润性导管癌超声造影图
A. 造影早期；B. 造影达峰时；C. 造影晚期

ER3-5-2 右乳浸润性导管癌超声造影视频

病例三

1. 病史概要 女性,61岁,右乳浸润性导管癌术后10年;复查钼靶提示:左乳中央内侧距乳头6cm处见数枚大小不一的点样钙化,形态欠规整。诊断:左乳钙化,考虑腺病,建议超声检查。

2. 常规超声图像 左乳11点方向腺体内缘显示一实性低回声结节,大小约0.9cm×0.5cm×0.9cm,边界不清、形态不规则、边缘呈毛刺样、外周高回声环绕,内部回声欠均匀。CDFI:结节周边点状血流信号;PW测得动脉频谱,PSV:8.1cm/s,RI:0.68,见图3-5-5。

3. 超声造影图像 左乳11点方向结节,约11s周边两支滋养血管高增强,即刻从外周向内部快速增强,约14s结节增强达高峰,呈均匀高增强,增强范围较二维超声扩大,边界不清、无明显包膜,见图3-5-6、ER3-5-3。

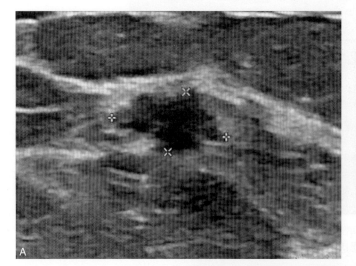 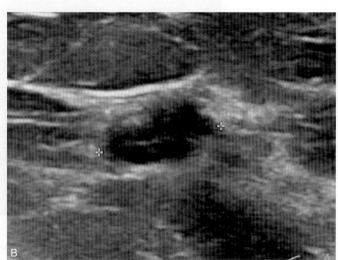

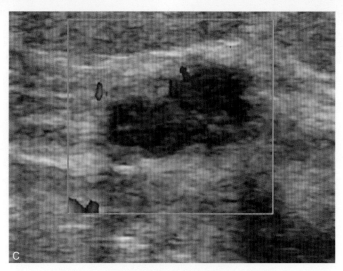

图3-5-5 乳腺浸润性导管癌常规超声声像图
A. 左乳结节横切面;B. 左乳结节纵切面;C. CDFI血流图

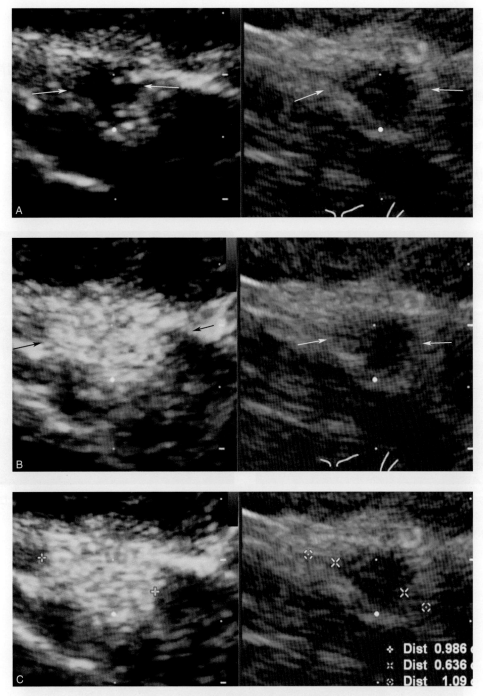

图 3-5-6　乳腺浸润性导管癌超声造影图

A. 11s 结节周围两支高增强的滋养血管（箭头所示）；B. 约 14s 结节增强达高峰，呈均匀高增强
（箭头所示）；C. 结节增强达高峰时边界模糊、增强范围较二维扩大（测量所示）

ER3-5-3　浸润性导管癌超声造影视频

病例四

1. 病史概要 女性,67岁,常规体检B超检查发现左乳实性结节。触诊左乳可扪及一肿物,质硬,活动性欠佳。既往无乳腺病变手术史,无乳腺癌家族史。

2. 常规超声图像 表现为低回声结节,边界不清晰,或呈毛刺状,形态不规则,部分病灶纵横比>1,内部可乏血供或富血供,有时可见扭曲供血动脉。见图3-5-7、图3-5-8。

3. 超声造影图像 表现为高增强,内部可伴有造影剂无填充区,增强后范围常大于常规超声,增强后边界不清晰,形态不规则,甚至出现放射状和"蟹足样"增强,可伴有穿支血管,常表现为造影剂滞留。浸润性导管癌超声造影图像见图3-5-9、ER3-5-4。

4. 病理诊断 浸润性导管癌。

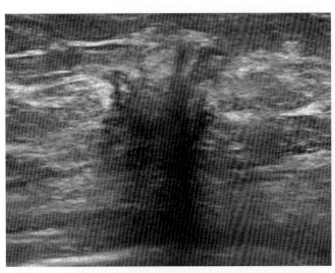

图3-5-7 浸润性导管癌二维超声图像
左乳4~5点方向见一个低回结节,大小1.3cm×1.4cm,边界不清晰,形态不规则,内部回声不均匀,BI-RADS 4C类

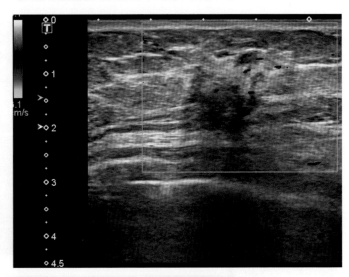

图3-5-8 浸润性导管癌CDFI图像
病灶内见点状血流信号

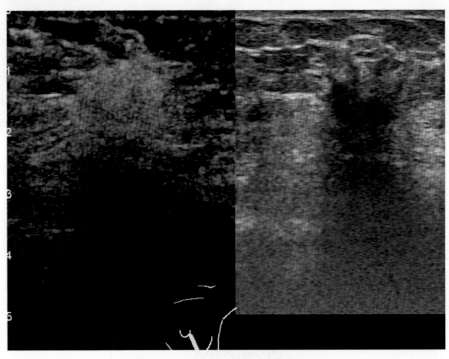

图3-5-9 浸润性导管癌超声造影图像
病灶呈均匀高增强

ER3-5-4　浸润性导管癌超声造影视频

二、原位癌

病例一

1. 病史概要　女性,46 岁,左乳外侧扪及一蚕豆大小肿物 3 个月余来诊,无伴疼痛或乳头溢液。既往无手术史及乳腺癌家族史。体格检查:左乳腺外下象限可扪及一肿物,约 1.5cm×1.0cm,质硬,无压痛,表面不光滑,边界欠清,可推动,未扪及血管搏动及波动感。

2. 常规超声图像　二维超声:左乳 4 点方向可见一低回声区,形态欠规则,平行方位,内部为低回声,分布不均质,内可见点状强回声,边缘模糊或微分叶,后方回声无明显改变,周边结构未见明显改变;CDFI:病灶内可见较丰富血流信号;弹性示病灶质硬,见图 3-5-10。

3. 超声造影图像　病灶呈不均匀高增强,增强后病灶形态欠规则,增强范围较二维稍大,与周边腺体分界尚清,未见明显粗大扭曲血管进入病灶,见图 3-5-11、ER3-5-5。

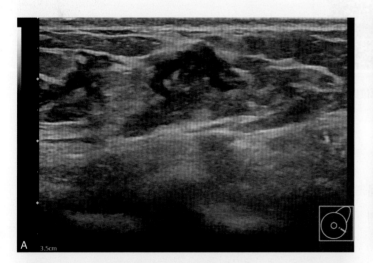

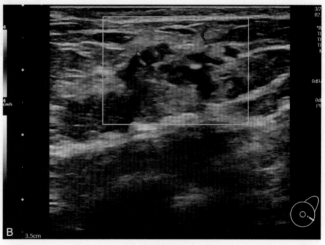

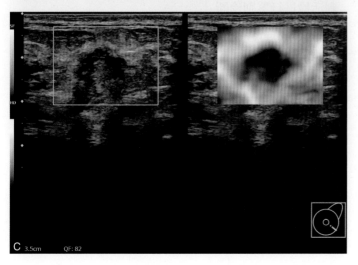

图 3-5-10　原位癌常规超声图像

A. 二维超声图像;B. CDFI 血流图;C. 弹性成像图

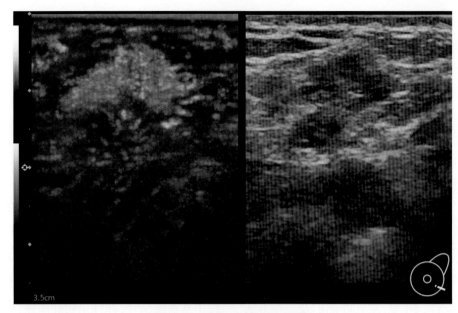

图 3-5-11　原位癌超声造影图像
病灶呈不均匀高增强,范围较二维增大

ER3-5-5　原位癌超声造影视频

4. 超声造影诊断要点　病灶呈不均匀高增强,增强范围可较二维有所增大,形态不规则,增强晚期,造影剂滞留。

5. 鉴别诊断

(1)浸润性恶性病变:同样可以有此造影表现,但更容易观察到"蟹足样"增强模式。

(2)炎性病变:同样可以表现为不均匀、范围有所增大、形态不规则的高增强,注意询问患者的病史并结合临床体征,对于临床症状不典型的炎性病变,如肉芽肿性乳腺炎,还需通过穿刺活检鉴别。

(3)硬化性腺病:同样可见表现为范围略大,不均匀高增强,两者皆无明确的临床症状及特殊的病史,可以结合钼靶等其他检查手段。

(4)纤维囊性乳腺病:体积较小的肿块型或非肿块型原位癌,可能表现为与周边乳腺腺体的同步等增强,与腺病的表现类似,需要结合钼靶等其他影像学,或通过穿刺活检进行鉴别诊断。

6. 病理诊断　原位癌(中等级别)。

病例二

1. 病史概要　女性,52 岁,自觉左乳不适就诊,无乳头溢液。

2. 常规超声图像　左乳 4 点方向可见多发乳导管扩张,较宽处约 0.3cm,扩张导管内可见实性低回声(箭头所示),范围约 2.9cm×1.0cm×0.9cm,边界尚清,形态不规则。CDFI 示低回声内可见血流信号,见图 3-5-12。

3. 超声造影图像 左乳不规则低回声区超声造影后 9s 开始出现增强，周边可见不规则血管结构；18s 达峰值强度，呈不均匀高增强，增强边界不清，周边可见放射状滋养血管增强，增强范围较二维超声明显增大（约 4.3cm×3.5cm×2.0cm）；28s 后造影剂缓慢退出，晚于周围腺体组织，晚期仍呈相对高增强表现，见图 3-5-13。

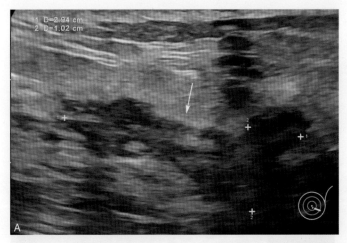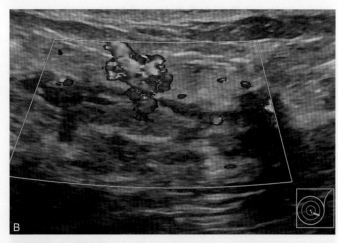

图 3-5-12 乳腺导管内原位癌常规超声声像图
A. 左乳低回声区灰阶图；B. CDFI 血流图

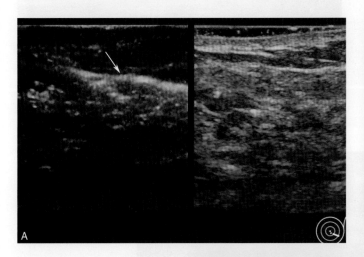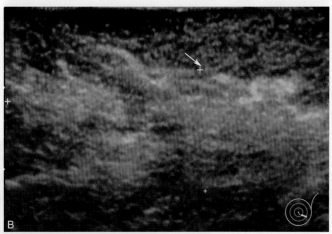

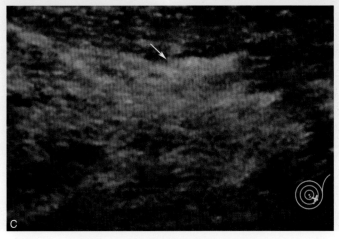

图 3-5-13 乳腺导管内原位癌超声造影图
A. 造影早期；B. 造影达峰时；C. 造影晚期

病例三

1. **病史概要** 女性,55岁,自觉左乳质硬肿块10日。触诊左乳可扪及片状质硬区,活动性差,边界不清晰。既往无乳腺病变手术史,无乳腺癌家族史。

2. **常规超声图像** 病灶多平行于乳腺平面,可见不同程度扩张的导管,其内多发性簇状强回声是导管内原位癌的特征性表现,见图3-5-14~图3-5-15。

3. **超声造影图像** 多为早期高增强,增强范围较常规超声增大,边界不清晰,形态不规则,见图3-5-16、ER3-5-6。

4. **病理诊断** 原位癌。

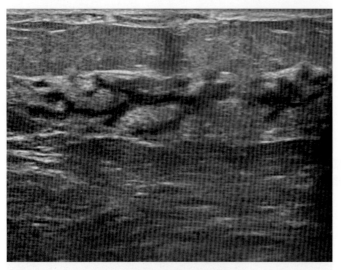

图3-5-14 原位癌二维超声图像
左乳12点方向见一个低回声区,范围1.3cm×3.0cm,边界欠清晰,形态欠规则,BI-RADS 4B类

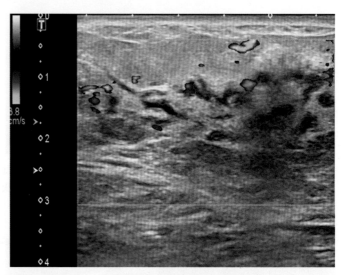

图3-5-15 原位癌CDFI图像
病灶内见散在血流信号

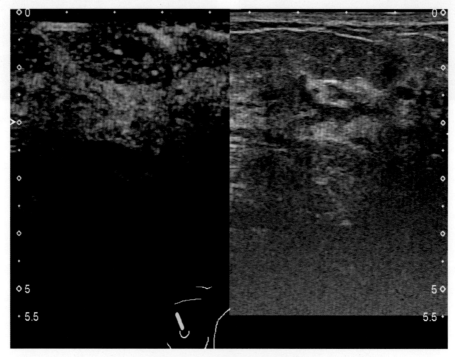

图3-5-16 原位癌超声造影图像
病灶呈不均匀高增强

ER3-5-6 原位癌超声造影视频

三、浸润性小叶癌

病例一

1. 病史概要 女性,52 岁,发现左乳肿块 3 个月余,大小如核桃,质硬,不活动,有压痛,乳头无溢液及溢血。

2. 常规超声图像 左乳内下象限 7 点方向可见一个肿块图像,深面与胸大肌分界不清,内部为低回声,分布不均匀,大小约 3.5cm×2.2cm×2.8cm,形状不规则,边缘不清,可见毛刺和成角,后方回声衰减。CDFI: 肿块边缘可见条状血流信号,RI: 0.7,弹性评分 4 分,见图 3-5-17。

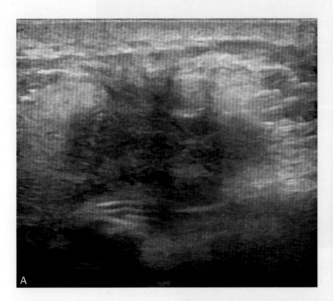
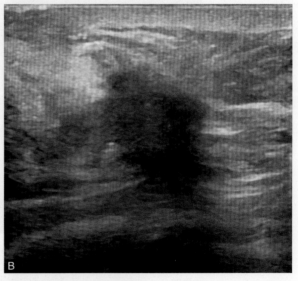
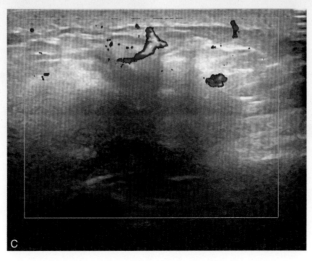

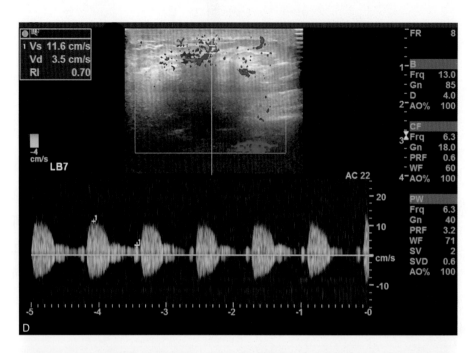

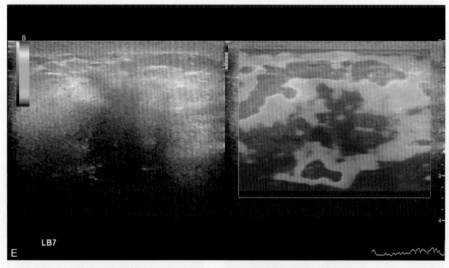

图 3-5-17　乳腺浸润性小叶癌常规超声声像图

A. 乳腺病变灰阶图；B. 乳腺病变灰阶图；C. CDFI 血流图；D. 频谱多普勒图；E. 应力式弹性成像图

3. 超声造影图像　经肘正中静脉团状注射造影剂 SonoVue 4.8ml 后，12s 病灶先于周围正常组织开始增强，为不均匀高增强，17s 增强达峰值，增强后边界不清楚，形状不规则，增强范围较二维范围扩大，周边可见 2~3 条滋养血管，32s 病灶开始减退，见图 3-5-18、ER3-5-7。

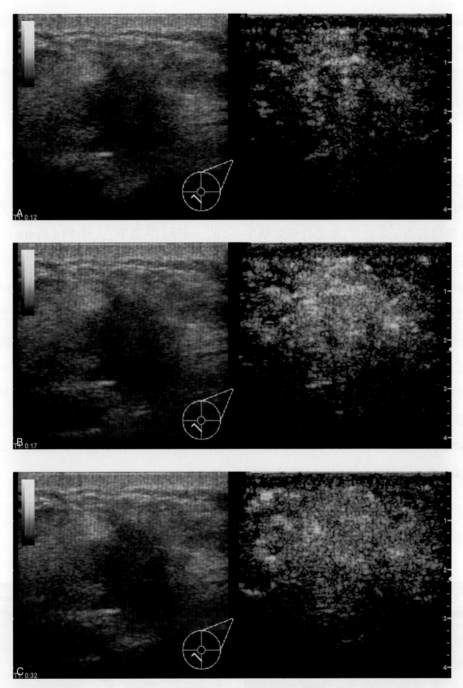

图 3-5-18　乳腺浸润性小叶癌超声造影图

A. 12s 病灶先于周围乳腺组织开始增强；B. 17s 病灶增强达峰值，病灶增强模式为不均匀高增强，增强后病灶边界不清，形状不规则，范围较二维扩大，可见 2~3 条滋养血管；C. 32s 病灶增强开始减退

ER3-5-7　乳腺浸润性小叶癌超声造影视频

4. 超声造影诊断要点 病灶呈快速、不均匀高增强，增强后病灶范围较二维增大，边缘模糊，形态不规则，可见粗大扭曲血管进入病灶（"蟹足样"增强），可观察到穿支血管，部分病灶内部可见局部无增强区，造影晚期，造影剂滞留。

5. 鉴别诊断

（1）炎性病变：亦可以表现为不均匀高增强、范围有所增大，部分也可以观察到局部无增强区。炎性病变增生的血管多为粗细均匀的正常血管，而恶性病灶增生的血管，多为粗大扭曲的血管，微血管成像模式，可以更好地观察微血管走行。同时可以结合患者的病史、体征（红、肿、热、痛）进行鉴别，如若患者无明显临床症状，则需要穿刺活检进一步明确。

（2）富血供的良性病变：部分富血供的良性病变（纤维腺瘤、良性叶状肿瘤等），也可以为不均匀高增强及增强范围的扩大，但大多数情况下，病灶增强后，形态规则，边缘锐利，与周边腺体的分界较清晰，极少见内部无增强区。

（3）硬化性腺病：也可以表现为不均匀高增强，范围略增大，但极少见"蟹足样"增强或穿支血管，亦少见无增强区。结合患者病史、临床触诊等，有助于鉴别，部分病例鉴别困难，还需通过穿刺活检明确病理诊断。

病例二

1. 病史概要 女性，43岁，体检超声发现左乳结节，无不适，既往体检未见异常。

2. 常规超声图像 左乳12点方向距乳头5cm可见一低回声结节，大小约1.2cm×0.7cm×0.7cm，边界不清，形态不规则，纵横比大于1，周边可见高回声晕。CDFI示结节内可见血流信号，见图3-5-19。

3. 超声造影图像 左乳12点钟低回声结节超声造影后11s自周边开始增强（图3-5-20A箭头所示）；18s达峰值强度，呈不均匀高增强，边界不清，周边可见放射状增强，结节整体范围较常规超声明显增大（图3-5-20B，箭头所示）；26s结节内造影剂开始不同程度地缓慢退出，晚期仍呈稍高增强表现（图3-5-20C，箭头所示），见图3-5-20。

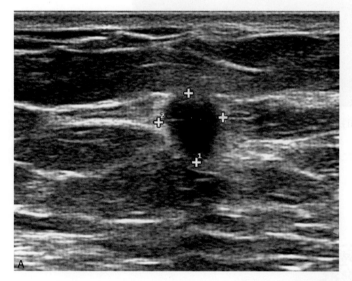
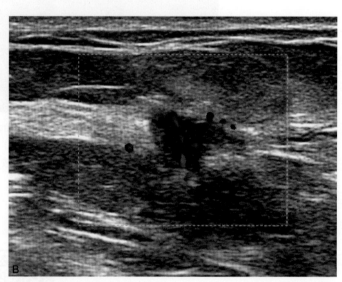

图3-5-19 乳腺乳浸润性小叶癌常规超声声像图
A. 左乳低回声结节灰阶图；B. CDFI血流图

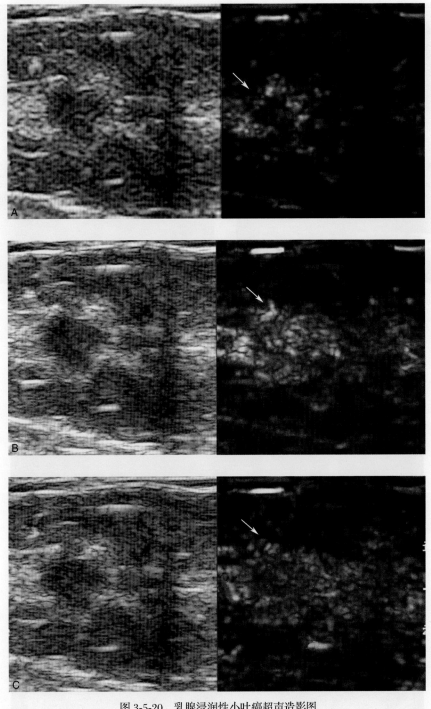

图 3-5-20　乳腺浸润性小叶癌超声造影图
A. 造影早期；B. 造影达峰时；C. 造影晚期

病例三

    1. 病史摘要　女性，48 岁，触及右乳肿块半个月余，查体肿块质硬、活动度差。

    2. 常规超声图像　右侧乳腺内上象限见一个低回声病灶，大小约 2.6cm×1.7cm，形态不规则，边缘不光整，内部回声均匀；CDFI：病灶内可见点条状血流信号；

Alder 分级：Ⅱ级；PW：阻力指数为 0.71；病灶弹性成像评分：4 分，见图 3-5-21。

    3. 超声造影图像　经肘正中静脉注射 SonoVue 造影剂 3.0ml 后，病灶增强早期呈快速高增强，早于周边腺体组织；达峰时呈不均匀高增强，边缘呈放射状，增强范围较二维增大，见图 3-5-22、ER3-5-8。

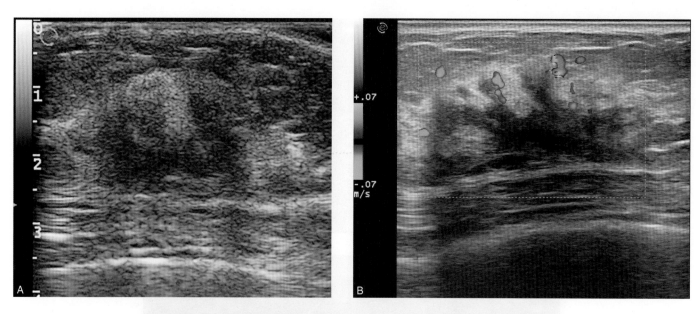

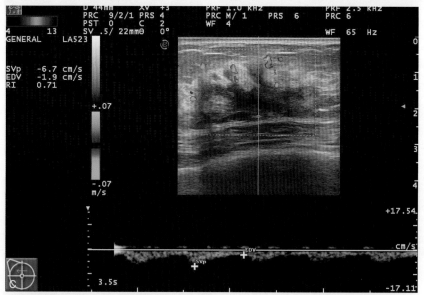

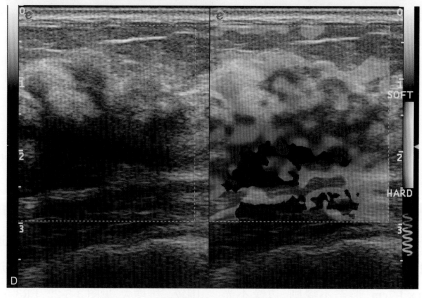

图 3-5-21 乳腺浸润性小叶癌常规超声声像图
A. 灰阶图像；B. CDFI 血流图；C. 频谱多普勒图；D. 弹性成像图

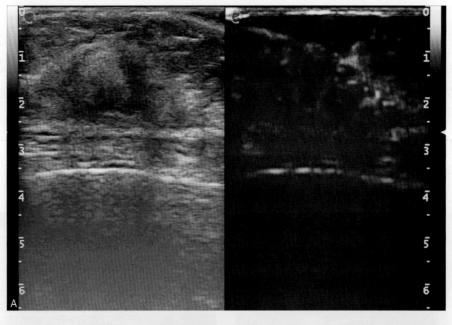

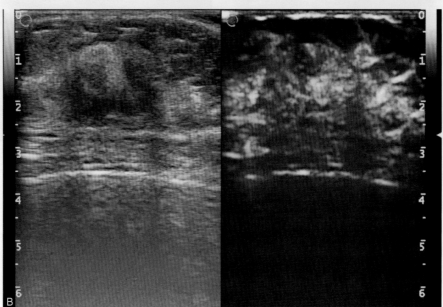

图 3-5-22　乳腺浸润性小叶癌超声造影图

A. 增强早期；B. 达峰时

ER3-5-8　浸润性小叶癌超声造影视频

病例四

1. **病史概要**　女性,56 岁,自觉双侧乳房胀痛 1 个月。触诊右乳可扪及一肿物,质硬,活动性欠佳。既往无乳腺病变手术史,无乳腺癌家族史。

2. **常规超声图像**　典型特征为低回声结节,边界不清,形态不规则,甚至呈锯齿状,可伴后方回声衰减,见图 3-5-23、图 3-5-24。

3. **超声造影图像**　结节常表现为高增强,增强范围较二维增大,增强后边界不清晰,形态不规则,甚至呈放射状、"蟹足样"增强,可伴有穿支血管。浸润性小叶癌超声造影图像,见图 3-5-25、ER3-5-9。

4. **病理诊断**　浸润性小叶癌。

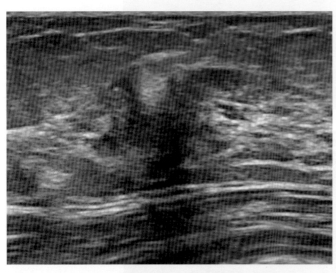

图 3-5-23　乳腺浸润性小叶癌二维超声图像
右乳 11 点方向见一个低回结节,大小 0.8cm×1.1cm,边界清晰,形态不规则,内部回声不均匀,BI-RADS 4B 类

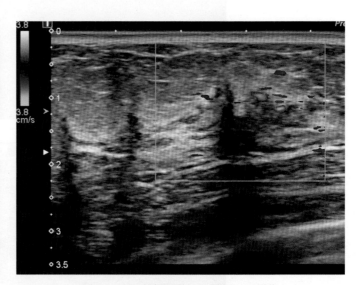

图 3-5-24　乳腺浸润性小叶癌 CDFI 图像
病灶内见点状血流信号

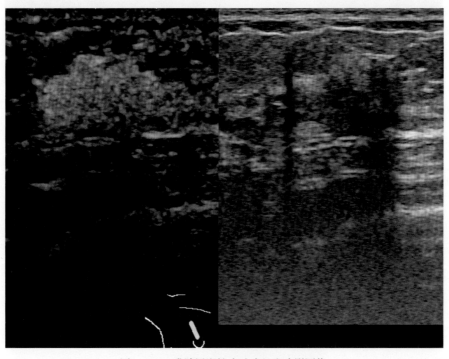

图 3-5-25　乳腺浸润性小叶癌超声造影图像
病灶呈均匀高增强

ER3-5-9　浸润性小叶癌超声造影视频

四、髓样癌

病例一

1. 病史概要　女性,48 岁,主诉"触及左侧乳房肿块 1 周"。皮肤无红肿、破溃,乳头无凹陷及溢液。

2. 常规超声图像　左侧乳腺 3 点方向距乳头 3.6cm 处见一个极低回声病灶,大小约 1.7cm×2.4cm,纵横比 >1,形态不规则,边缘不光整,呈微分叶状,内部回声不均匀,后方回声增强;CDFI 示病灶周边及内部可见丰富的血流信号;Alder 分级:Ⅲ级;PW:阻力指数为 0.67;病灶弹性成像评分:3 分。患侧腋窝淋巴结肿大伴皮质局限性增厚,淋巴门回声存在。CDFI:局部增厚的皮质内可见点条状血流,见图 3-5-26。

3. 超声造影图像　左侧乳腺病灶与周围正常乳腺腺体组织相比呈快速增强,达峰时呈不均匀高增强,周边可见穿支状血管,增强范围较灰阶图像明显增大,内可见小片状无增强区域,见图 3-5-27、ER3-5-10。

4. 超声造影诊断要点　病灶呈快速、不均匀高增强,增强后病灶范围较二维超声增大,形态不规则,边缘模糊,可见粗大扭曲血管进入病灶("蟹足样"增强),可观察到穿支血管,部分病灶内部可见局部无增强区,造影晚期,造影剂滞留。

5. 鉴别诊断

(1)炎性病变:亦可以表现为不均匀高增强、范围有所增大,部分也可以观察到局部无增强区。炎性病变增生的血管多为粗细均匀的正常血管,而恶性病灶增生的血管,多为粗大扭曲的血管,微血管成像模式,可以更好地观察微血管走行。同时可以结合患者的病史、体征(红、肿、热、痛)进行鉴别,如若患者无明显临床症状,则需要穿刺活检进一步明确。

(2)富血供的良性病变:部分富血供的良性病变(纤维腺瘤、良性叶状肿瘤等),也可以为不均匀高增强及增强范围的扩大,但大多数情况下,病灶增强后,形态规则、边缘锐利,与周边腺体的分界较清晰,极少见内部无增强区。

(3)硬化性腺病:也可以表现为不均匀高增强,范围略增大,但极少见"蟹足样"增强或穿支血管,亦少见无增强区。结合患者病史、临床触诊等,有助于鉴别,部分病例鉴别困难,还需通过穿刺活检获取病理诊断。

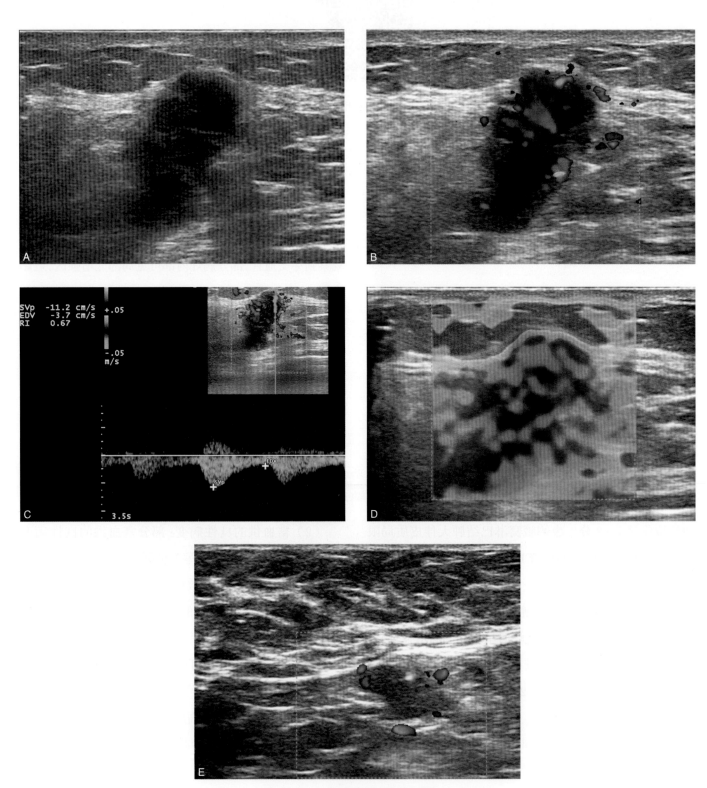

图 3-5-26　髓样癌常规超声示意图

A. 灰阶图像；B. CDFI 血流成像；C. 频谱多普勒图；D. 弹性成像图；E. 同侧腋窝淋巴结 CDFI 声像图

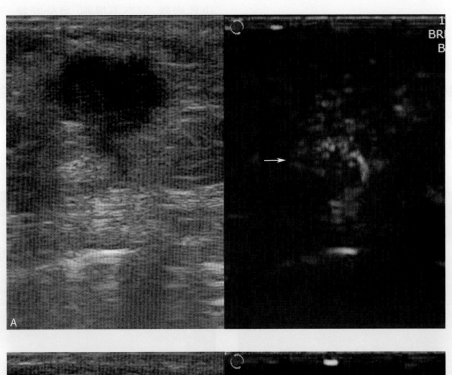

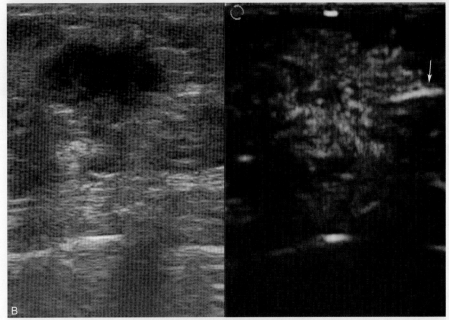

图 3-5-27　髓样癌超声造影示意图

A. 左侧乳腺病灶增强早期早于周边乳腺腺体组织呈快速增强（箭头所示）；B. 左侧乳腺病灶达峰时呈不均匀高增强，范围扩大，周边可见穿支状血管（箭头所示）

ER3-5-10　髓样癌超声造影视频

病例二

1. **病史概要** 女性，49 岁，自觉右乳肿块 1 周。触诊右乳可扪及一肿物，质中，活动性尚可。既往无乳腺病变手术史，无乳腺癌家族史。

2. **常规超声图像** 结节常表现为类圆形或卵圆形，边界清楚，形态不规则，呈分叶状，无包膜，后方回声增强，体积较大者可出现囊性变，见图 3-5-28、图 3-5-29。

3. **超声造影图像** 结节可表现为高增强，灌注较均匀，增强后范围可大于二维超声，增强后边界清晰或不清晰，髓样癌超声造影图像，见图 3-5-30、ER3-5-11。

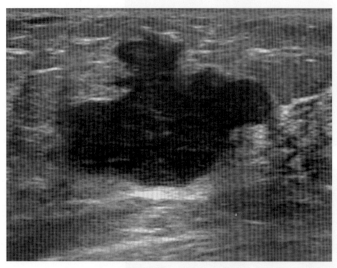

图 3-5-28 髓样癌二维超声图像

右乳 8 点方向见一个低回结节，大小 1.7cm×1.9cm，边界清晰，形态不规则，呈分叶状，后方回声略增强，内见少量强回声斑，内部回声不均匀，BI-RADS 4B 类

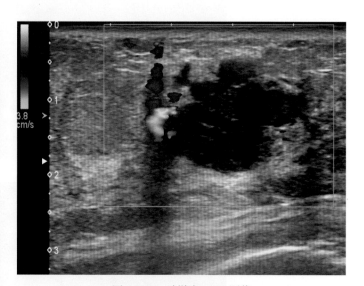

图 3-5-29 髓样癌 CDFI 图像

病灶内部及周边见血流信号

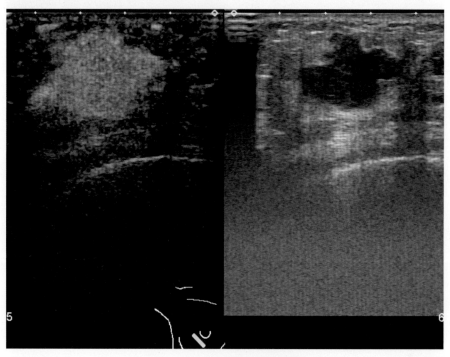

图 3-5-30 髓样癌超声造影图像

病灶呈均匀高增强

ER3-5-11　髓样癌超声造影视频

五、黏液癌

病例一

1. **病史概要**　女性，82岁，体检发现左乳肿块1个月。查体：局部皮肤无红肿、破溃，乳头无凹陷、溢液。

2. **常规超声图像**　左侧乳腺8点方向距乳头3cm处见一个低回声病灶，大小约1.9cm×1.0cm，纵横比>1，形态规则，边缘光整，内部回声均匀；CDFI示病灶内部及周边可见条点状及条状血流信号；Alder分级：Ⅱ级；PW：阻力指数为0.61；病灶弹性成像评分：4分；患侧腋窝淋巴结未见明显异常，见图3-5-31、ER3-5-12。

3. **超声造影图像**　见图3-5-32。

4. **超声造影诊断要点**　病灶呈向心性不均匀高增强，增强范围较二维增大，病灶边界大多较清晰，病灶内常见片状无增强区，周边极少见"蟹足样"增强。

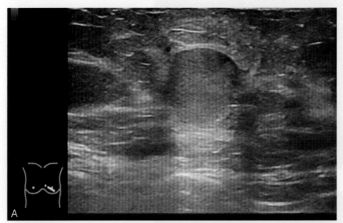

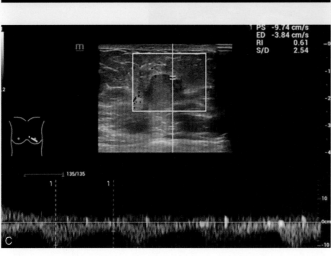

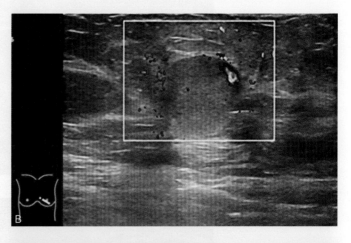

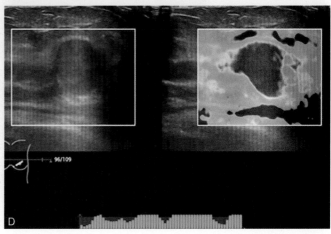

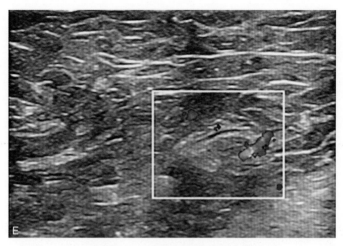

图 3-5-31 黏液癌常规超声示意图

A. 乳腺病灶灰阶图像；B. CDFI 血流成像；C. 频谱多普勒图；D. 弹性成像图；E. 患侧腋窝淋巴结 CDFI 图像

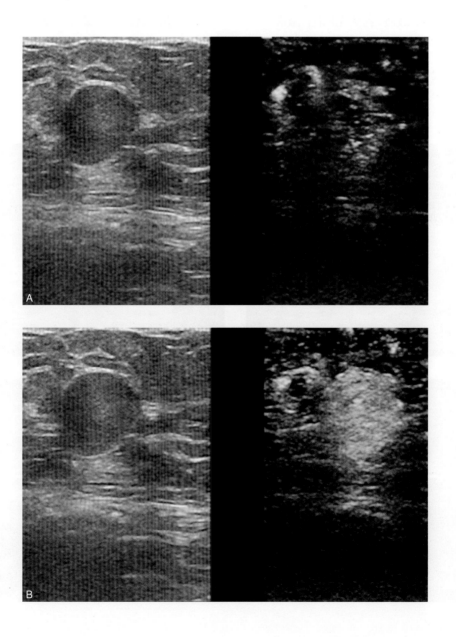

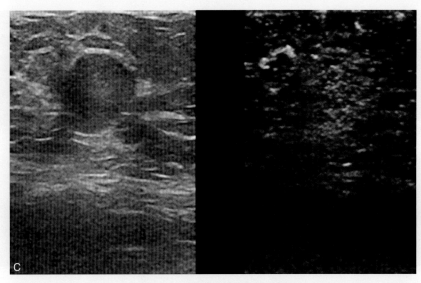

图 3-5-32 黏液癌超声造影示意图
A. 增强早期（11s）；B. 达峰时（17s）；C. 增强晚期（57s）

ER3-5-12 黏液癌超声造影视频

5. 鉴别诊断

（1）其他恶性病变：相对于其他恶性病变，黏液癌增强后病灶边界更清晰，并且多见无增强区，同时周边较少见"蟹足样"增强。

（2）炎性病变：同样可以表现为不均匀、范围有所增大、形态不规则的高增强，注意询问患者的病史并结合临床体征，对于临床症状不典型的炎性病变如：肉芽肿性乳腺炎，还需通过穿刺活检鉴别。

病例二

1. 病史概要 女性，43 岁，无意中扪及左乳肿物 1 周，无伴乳头溢液、疼痛。查体：左乳腺内象限可扪及一肿物，约 5.0cm×3.0cm，质硬，无压痛，表面不光滑，边界欠清，可推动，未扪及血管搏动及波动感。

2. 常规超声图像 左乳 12 点方向可见一个低回声病灶，形态不规则，平行方位，边缘呈大分叶，内部回声不均匀，后方回声增强，病灶周边组织结构未见扭曲；CDFI：病灶内可见少许条状血流信号；弹性示病灶内及周边质硬，病灶内硬度分布不均质，BI-RADS 4B 类，见图 3-5-33。

3. 超声造影图像 病灶呈不均匀高增强，病灶内可见散在分布低或无增强区，病灶增强后形态不规则，范围明显增大，与周边腺体界限模糊，见图 3-5-34、ER3-5-13。

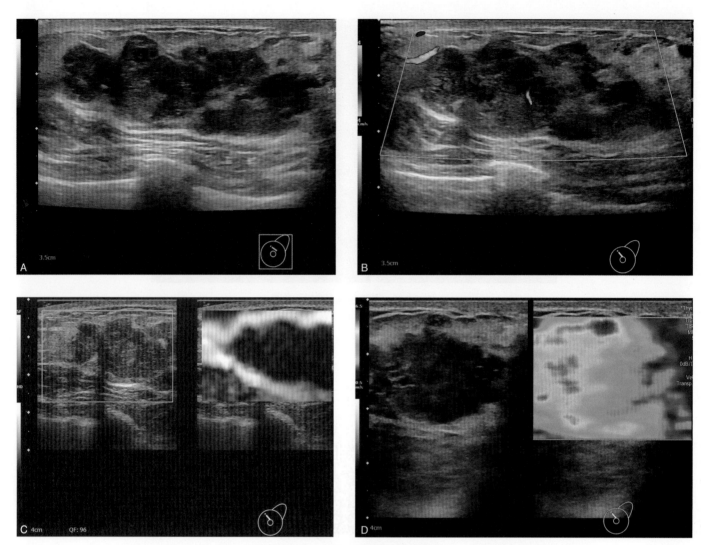

图 3-5-33　乳腺黏液癌常规超声图像

A. 左乳 12 点方向低回声病灶；B. 病灶内可见少许条状血流信号；C、D. 病灶及其周边组织均质硬

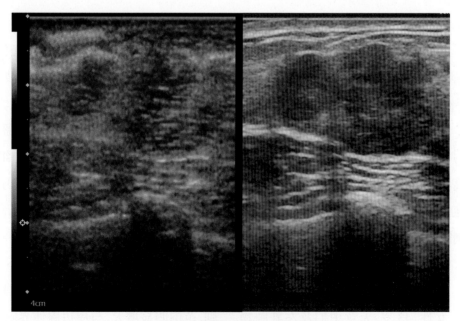

图 3-5-34　乳腺黏液癌超声造影图像

病灶呈不均匀稍高增强,边缘模糊,内可见片状无增强区

ER3-5-13　黏液癌超声造影视频

病例三

1. 病史概要　女性，25 岁，主诉"触及右乳肿物 3 个月余"就诊。3 个月前无意间触及右乳内上象限肿物，大小约 2cm，无压痛，无乳头内陷、溢液。

2. 常规超声图像　右乳 1 点方向可见一大小约 1.9cm×0.9cm 的低回声结节，边界欠清，形态欠规则，内回声不均匀，内可见点状强回声。CDFI 示结节内未见明显血流信号，BI-RADS 4B 类，见图 3-5-35。

3. 超声造影图像　右乳低回声结节超声造影动脉期（12s）开始增强，结节周边可见少许造影剂进入，增强慢于周围乳腺组织，22s 周围乳腺组织增强达高峰，右乳结节呈不均匀低增强，边界清，形态尚规则，增强范围较二维明显增大；增强晚期（40s）结节与正常乳腺组织开始同步廓清，结节呈非均匀性低增强，见图 3-5-36、ER3-5-14。

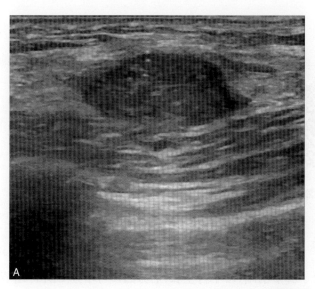
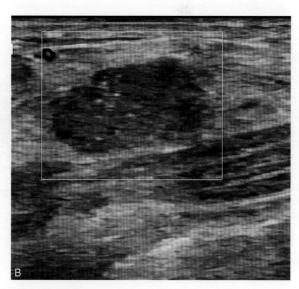

图 3-5-35　乳腺黏液癌常规超声声像图
A. 右乳低回声结节纵切面灰阶图；B. 右乳低回声结节纵切面 CDFI 图

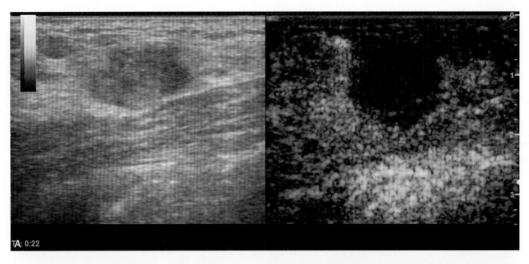

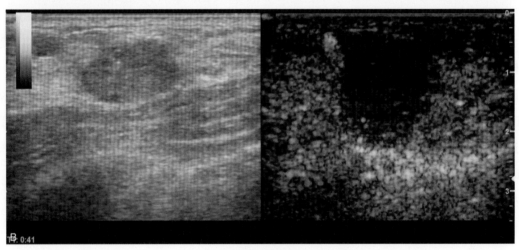

图 3-5-36 乳腺黏液癌超声造影图像

A. 右乳低回声结节（22s）图像；B. 右乳低回声结节增强晚期（41s）图像

ER3-5-14 乳腺黏液癌超声造影动态图

病例四

1. **病史概要** 女性，69岁，自觉右乳肿块3个月，自觉肿块逐渐增大。触诊右乳可扪及一肿物，质中，活动性欠佳。既往无乳腺病变手术史，无乳腺癌家族史。

2. **常规超声图像** 结节多表现为不均匀低回声，边界多清晰，多平行生长，后方回声可增强 CDFI：结节内部可见丰富血流信号，见图 3-5-37、图 3-5-38。

3. **超声造影图像** 结节常表现为高增强，内部常见无增强区，部分病灶增强后大于二维超声，边界清晰或不清晰，形态不规则，见图 3-5-39、ER3-5-15。

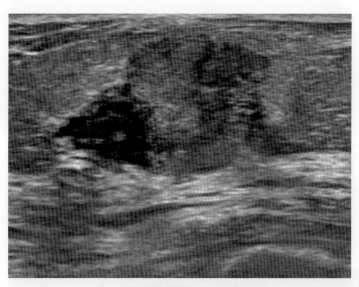
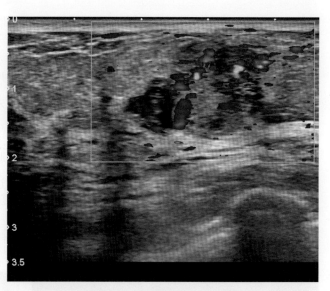

图 3-5-37　乳腺黏液癌二维超声图像
右乳 11 点方向见一个低回结节,大小 1.6cm×1.8cm,边界清晰,形态不规则,内部回声欠均匀,BI-RADS 4B 类

图 3-5-38　乳腺黏液癌 CDFI 图像
病灶内见丰富血流信号

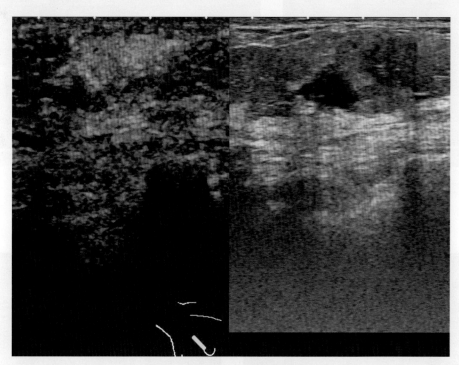

图 3-5-39　乳腺黏液癌超声造影图像
病灶呈不均匀高增强

ER3-5-15　黏液癌超声造影视频

病例五

1. **病史概要** 女性,48岁,无明显诱因出现左乳疼痛,自检于左乳内上象限发现一蚕豆大小之肿块半年,未予治疗。近1个月来肿物增大至核桃大小。

2. **常规超声图像** 左乳9点方向距乳头约4cm腺体内见一低回声结节,呈囊实混合性,形态不规则,边

缘呈分叶状或成角。CDFI:结节边见点状血流信号,见图3-5-40。

3. **超声造影图像** 左乳9点方向结节超声造影16s开始增强,结节周边呈快速不均匀高增强24s达峰,增强晚期结节周边快速消退,结节内部始终无增强,增强后结节大小约4.5cm×3.5cm,见图3-5-41、ER3-5-16。

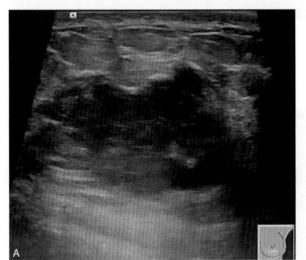
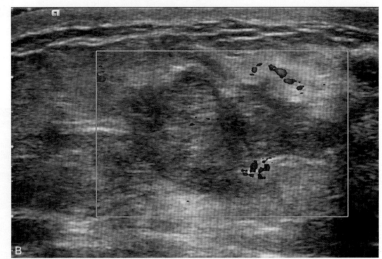

图 3-5-40 乳腺黏液癌常规超声图
A. 乳腺二维超声图;B. CDFI 血流图

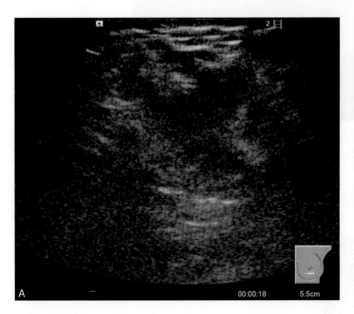
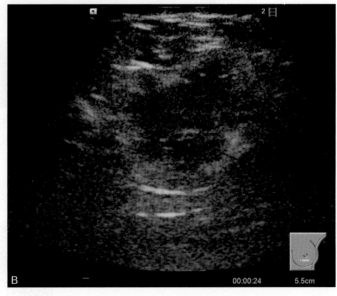

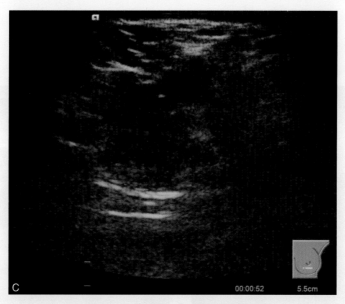

图 3-5-41 乳腺黏液癌超声造影图像
A. 超声造影 16s 图像；B. 超声造影 24s 图像；C. 超声造影 52s 图像

ER3-5-16 乳腺超声造影视频

六、导管内乳头状癌

病例一

1. 病史概要 女性,83 岁,体检发现左乳肿块 1 个月。查体:皮肤无红肿、破溃,乳头无凹陷及溢液,触之可扪及肿块一枚,质地较硬,活动度可。

2. 常规超声图像 左侧乳腺 8 点方向距乳头

3.2cm 处见一个低回声病灶,大小约 1.2cm×1.3cm,纵横比 >1,形态不规则,边缘不光整,呈微分叶状,内部回声不均匀;CDFI:病灶内部及边缘可见丰富的血流信号;Alder 分级:Ⅲ级;PW:阻力指数为 0.73;病灶弹性成像评分:3 分;患侧腋窝:淋巴结肿大伴皮质局限性增厚,淋巴门回声可见。CDFI:肿大淋巴结内可见点状血流信号,见图 3-5-42。

3. 超声造影图像 见图 3-5-43、ER3-5-17。

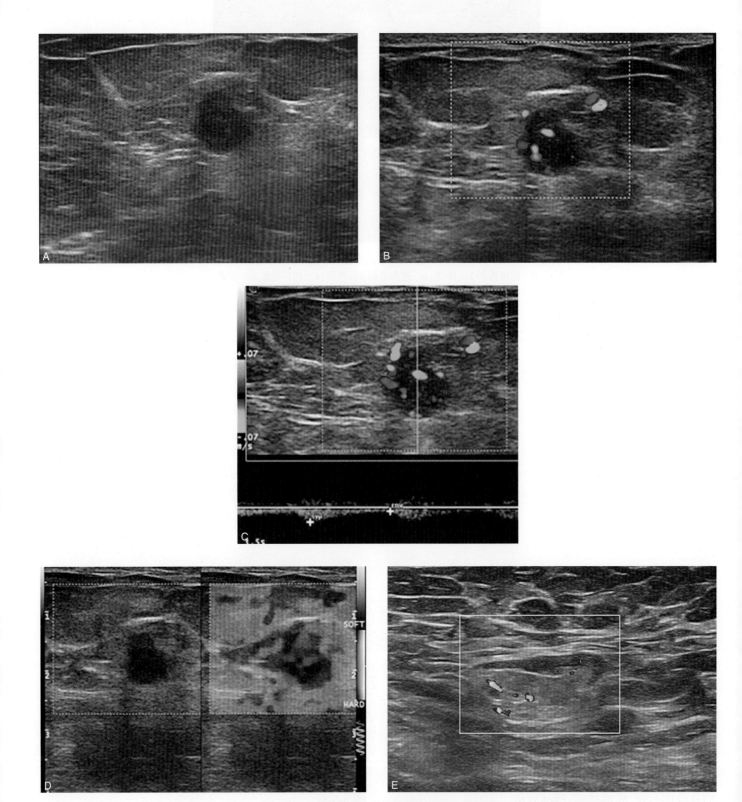

图 3-5-42　乳腺导管内乳头状癌常规超声示意图
A. 乳腺病灶灰阶图像；B. CDFI 血流成像；C. 频谱多普勒图；D. 弹性成像图；E. 患侧腋窝淋巴结图像

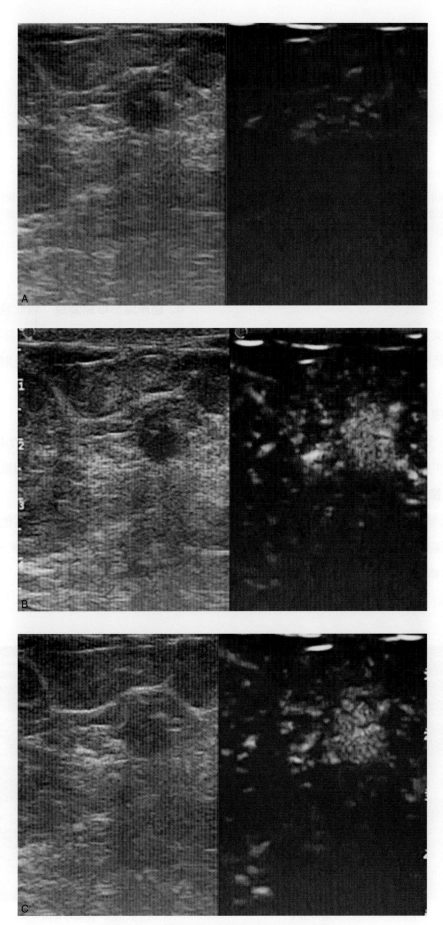

图 3-5-43　乳腺导管内乳头状癌超声造影示意图
A. 增强早期（22s）；B. 达峰时（35s）；C. 增强晚期（71s）

ER3-5-17 导管内乳头状癌超声造影视频

视频注解:经肘正中静脉注射造影剂 SonoVue 3.0ml 后,左侧乳腺腺体层内病灶增强早期呈快速高增强,早于周边乳腺腺体组织,达峰时病灶呈均匀高增强,边缘不光整,增强范围较灰阶图像增大。增强晚期病灶内见造影剂滞留

病例二

1. 病史概要 女性,67岁,左乳乳头血性溢液2个月。触诊双乳未扪及明显肿物。既往无乳腺病变手术史,无乳腺癌家族史。

2. 常规超声图像 多表现为极低回声,单发中央型癌灶呈圆形、椭圆形,多发外周病灶则呈沿乳管走行方向楔形分布,可伴导管扩张,见图3-5-44、图3-5-45。

3. 超声造影图像 该低回声区在造影模式中早于周围乳腺实质增强,显影强度高于周围乳腺实质,造影剂灌注均匀。增强后大小0.6cm×1.6cm,较常规超声增大,增强后边界清晰,形态欠规则,持续观察3min,低回声区显影强度始终高于周围乳腺实质,见图3-5-46、

ER3-5-18。

4. 超声造影诊断要点 病灶呈均匀高增强,范围较二维所见增大,形态不规则,与导管壁分界模糊,部分较大病灶可见局部无增强区,增强晚期可见造影剂滞留,少见"蟹足样"增强。

5. 鉴别诊断

(1)导管内乳头状瘤:大多为表现为均匀或不均匀高增强,增强范围较二维增大不明显,部分可见导管壁和病灶的清晰分界。

(2)其他恶性病变:相对于其他恶性病变,导管内乳头状癌周边极少见"蟹足样"增强,结合患者的体征(乳头溢液等)有助于鉴别诊断。

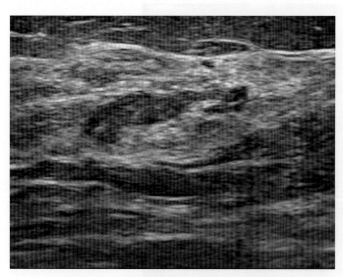

图3-5-44 乳腺导管内乳头状癌二维超声图像
左乳10点钟近乳头处局部导管增宽,最大内径0.3cm,长约1.9cm,内部呈低回声,形态欠规则,BI-RADS 4A类

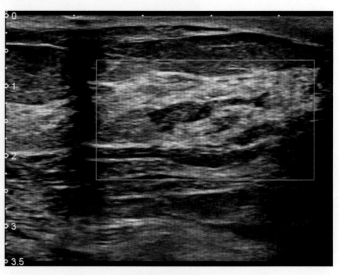

图3-5-45 乳腺导管内乳头状癌 CDFI 图像
病灶内未见血流信号

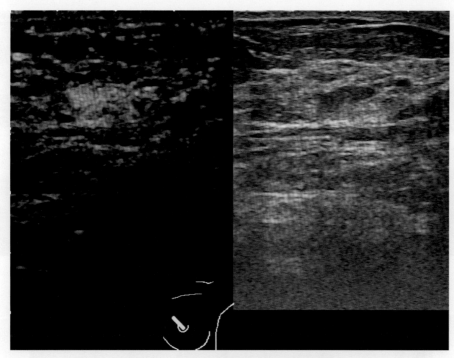

图 3-5-46　乳腺导管内乳头状癌超声造影图像
病灶呈均匀高增强

ER3-5-18　导管内乳头状癌超声造影视频

七、恶性叶状肿瘤

病例一

1. 病史概要　女性,49 岁,超声发现左乳肿物 5 年并进行性增大半年来诊,既往无乳腺手术史,姑姑罹患乳腺癌。查体:左乳外上象限可扪及一肿物,约 2.0cm× 1.0cm,质硬,无压痛,表面光滑,边界欠清,可推动,未扪及血管搏动及波动感。

2. 常规超声图像　二维超声:左乳外上象限(约 2 点方向)可见一个低回声结节,形态欠规则,平行方位,内部回声不均匀,边缘模糊,病灶与周边导管相连;CDFI:病灶内未见明显血流信号;弹性示病灶质中,见图 3-5-47。

3. 超声造影图像　病灶呈不均匀高增强,形态不规则增强,范围略大于二维所见,内可见大片状无增强区域,见图 3-5-48、ER3-5-18。

4. 超声造影诊断要点　病灶呈快速、不均匀高增强,增强后病灶范围较二维增大,形态不规则,边缘模糊,有时可见粗大扭曲血管进入病灶("蟹足样"增强),可见穿支血管,部分病灶内部可见局部无增强区,造影晚期,造影剂滞留。

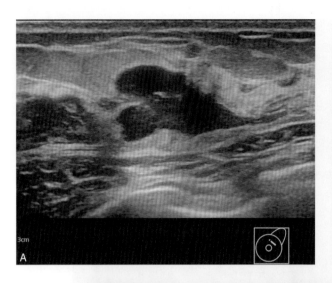
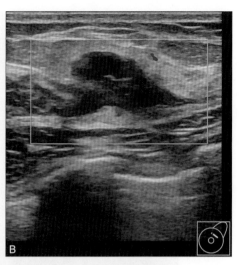
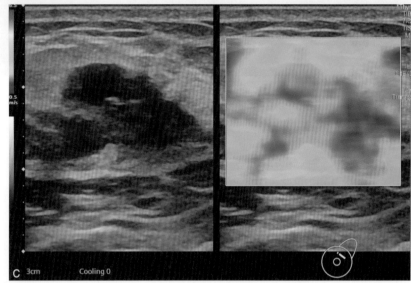

图 3-5-47　乳腺恶性叶状肿瘤常规超声图像

A. 左乳 2 点方向低回声病灶；B. 病灶内未见明显血流信号；C. 剪切波弹性图像病灶质中

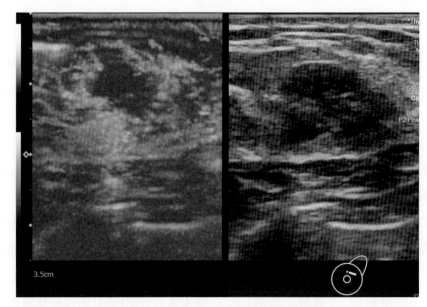

图 3-5-48　乳腺恶性叶状肿瘤超声造影图像

病灶呈不均匀高增强，范围增大，内可见大片状无增强区，与周边腺体分界模糊

ER3-5-19　恶性叶状肿瘤超声造影视频

5. 鉴别诊断

（1）炎性病变：亦可以表现为不均匀高增强、范围有所增大，部分也可以观察到局部无增强区。炎性病变增生的血管多为粗细均匀的正常血管，而恶性病灶增生的血管多为粗大扭曲的血管，微血管成像模式，可以更好地观察微血管走行。同时可以结合患者的病史、体征（红、肿、热、痛）进行鉴别，如若患者无明显临床症状，则需要穿刺活检进一步明确。

（2）富血供的良性病变：部分富血供的良性病变（纤维腺瘤、良性叶状肿瘤等），也可以为不均匀高增强及增强范围的扩大，但大多数情况下，病灶增强后，形态规则、边缘锐利，与周边腺体的分界较清晰，极少见内部无增强区。

（3）硬化性腺病：也可以表现为不均匀高增强，范围略增大，但极少见"蟹足样"增强或穿支血管，亦少见无增强区。结合患者病史、临床触诊等，有助于鉴别，部分病例鉴别困难，还需通过穿刺活检获取病理诊断。

病例二

1. 病史概要　女性，53岁，自觉右乳肿块，近期增长迅速。触诊右乳可扪及一肿物，质韧，活动性欠佳。既往无乳腺病变手术史，无乳腺癌家族史。

2. 常规超声图像　肿瘤多呈圆形、分叶状或巨块状，当直径>4.0cm时，分叶趋于明显，恶性叶状肿瘤边界趋向于模糊，浸润感，良性、交界性、恶性叶状肿瘤内血供逐渐增多，见图3-5-49、图3-5-50。

3. 超声造影图像　该低回声团块与周围乳腺实质同步增强，增强强度高于周围乳腺实质，自周边向中心灌注，灌注不均匀，内见无增强区。增强后团块大小4.0cm×6.9cm，较常规超声无明显增大，增强后边界清晰，形态规则。持续观察3min，团块显影强度始终高于周围乳腺实质见图3-5-51、ER3-5-20。

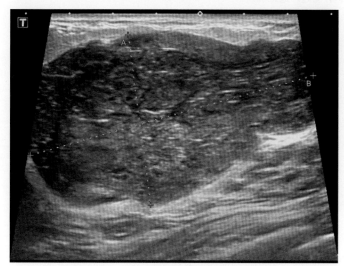

图 3-5-49　乳腺恶性叶状肿瘤二维超声图像
右乳11~3点方向见一个低回声团块，大小3.8cm×6.7cm，边界清晰，形态欠规则，内部回声欠均匀，BI-RADS 4A类

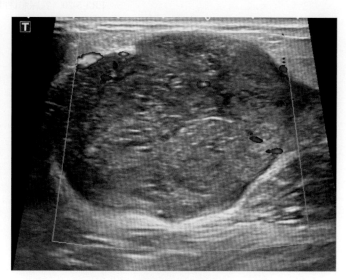

图 3-5-50　乳腺恶性叶状肿瘤 CDFI 图像
病灶内见散在血流信号

317

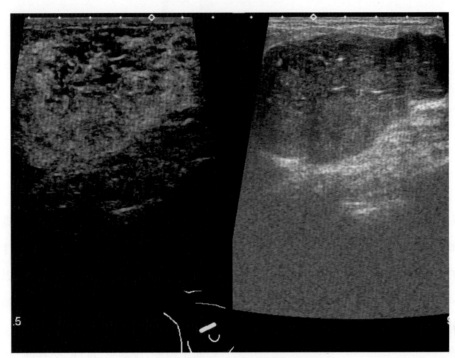

图 3-5-51 乳腺恶性叶状肿瘤超声造影图像
病灶呈不均匀高增强

ER3-5-20 乳腺恶性叶状肿瘤超声造影视频

八、Paget 病

1. **病史概要** 女性,45 岁,左乳头阵发性瘙痒 9 个月,加重并伴局部皮肤脱屑、溢血 3 个月来诊。

2. **常规超声图像** 乳晕区局部皮肤增厚,回声增高,乳头内陷,乳头内部回声减低、不均匀,可见多个斑块状强回声,后方连续性中断;CDFI:乳头区域可见丰富血流信号;弹性示乳头区域质硬,见图 3-5-52。

3. **超声造影图像** 乳头呈不均匀高增强,增强范围较二维明显增大,不局限于乳头区域,见图 3-5-53、ER3-5-21。

4. **病理诊断** 浸润性导管癌 II 级,合并乳头 Paget 病。

5. 超声造影诊断要点 乳头区呈高增强,增强范围不局限于乳头局部,可累及乳晕区腺体浸润。

6. 鉴别诊断 该病临床早期主要与单纯的湿疹相鉴别,湿疹一般对称发病,各个年龄段均可发生,育龄期女性(多发于哺乳期),与外界刺激相关,去除刺激因素后可自愈。湿疹样癌多发于中老年女性,单侧发病,反复发作,逐步进展,可以合并其他类型的乳腺癌。湿疹一般仅累及皮肤层,而湿疹样癌随着疾病的进展,累及乳头、乳晕区,部分伴腺体内原位癌或浸润性导管癌。超声造影可以较好地协助诊断。

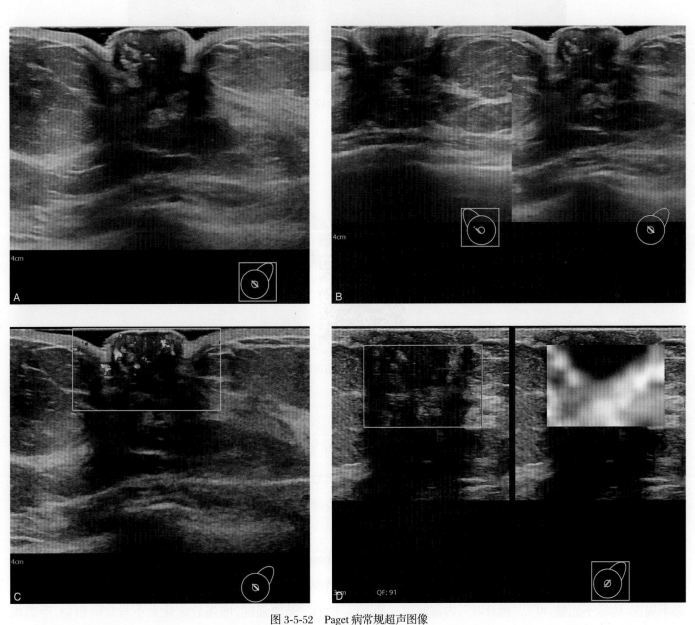

图 3-5-52 Paget 病常规超声图像

A. 二维超声见乳晕区局部皮肤增厚;B. 二维超声图像(双幅对比)更加清晰地显示左侧乳晕区的异常改变;C. CDFI 乳头可见丰富血流信号;D. 应变力弹性图像示乳头区域质硬

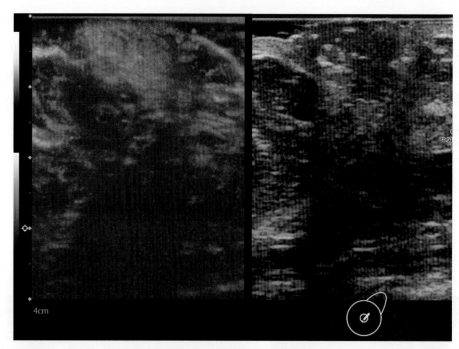

图 3-5-53　Paget 病超声造影图像
乳头呈不均匀高增强,增强范围较二维所见有所增大。

ER3-5-21　Paget 病超声造影视频

九、淋巴瘤(继发性)

1. 病史概要　女性,28 岁,发现乳腺肿块 1 周,急性 B 淋巴细胞白血病同胞全相合造血干细胞移植术后半年余。

2. 常规超声图像　左侧乳腺 10 点方向距乳头 1.8cm 处可见一低回声结节,大小约 2.9cm×2.1cm,形态不规则,边缘不光整,可见"微分叶",内部回声高低不均,后方回声增强;CDFI:结节内部及周边见点条状血流信号;Alder 分级:Ⅲ级;PW 示阻力指数为 0.55;弹性成像评分为 4 分,见图 3-5-54。

3. 超声造影图像　经肘正中静脉注射造影剂 SonoVue 3.0ml 后,早期病灶周边开始增强,达峰时病灶增强强度高于周围腺体,呈不均匀高增强,内部可见"裂隙样"无增强区,增强后病灶大小与灰阶相似,形态规

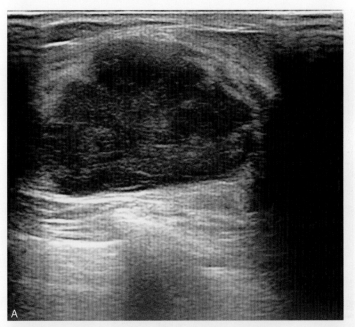

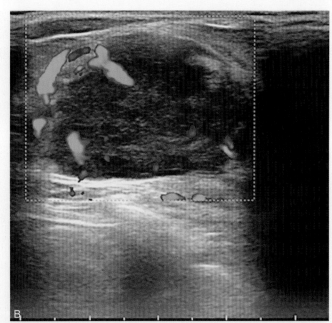

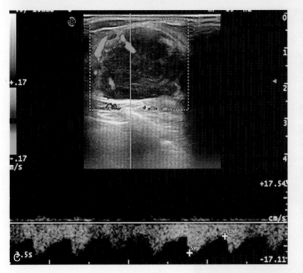

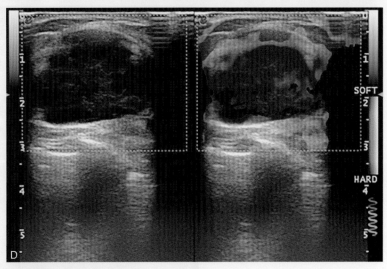

图 3-5-54　乳腺淋巴瘤常规超声示意图
A. 灰阶图像；B. CDFI 血流成像；C. 频谱多普勒图；D. 弹性成像图

则、边缘光整，增强晚期可见病灶内造影剂滞留现象，见图 3-5-55、ER3-5-22。

4. 病灶 PET-CT 显像　图像描述：禁食状态下，静脉注射 18F-FDG 7.1mCi 行 PET-CT 显像。左侧乳腺见两处软组织密度影，最大者大小约 2.7cm×3.6cm，放射性摄取明显增高（SUVmax：11.6）；左侧腋窝见肿大淋巴结影，放射性摄取明显增高（SUVmax：9.79）。

诊断：急性 B 淋巴细胞白血病移植术后。左侧乳腺肿块，左侧腋窝肿大淋巴结，均伴葡萄糖代谢增高，考虑进展，见图 3-5-56。

5. 超声造影诊断要点

（1）增强早期从病灶周边开始呈向心性增强，增强早于周围乳腺腺体。

（2）达峰时病灶呈均匀或不均匀高增强。

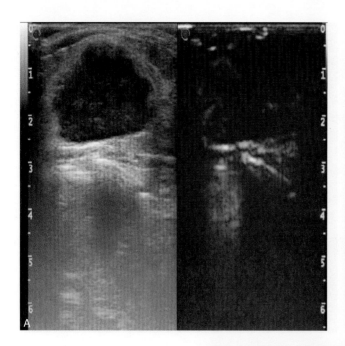
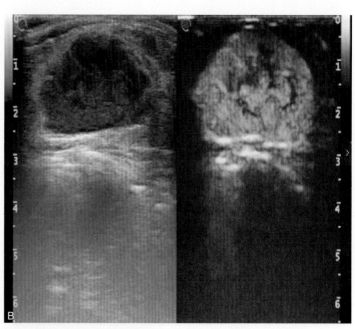
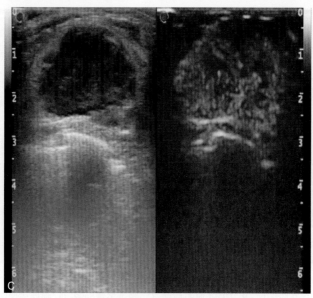

图 3-5-55 乳腺淋巴瘤超声造影示意图

A. 增强早期；B. 达峰时；C. 增强晚期

ER3-5-22 乳腺淋巴瘤

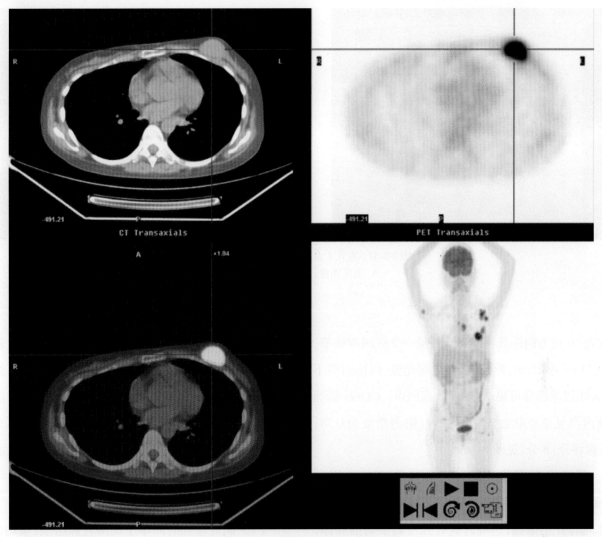

图 3-5-56　乳腺淋巴瘤 PET-CT 显像

（3）造影后病灶形态规则，边界清晰，病灶范围较灰阶相似。

（4）增强晚期可见造影剂滞留现象。

6. **鉴别诊断**　继发性淋巴瘤是白血病造血干细胞移植术后常见的严重并发症之一。乳腺继发性淋巴瘤超声造影表现不典型，增强后病灶表现为高增强，这一征象需要与以下疾病鉴别：乳腺癌、乳腺纤维腺瘤。主要鉴别点在于乳腺淋巴瘤可表现为边缘光整的高增强，范围与灰阶图像一致，乳腺癌通常表现为快速高增强，增强后病灶范围增大，边缘呈放射状。而纤维腺瘤病史较长，边缘可见环形薄带状无增强。此外还要结合患者病史、体征（有无双乳多发病灶）等表现进行综合判断。

十、急性白血病髓外浸润

1. **病史概要**　女性，49岁，发现右侧乳腺结节半个月，8个月前确诊急性髓系白血病，1个月前行头皮软组织肿块切除性清创术，术后病理提示急性髓系白血病髓外浸润，术后患者全身出现紫红色斑丘疹、左颈部淋巴结肿大。

2. **常规超声图像**　右乳2点方向距乳头3.9cm处有一大小约1.6cm×0.9cm的结节，形态规则，边缘光整，内部回声不均匀，病灶边缘部分可见"新月形"高回声；CDFI：病灶内部见点状血流信号，见图3-5-57。

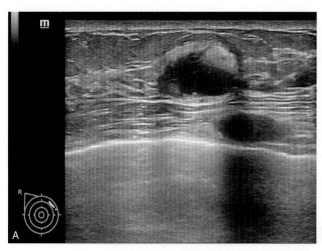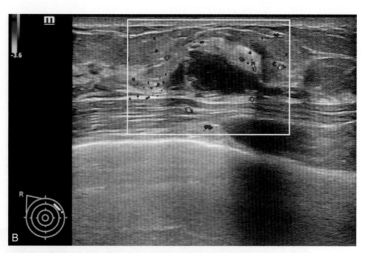

图 3-5-57　右乳 2 点方向病灶常规超声示意图
A. 灰阶图像；B. CDFI 血流成像

右乳 10 点方向距乳头 4.1cm 处见一个低回声结节，大小约 1.9cm×1.3cm，形态规则，边缘光整，内部回声不均匀，病灶边缘部分可见"新月形"高回声。CDFI：病灶周边及内部见条点状血流信号；PW：阻力指数为 0.74；弹性成像评分：3 分，见图 3-5-58。

3. 超声造影图像　经肘正中静脉注射造影剂 SonoVue 3.0ml 后，右侧乳腺内 2 点钟病灶早期边缘及内部同时开始增强，达峰时病灶强度高于周围腺体，呈均匀高增强，边缘毛糙，增强范围与灰阶图像基本一致。增强晚期可见病灶内造影剂滞留。右侧乳腺内 10 点方向病灶早期边缘及内部同时开始增强，达峰时病灶呈不均匀高增强，边缘毛糙，增强范围与灰阶图像基本一致，中央见小片状无增强区，增强晚期可见病灶内造影剂滞留现象，见图 3-5-59、图 3-5-60、ER3-5-23、ER3-5-24。

4. 超声造影诊断要点

（1）病灶增强时间早于周围乳腺组织，呈均匀弥漫性高增强。

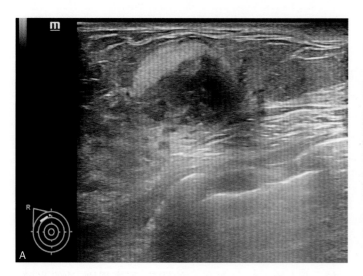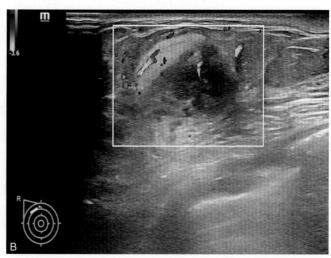

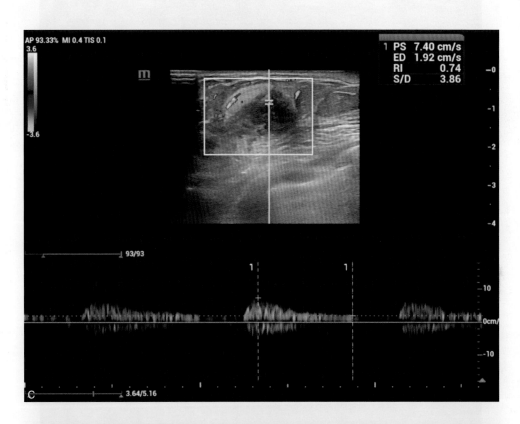

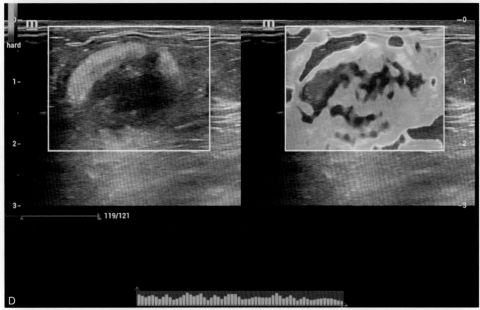

图 3-5-58 右乳 10 点方向病灶常规超声示意图

A. 灰阶图像；B. CDFI 血流成像；C. 频谱多普勒图；D. 弹性成像图

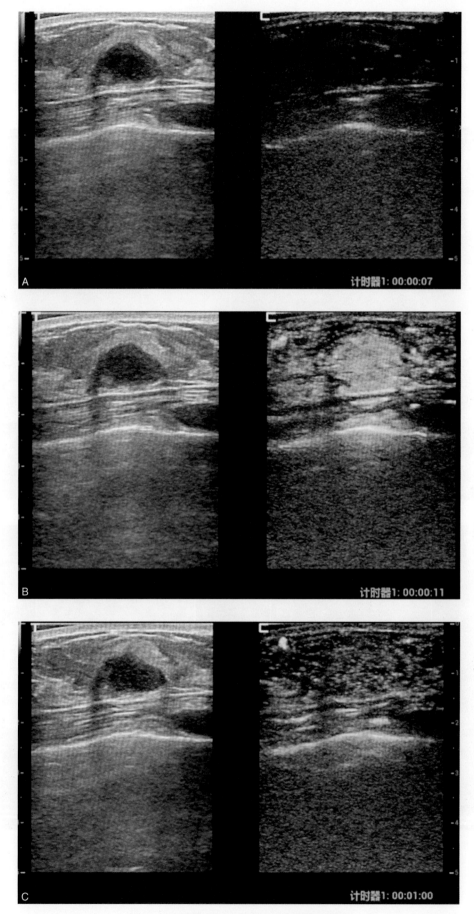

图 3-5-59 右乳 2 点方向病灶超声造影示意图
A. 增强早期；B. 达峰时；C. 增强晚期

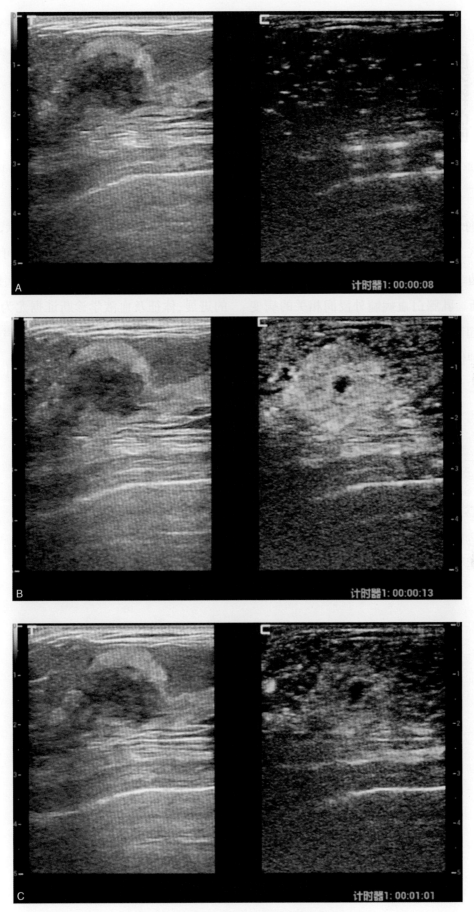

图 3-5-60　右乳 10 点方向病灶超声造影示意图
A. 增强早期；B. 达峰时；C. 增强晚期

ER3-5-23 乳腺白血病髓外浸润（右乳2点方向病灶）

ER3-5-24 乳腺白血病髓外浸润（右乳10点方向病灶）

（2）达峰时病灶呈均匀或不均匀高增强,部分病灶内部可见无增强区。

（3）增强后边缘不光整,范围与灰阶图像基本一致。

5. **鉴别诊断**　乳腺白血病髓外浸润相关的病变报道较少,结合超声造影需要与以下疾病鉴别:浸润性乳腺癌、肉芽肿性乳腺炎等。浸润性乳腺癌超声造影多表现为范围增大,边缘呈放射状,而肉芽肿性乳腺炎病灶多表现为不均匀高增强,内可见多发小片状无增强区。此外白血病相关的乳腺疾病结合已有疾病的进展、体征及血液学诊断证据尤为重要。本病例灰阶图像病灶边缘"新月形"的高回声区可能是鉴别点之一。

第六节　乳腺其他类病变

一、术后疤痕

1. **病史概要**　女性 37 岁,发现左乳肿块 1 周,半年前因乳腺癌行左侧乳腺保乳切除术,镜下病理图像见图 3-6-1。

2. **常规超声图像**　左侧乳腺手术区域 3 点方向距乳头 3.5cm 处可见一低回声病灶,大小约 1.0cm×0.6cm,纵横比 <1,形态不规则,边缘不光整,内部回声不均匀,后方回声无明显变化。CDFI:病灶内部未见血流信号;病灶弹性成像评分:2 分,见图 3-6-2。

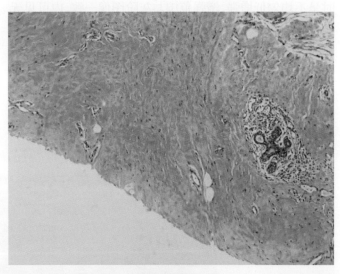

图 3-6-1　镜下病理图像(HE×4)

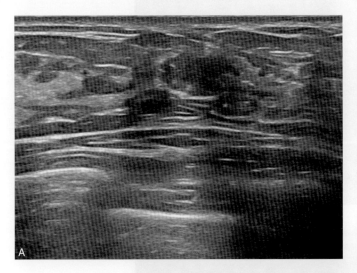

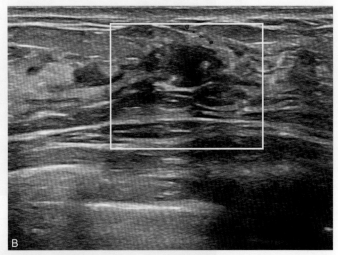

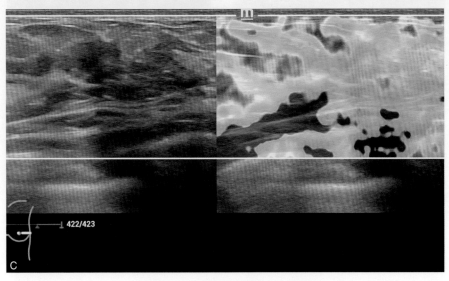

图 3-6-2　术后疤痕常规超声示意图

A. 灰阶图像;B. CDFI 血流成像;C. 弹性成像图

3. 超声造影图像　经肘正中静脉注射 SonoVue 3.0ml 后,左侧乳腺手术区域内病灶早期呈无增强,达峰时呈不均匀低增强,增强范围与灰阶图像一致,内可见无增强区,见图 3-6-3、ER3-6-1。

4. 超声造影诊断要点

(1)乳腺癌术后早期疤痕组织或肉芽组织一般呈不均匀稍高增强或等、低增强。

(2)乳腺癌术后中晚期(一般 18 个月后)疤痕病灶造影多表现为无增强。

5. 鉴别诊断　术后疤痕病灶主要与乳腺癌术后复发肿瘤相鉴别。主要鉴别点在于疤痕组织早期可有少许血流,呈现不均匀稍高增强或等增强、低增强,后期血供

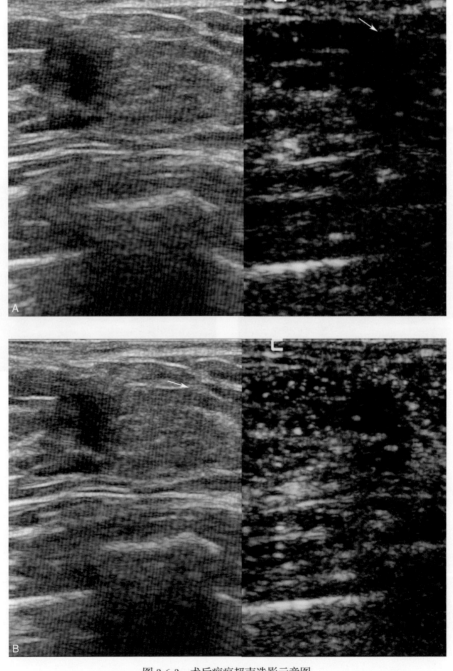

图 3-6-3　术后疤痕超声造影示意图
A. 增强早期;B. 达峰时

ER3-6-1　术后疤痕超声造影视频

逐渐减少直至无血流，表现为无增强区。而复发性肿瘤往往血供丰富，形态不规则，造影后多表现为均匀或不均匀高增强，边缘欠光整，增强范围较灰阶图像增大，部分可见放射状增强或穿支状增强。

二、异物肉芽肿

病例一

1. 病史概要　女性，28 岁，主诉"右乳癌术后并右乳假体植入术后 1 年，定期查体发现右乳结节 2 周"就诊。2 周前术后超声定期复查发现右乳肿物，大小约

1.0cm，无触痛、压痛，无乳头内陷、溢液。假体连续性良好，内部回声均匀。

2. 常规超声图像　右乳癌术后并假体植入术后，假体连续性良好，内暗区清晰，右乳 9 点方向可见一大小约 0.7cm×0.3cm 低回声结节，边界尚清，形态尚规则，内回声欠均匀，可见点状强回声；BI-RADS 4A 类；CDFI 示结节内未见明显血流信号，见图 3-6-4。

3. 超声造影图像　右乳低回声结节周边 14s 开始增强，早于周围乳腺组织，19s 呈均匀性高增强，增强后边界清，形态欠规则，增强范围较二维超声明显增大；增强晚期（40s）呈均匀性稍高灌注，见图 3-6-5、ER3-6-2。

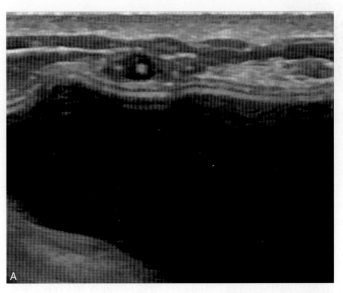

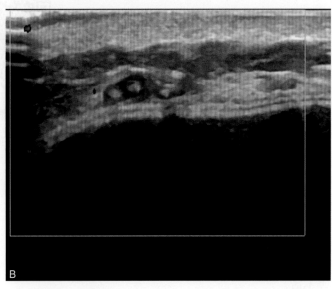

图 3-6-4　异物肉芽肿（丝线型）常规超声声像图

A. 右乳结节纵切面灰阶图；B. 右乳结节纵切面 CDFI 图

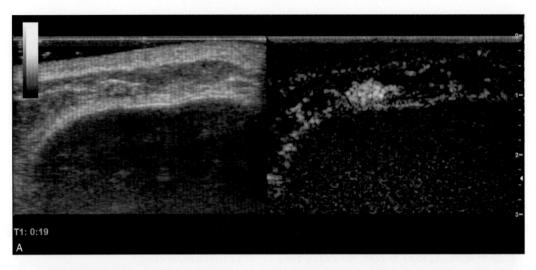

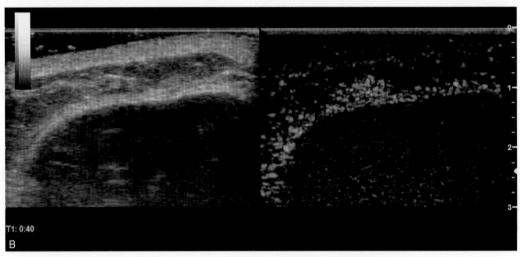

图 3-6-5　异物肉芽肿（丝线型）超声造影图像

A. 右乳结节（19s）图像；B. 右乳结节增强晚期（40s）图像

ER3-6-2　乳腺异物肉芽肿（丝线型）超声造影动态图

病例二

1. 病史概要　女性，58 岁，双乳假体植入术后 10 年，发现右乳增大 2 个月余，无红肿、乳头溢液、疼痛等不适。

2. 常规超声图像　右乳假体内 9 点方向可见一混合回声结节，大小约 4.3cm×2.5cm，边界清楚，形态不规则；BI-RADS 4A 类。CDFI：结节近腺体层可见短线状血流信号，余大部分区域未见明显血流信号，见图 3-6-6。

3. 超声造影图像　右乳假体内混合回声结节（11s）由周边向中心增强，呈向心性增强；增强晚期（50s）呈不均匀高增强，见图 3-6-7、ER3-6-3。

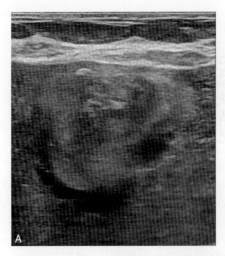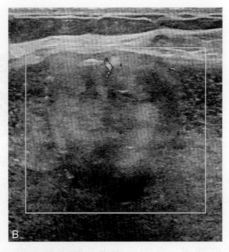

图 3-6-6 乳腺假体内异物肉芽肿常规超声声像图
A. 右乳假体内结节纵切面；B. 右乳假体内结节纵切面 CDFI 图

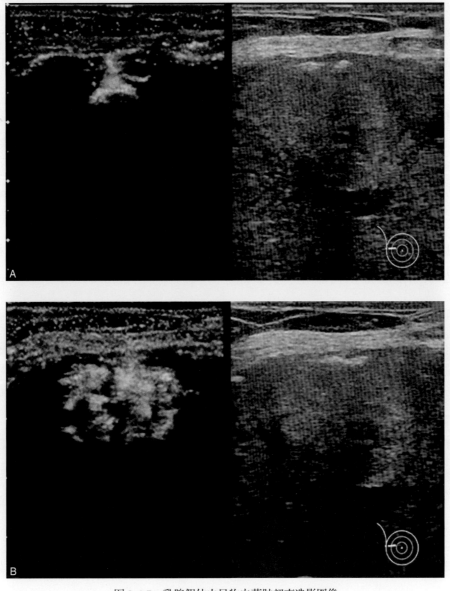

图 3-6-7 乳腺假体内异物肉芽肿超声造影图像
A. 右乳假体内结节（11s）图像；B. 右乳假体内结节增强晚期（50s）图像

ER3-6-3 乳腺假体内异物肉芽肿超声造影动态图

视频注解：右乳假体内9点方向结节11s开始增强，造影剂由结节周边向中心增强，呈向心性增强，增强快于周围乳腺组织，27s结节增强达高峰，呈非均匀性高增强，增强后边界欠清，形态欠规则，增强范围约2.0cm×1.5cm，局部可见无灌注区；增强晚期（50s）结节内造影剂廓清慢于周边组织，呈非均匀性高灌注

4. 超声造影诊断要点 乳腺异物肉芽肿多数有乳腺异物植入病史，超声造影表现多样，与其内部成分及血供有关，病灶可表现为快速或等速增强，达峰后可呈高或等增强，内部回声多均匀，增强后病灶边界清，形态欠规则，增强范围较二维超声可增大或不增大；增强晚期病灶造影剂廓清多慢于周边组织，可呈稍高增强或等增强。

5. 鉴别诊断

（1）乳腺癌：超声造影多呈向心性或弥漫性高增强，快于周围乳腺组织，增强达峰后病灶边界不清晰，形态不规则，可见"毛刺征""太阳征"，内部增强均匀或不均匀（存在无增强区），部分病灶内可见扭曲、粗大穿支血管，增强后病灶面积可较二维超声面积扩大。

（2）乳腺纤维腺瘤：超声造影多呈向心性、快速、高增强，增强后病灶边界清，形态规则，内部回声均匀，部分可出现相对低灌注，增强范围较二维超声未见明显增大；增强晚期病灶廓清多快于周边乳腺组织，呈均匀性低增强。

三、假体渗漏

1. 病史概要 女性，34岁，主诉"左乳假体植入术后8年，体检发现左乳结节半个月"就诊。半个月前超声体检发现左乳肿物，大小约0.6cm，无触痛、压痛，无乳头内陷、溢液。为求进一步检查，遂来我院。

2. 常规超声图像 左乳假体植入术后：假体连续性良好，内暗区清晰，左乳9点方向距乳头2.5cm处可见一大小约0.6cm×0.7cm低回声区，边界清，形态不规则，边缘成角，纵横比＞1。CDFI：结节内未见明显血流信号，BI-RADS 4C类，见图3-6-8。

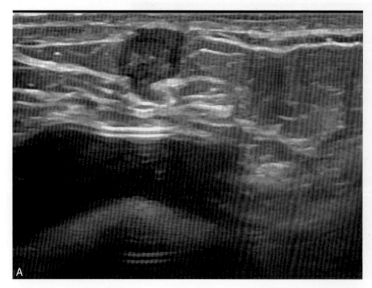
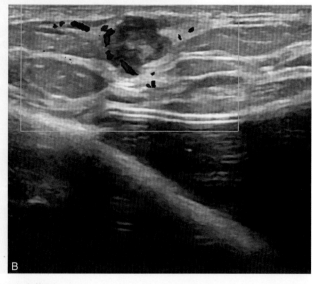

图3-6-8 假体渗漏常规超声声像图
A. 左乳结节纵切面；B. 左乳结节纵切面 CDFI 图

3. 超声造影图像 周围乳腺组织超声造影14s开始增强，左乳结节动脉期内未见明显造影剂灌注，22s周边组织增强达高峰，结节呈均匀性无灌注；增强晚期结节始终呈无灌注，见图3-6-9、ER3-6-4。

4. 超声造影诊断要点 假体渗漏超声表现为假体连续性不佳，紧邻假体可见低-无回声区，结节超声造影后始终无明显造影剂进入，呈无增强表现。

5. 鉴别诊断

（1）乳腺异物肉芽肿：超声造影表现多样，与其内部成分及血供有关，可表现为快速或等速增强，达峰后可呈高或等增强，内部回声多均匀，增强后病灶边界清，形态欠规则，增强后病灶面积较二维超声可增大或不增大；增强晚期病灶造影剂廓清多慢于周边组织，可呈稍高增强或等增强。

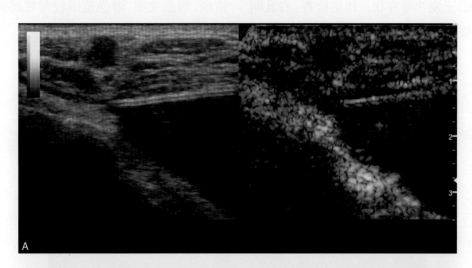

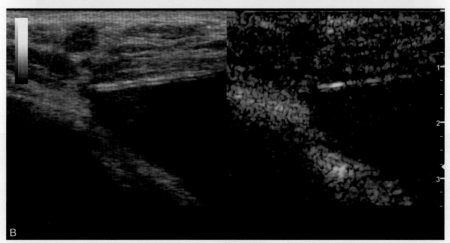

图3-6-9 假体渗漏超声造影图像
A. 左乳结节22s图像；B. 左乳结节增强期（1分11秒）图像

ER3-6-4 乳腺假体渗漏超声造影动态图

（2）乳腺复杂性囊肿 超声造影表现为病灶始终无灌注，或仅增强早期可见病灶周边厚壁呈环状高增强或等增强，增强晚期病变周边增强部分与周围正常乳腺组织同步消退，病灶中心始终无增强。

四、乳腺自体脂肪移植术后液化坏死

1. 病史概要 女性，35岁，自体脂肪移植术后1周，突发右乳肿大2天，无发热等症状。体格检查：右乳明显肿大，有轻度压痛，皮肤无红肿。实验室检查：白细胞计数 8.0×10^9/L，C反应蛋白 1.05mg/L，CA125 25U/ml，CA199 23U/ml，CA153 20U/ml。

2. 常规超声图像 右乳乳头及乳晕周围深部腺体后间隙内可见一巨大囊实混合回声包块，边界清楚，形态规则，囊性部分透声差。CDFI：包块内未见明显血流信号。剪切波弹性成像：为质软结节，见图3-6-10。

3. 超声造影图像 右乳头下方病灶，增强早期及晚期包块内始终未见明显增强，呈无增强，病灶边界清晰，形态规则，增强范围较常规超声无明显变化，见图3-6-11、ER3-6-5、ER3-6-6。

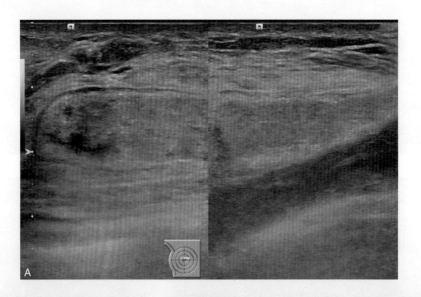

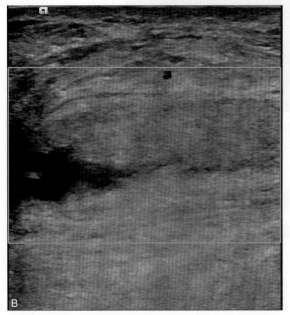

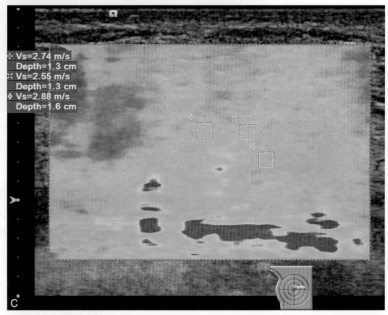

图3-6-10 自体脂肪移植术后液化坏死常规超声声像图
A. 乳腺病灶灰阶图像；B. CDFI血流成像；C. 剪切波弹性成像图

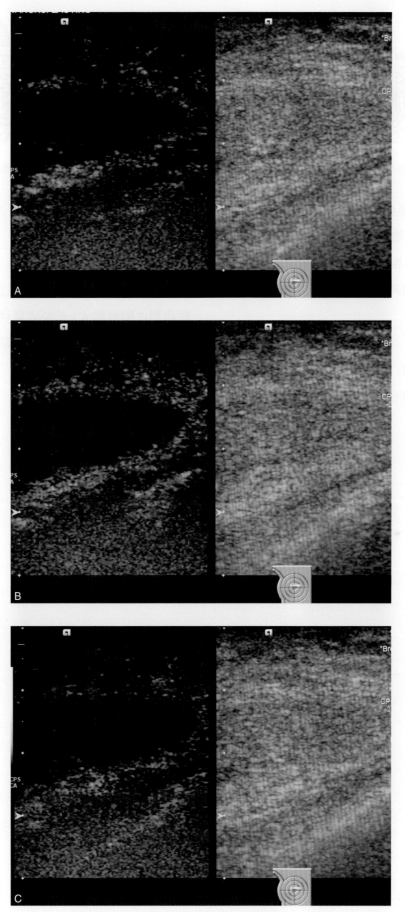

图 3-6-11　自体脂肪移植术后液化坏死超声造影示意图
A. 增强早期（17s）; B. 达峰时（24s）; C. 增强晚期（53s）

ER3-6-5 自体脂肪移植术后液化坏死超声造影视频

ER3-6-6 自体脂肪移植术后液化坏死超声造影视频

4. 超声造影诊断要点

（1）增强后始终无增强。

（2）增强后病灶边界清晰，形态规则。

（3）与常规二维超声表现相比，增强后病灶范围无明显增大。

5. 鉴别诊断

（1）乳腺良性肿瘤：超声造影特点为弥漫性均匀低增强或高增强，增强后病灶大小与二维超声相比无明显增大。此外还要结合患者症状、体征等表现以及实验室检查结果进行综合判断。

（2）乳腺癌：超声造影特点为向心性不均匀高增强，增强后病灶边界不清，形态不规整，增强后的病灶与二维超声相比明显增大（长径或宽径 >0.3cm）。此外还要结合患者症状、体征等表现以及实验室检查结果进行综合判断。

第七节　腋窝淋巴结

一、反应性淋巴结超声造影

1. 病史概要　女性,39岁,发现乳房结节3个月。

2. 常规超声图像　左侧腋窝多发皮质增厚淋巴结,

较大约1.7cm×1.5cm,皮髓质分界清楚,淋巴门结构可见。

CDFI:左侧腋窝较大淋巴结可见淋巴门型血流,见图3-7-1。

3. 超声造影图像　左侧腋窝淋巴结由中心开始增强,达峰时呈均匀性稍高增强,见图3-7-2、ER3-7-1。

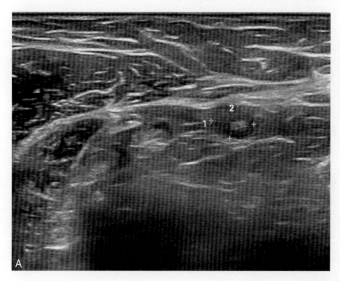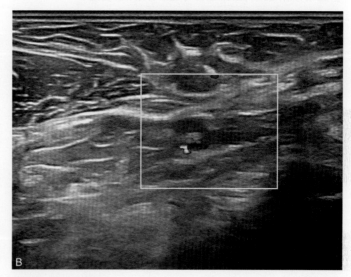

图3-7-1　反应性淋巴结常规超声声像图

A. 反应性淋巴结灰阶图;B. CDFI血流图

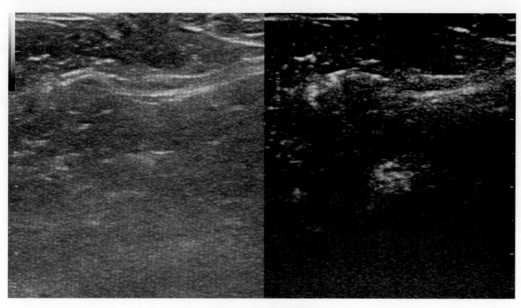

图3-7-2　超声造影图

左侧腋窝淋巴结均匀性增强

ER3-7-1　反应性淋巴结超声造影视频

4. 超声造影诊断要点　增强顺序从淋巴门开始，呈淋巴门型增强；达峰时淋巴结髓质较皮质增强明显；反应性增生淋巴结在延迟期时造影剂消退缓慢。

5. 鉴别诊断　转移性淋巴结：转移性淋巴结形态趋圆，纵横比 <2，淋巴门常消失，血流呈混合型。超声造影后转移性淋巴结多为不均匀性增强，内部见低增强或无增强区，提示坏死。

二、转移性淋巴结超声造影

病例一

1. 病史概要　女性，40 岁，体检发现左侧乳腺肿块 1 周。无周期性疼痛，皮肤无红肿、破溃，乳头无凹陷及溢液。

2. 常规超声图像　左乳 7 点方向距乳头 1.1cm 处可见一低回声病灶，边缘不光整，形态不规则，内部回声不均匀；CDFI 示左乳病灶内部及边缘可见丰富的血流信号，边缘可见穿支状血流。Alder 分级：Ⅱ级；左乳病灶弹性评分：3 分；患侧腋窝：淋巴结肿大，皮质回声增厚，淋巴门回声偏心；淋巴结内部可见丰富的血流信号，呈混合型血流；淋巴结弹性成像评分：2 分，见图 3-7-3。

3. 超声造影图像　左侧腋窝淋巴结增强早期呈整体性强化，达峰时淋巴结呈不均匀高增强，内可见多处低增强区，见图 3-7-4、ER3-7-2。

4. 超声造影诊断要点

（1）结合同侧乳腺病灶的 BI-RADS 分类特征综合分析。

（2）超声造影转移性淋巴结增强早期多呈向心性整体性强化。

（3）超声造影转移性淋巴结多表现为不均匀性高增强，内可见片状低或无增强区。

5. 鉴别诊断　转移性淋巴结造影表现不典型时，需要与以下疾病鉴别：腋下淋巴结反应性增生、猫抓病、恶性淋巴瘤等。主要鉴别点在于转移性淋巴结经肘正中静脉造影多表现为不均匀高增强，呈向心性或整体性强化，而淋巴结反应性增生、猫抓病多表现为均匀性高增强，内部无灌注缺损区域，呈离心性强化；淋巴瘤一般也为均匀性高增强，整体性或向心性强化，灰阶图像回声偏低，皮质内可见典型的网格状回声或分隔样回声有助于鉴别。更重要的是，还要结合患者病史、症状、体征、其他部位淋巴结等表现以及实验室检查结果进行综合判断（图 3-7-5）。

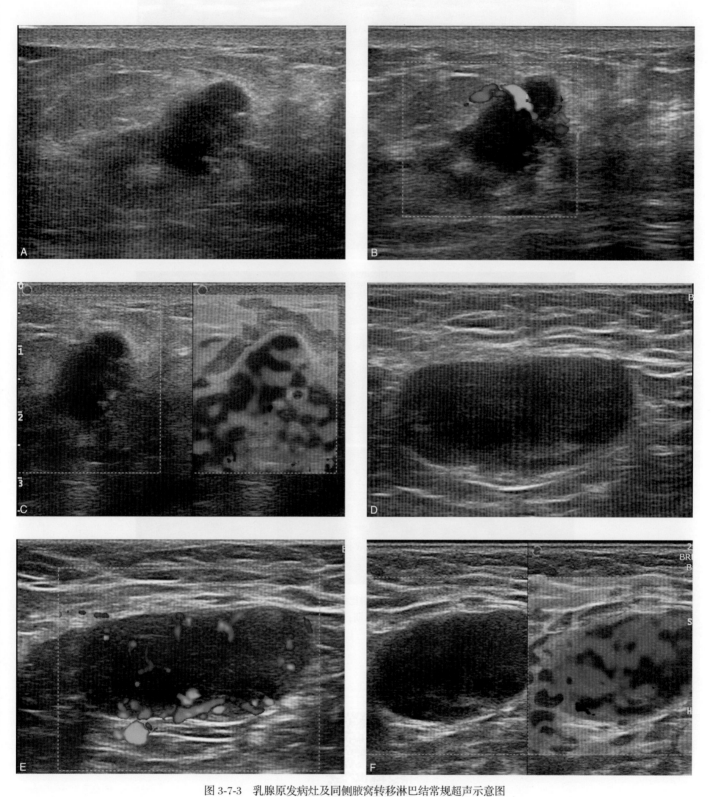

图 3-7-3　乳腺原发病灶及同侧腋窝转移淋巴结常规超声示意图

A. 乳腺病灶灰阶图像；B. 乳腺病灶 CDFI 血流成像；C. 乳腺病灶弹性成像图；D. 转移性淋巴结灰阶图像；E. 转移性淋巴结 CDFI 血流成像；F. 转移性淋巴结弹性成像图

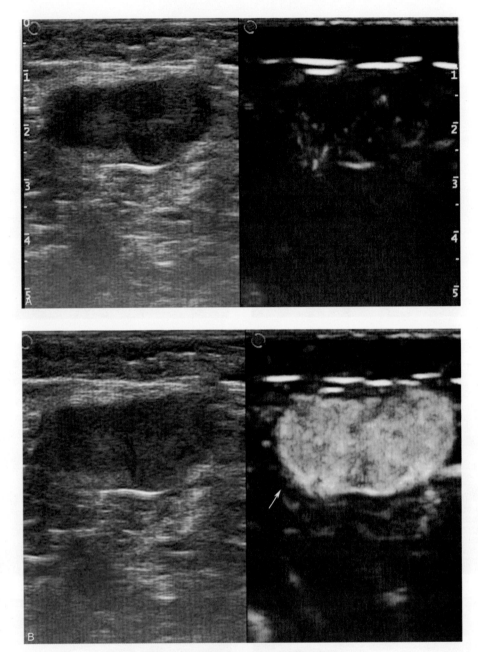

图 3-7-4 转移性淋巴结超声造影示意图
A. 增强早期；B. 达峰时

ER3-7-2 转移性淋巴结超声造影视频

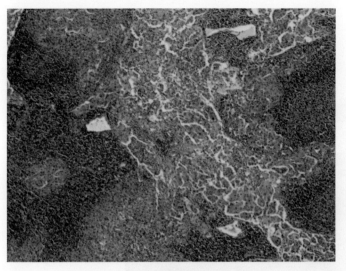

图 3-7-5 镜下病理图像（HE×4）

病例二

1. 病史概要 女性，33 岁，入院前 2 个月无意中扪及左乳内一肿物，无痛，无左乳头溢液，病灶由增长迅速。入院后患者生命体征正常，血常规、肝功及肾功正常。入院后行穿刺术，左乳及左腋下穿刺符合浸润性导管癌。

2. 常规超声图像 左腋下显示一枚 2.5cm×1.3cm×2.0cm 边界清晰的极低回声结节，内部回声欠均，门结构消失，CDFI 示结节环周绕行丰富血流信号，大部分无血供，见图 3-7-6。

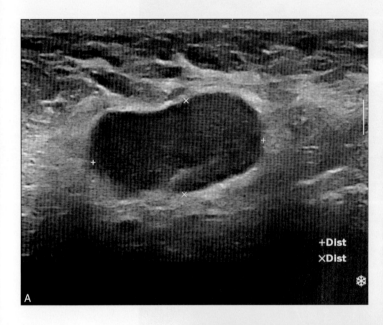

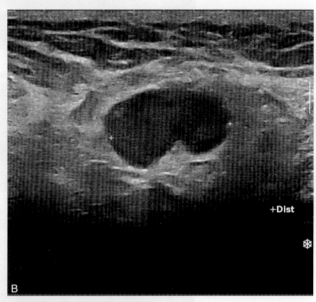

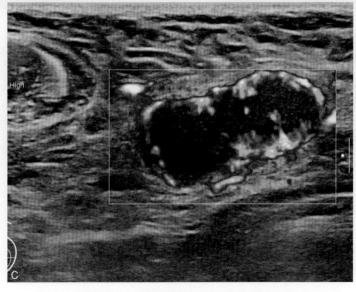

图 3-7-6 转移性淋巴结常规超声声像图
A. 腋窝淋巴结长切图；B. 腋窝淋巴结短切图；C. CDFI 血流图

3. 超声造影图像　经肘正中静脉团注超声造影剂 2.4ml/次：约 5s 结节开始增强，呈环周多支走行杂乱的血管向内填充式增强，约 12s 结节增强达高峰，呈边界清晰、环周高增强、内部多灶状的不增强区域，约 20s 结节开始廓清，动态观察至 128s 结节明显呈絮状低增强显示，见图 3-7-7、ER3-7-3。

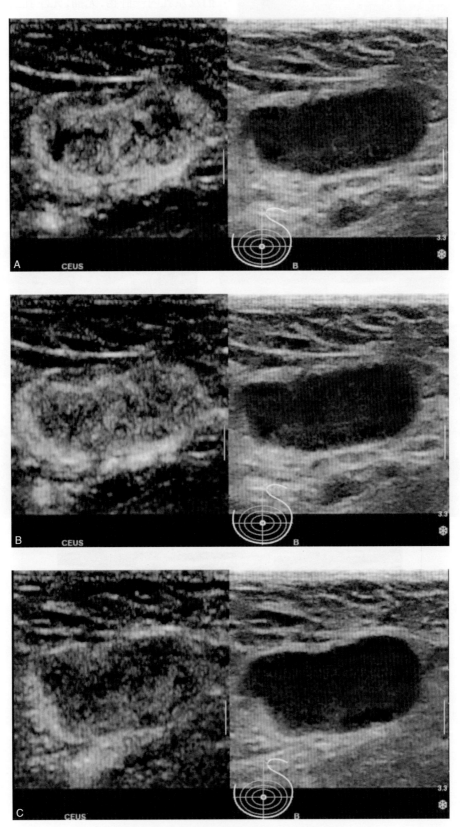

图 3-7-7　转移性淋巴结超声微血管造影图
A. 超声造影 9s 图像；B. 超声造影 12s 图像；C. 超声造影 34s 图像

ER3-7-3 转移性淋巴结超声微血管造影视频

4. 超声造影诊断要点

（1）造影以增强早于周围腺体组织为多见。

（2）造影模式以周边向内快速向心性增强为主。

（3）超声微血管造影呈"快进快出整体欠均匀高增强"特点。

5. 鉴别诊断 转移性淋巴结需与反应性增生淋巴结、淋巴瘤、淋巴结核等鉴别，转移性淋巴结超声造影多由周边向中心快速向心性填充，整体呈快进快出欠均匀高增强特点；反应性增生淋巴结以及淋巴瘤超声造影多表现为自淋巴门开始的由内而外均匀增强，与周围组织分界清晰；淋巴结核常呈不均匀高增强，其内可见大片无增强区，造影剂消退较快。

三、淋巴瘤超声造影

1. 病史概要 女性，63岁，乏力、体重下降1年余，发现颈部淋巴结肿大10余天。

2. 常规超声图像 双侧腋窝探及多个大小不等淋巴结回声，大者位于右侧，大小约3.3cm×1.7cm，皮质增厚，皮髓质分界可见，CDFI可见淋巴门型血流，见图3-7-8。

3. 超声造影图像 右侧腋窝较大淋巴结呈快进整体弥漫性增强，迅速充填整个病灶，达峰时呈欠均匀性高增强，淋巴结包膜完整，其内造影剂消退较快，见图3-7-9、ER3-7-4。

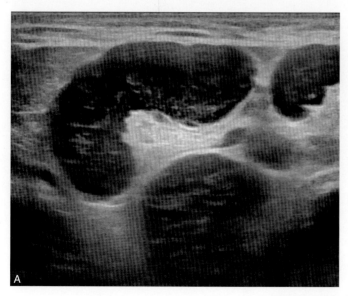
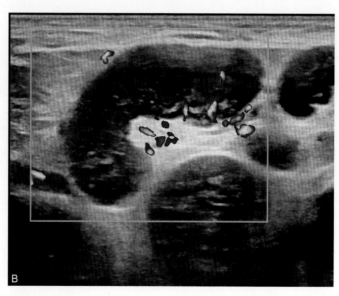

图 3-7-8 淋巴瘤常规超声声像图
A. 淋巴瘤灰阶图；B. CDFI 血流图

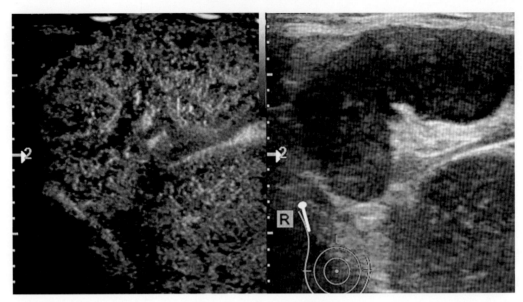

图 3-7-9　淋巴瘤超声造影图

ER3-7-4　淋巴瘤超声造影视频

视频注解：右侧腋窝淋巴结呈整体弥漫性增强，达峰时呈均匀性稍高增强，淋巴结内造影剂消退缓慢

4. 超声造影诊断要点　早于周围组织的整体弥漫性增强，呈"暴雪征"；达峰时呈整体弥漫性高增强，充盈缺损少见；淋巴瘤病灶内超声造影剂消退迅速。

5. 鉴别诊断

（1）转移性淋巴结：腋窝淋巴结转移超声造影后常有充盈缺损，呈不均匀性高增强，且乳腺或其他部位多伴有肿瘤病灶。淋巴瘤常累及全身多处淋巴结，当腋窝探及异常肿大的淋巴结时要注意颈部及腹股沟是否出现相似的异常肿大淋巴结。

（2）淋巴结反应性增生：造影时造影剂灌注及消退均较慢，且增大的淋巴结多局限于一个部位。淋巴瘤病灶较小时不易鉴别。

第八节 超声造影在乳腺疾病诊疗中的应用

一、超声造影在乳腺病变穿刺活检中的应用

1. 病史摘要 女性，55岁，触及左乳肿块1周，活动性较差，无乳头溢液。行超声引导下肿块穿刺活检，病理结果为浸润性导管癌。

2. 常规超声图像 二维超声：左侧乳腺12点方向距乳头2.5cm见一个低回声结节，大小约3.0cm×2.8cm，形态不规则，边缘不光整，内部回声不均匀，可见点状强回声；CDFI：病灶内可见丰富的血流信号；Alder分级：Ⅲ级；PW：

阻力指数为0.53；病灶弹性成像评分：4分，见图3-8-1。

3. 超声造影及穿刺图像 病灶超声造影及穿刺图像见图3-8-2、图3-8-3、ER3-8-1、ER3-8-2。

4. 超声造影的应用价值

（1）在常规超声的基础上，为判断乳腺病灶的良恶性提供更多可靠的信息。

（2）重点观察病灶内部有无充盈缺损区，在穿刺活检时避开此区域，以保证取到更多的活性组织用于病理诊断。

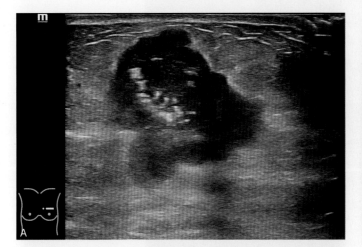
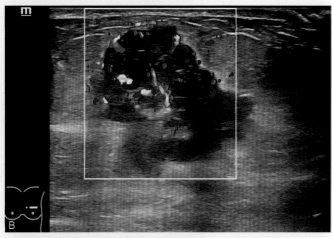
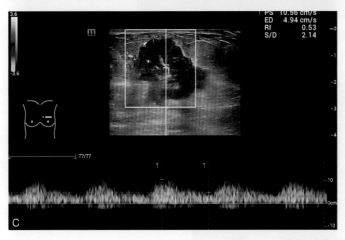
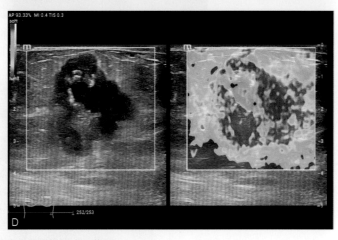

图3-8-1 乳腺病变穿刺活检术前常规超声声像图
A. 灰阶图像；B. CDFI血流图；C. 频谱多普勒图；D. 弹性成像图

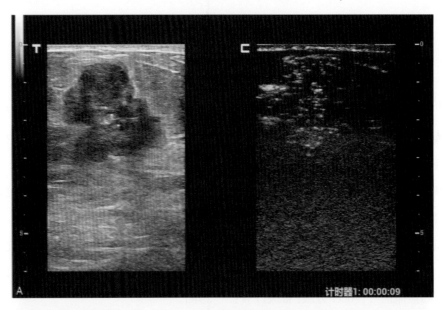

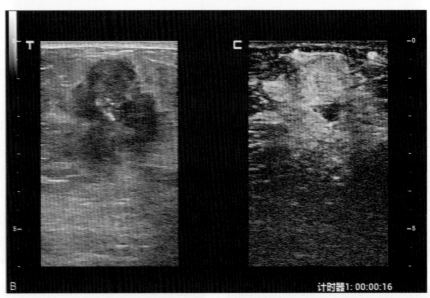

图 3-8-2　乳腺病变穿刺活检术前超声造影图
A. 增强早期；B. 达峰时

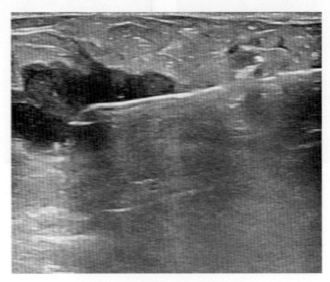

图 3-8-3　乳腺病变穿刺活检示意图

ER3-8-1 乳腺病变穿刺活检术前超声造影视频

视频注解：经肘正中静脉注射 SonoVue 3.0ml 后，左侧乳腺腺体层内病灶增强早期呈快速高增强，早于周边腺体组织；达峰时呈不均匀高增强，边缘不光整，增强范围较灰阶图像增大，内部见小片状无增强区

ER3-8-2 乳腺病变穿刺活检视频

视频注解：超声引导下将全自动活检针（16G）穿刺进入左侧乳腺腺体层病灶，并避开无增强区域，触发弹射，退针

二、超声造影在乳腺肿瘤消融中的应用

1. 病史摘要 女性，30 岁，体检发现右乳肿块 1 周，平素无明显不适。拟行超声引导下肿瘤消融术，术前穿刺病理结果为纤维腺瘤。

2. 常规超声图像 病灶消融前常规超声图像，右侧乳腺 10 点方向距乳头 1.3cm 见一个低回声结节，大小约 2.6cm×1.1cm，形态不规则，边缘不光整，呈分叶状，内部回声尚均匀；CDFI：病灶边缘可见点状血流信号；Alder 分级：Ⅰ级；病灶弹性成像评分：3 分，见图 3-8-4。

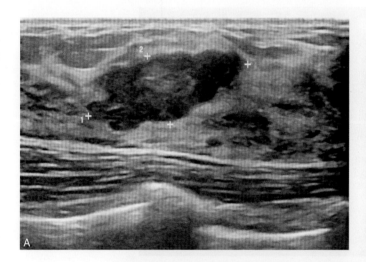

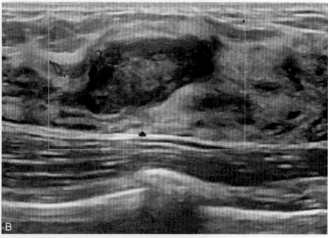

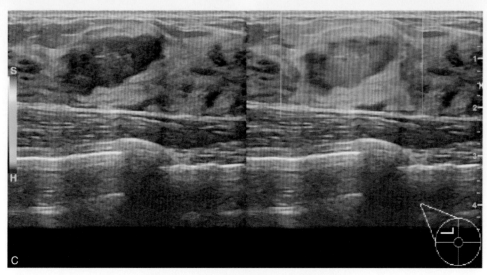

图 3-8-4 乳腺肿瘤消融术前常规超声图
A. 灰阶图像；B. CDFI 血流图；C. 弹性成像图

3. 超声造影及消融图像　病灶术前、术中、术后造影及消融图像见图 3-8-5~ 图 3-8-8。

4. 超声造影的应用价值

（1）消融术前：准确评估病灶边界并观察其增强范围有无扩大、血流灌注程度及有无供血血管，为手术规划提供重要依据。

（2）消融术中：超声造影可以动态观察病灶范围内有无增强区域，以评估消融范围是否彻底。

（3）消融术后：在规范化的随访过程中，超声造影可以准确评估乳腺病灶是否完全灭活及病灶的缩小率。

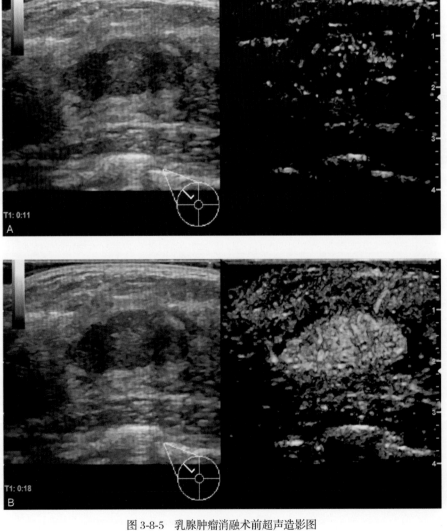

图 3-8-5　乳腺肿瘤消融术前超声造影图
A. 增强早期；B. 达峰时

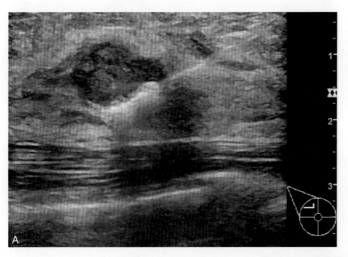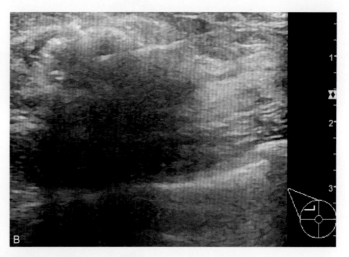

图 3-8-6 乳腺肿瘤消融术中示意图
A. 病灶后缘消融图像；B. 病灶前缘消融图像

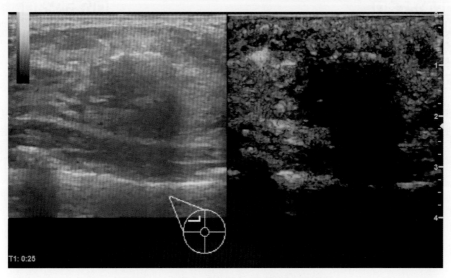

图 3-8-7 乳腺肿瘤消融术后即刻超声造影图
消融区域呈无明显增强

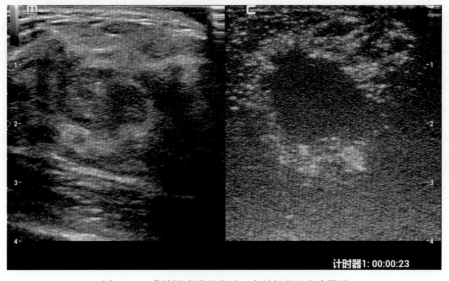

图 3-8-8 乳腺肿瘤消融术后 1 个月复查超声造影图
消融区域呈无明显增强

ER3-8-3　乳腺肿瘤消融术前超声造影视频

视频注解：术前，经肘正中静脉注射 SonoVue 3.0ml 后，右侧乳腺腺体层内病灶增强早期呈快速、向心性高增强；达峰时呈均匀高增强，边缘光整，增强范围与灰阶图像一致

ER3-8-4　乳腺肿瘤消融术中视频

视频注解：术中，取一次性冷循环微波刀，在超声引导下穿刺入右侧乳腺病灶内，从病灶底部向表面、逐层逐面进行消融；直至整个病灶被强回声覆盖，退出微波刀

ER3-8-5　乳腺肿瘤消融术后即刻超声造影视频

视频注解：术后即刻，经肘正中静脉注射 SonoVue 2.5ml 后，消融区域呈无增强

ER3-8-6　乳腺肿瘤消融术后1个月复查超声造影视频

视频注解：术后1个月复查，经肘正中静脉注射 SonoVue 3.0ml 后，消融区域呈无增强

三、超声造影在新辅助化疗效果评估中的应用

1. 病史概要　女性，58 岁，主诉"发现右乳肿物 1 个月余"入院。1 个月前无意间触及右乳肿物，大小约 2cm，压痛阴性，乳头无内陷，无乳头溢液，为求进一步检查，遂来我院。

2. 常规超声图像　化疗前二维超声示右乳 10~11 点方向距乳头 3.5cm 处可见一大小约 2.0cm × 1.8cm × 2.3cm 低回声结节，边界欠清，形态不规则，呈大分叶状，周边可见小毛刺；BI-RADS 4C 类。CDFI 示结节内可见星点状血流信号。化疗后二维超声示右乳 10~11 点方向距乳头 3.5cm 处可见一大小约 1.9cm × 1.5cm × 2.2cm 低回声结节，边界尚清，形态不规则，呈"毛刺样"改变；BI-RADS 6 类。CDFI 示结节内可见点状血流信号，见图 3-8-9、图 3-8-10。

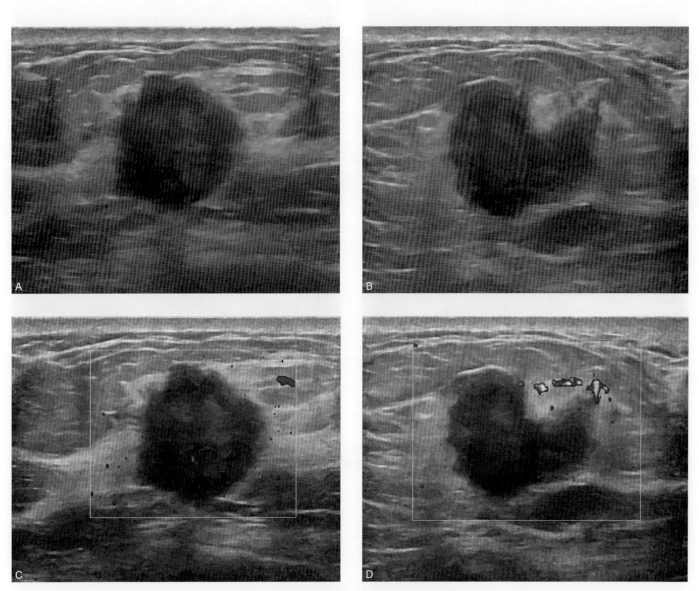

图 3-8-9 乳腺癌新辅助化疗前常规超声声像图
A. 右乳低回声结节纵切面；B. 右乳低回声结节横切面；C. 右乳低回声结节纵切面 CDFI 图；D. 右乳低回声结节横切面 CDFI 图

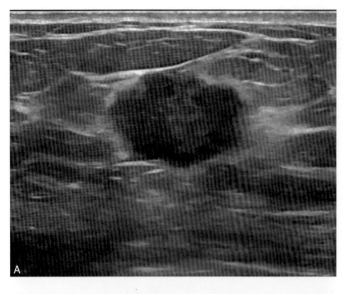
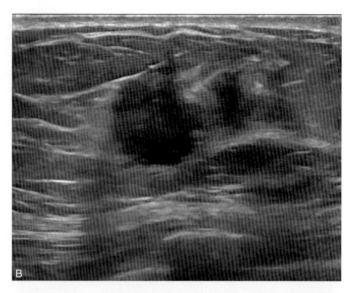
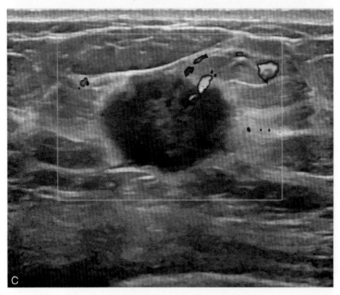
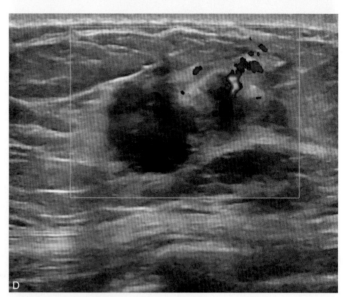

图 3-8-10 乳腺癌新辅助化疗后常规超声声像图
A. 右乳低回声结节纵切面；B. 右乳低回声结节横切面；C. 右乳低回声结节纵切面 CDFI 图；D. 右乳低回声结节横切面 CDFI 图

3. 超声造影图像 超声造影：化疗前右乳低回声结节纵切面超声造影（28s）呈不均匀性高增强表现，增强后结节边界欠清，形态不规则，面积较二维超声增大（2.3cm×2.5cm），结节周边可见"毛刺征"；右乳低回声结节纵切面超声造影增强晚期（1分1秒）仍呈不均匀性高增强。化疗后右乳低回声结节纵切面超声造影（29s）呈周边环状高增强表现，中心可见灌注缺损区，增强后结节边界欠清，形态不规则，面积较二维超声轻度增大（2.2cm×1.5cm），结节周边可见"毛刺征"；右乳低回声结节纵切面超声造影增强晚期（57s）仍呈周边环状稍高增强，中心可见灌注缺损区，见图 3-8-11、图 3-8-12、ER3-8-7、ER3-8-8。

4. 超声造影诊断要点 乳腺癌新辅助化疗前超声造影多呈向心或离心性、快速、高增强，增强后病灶边界不清，形态不规则，内部回声不均匀，增强后病灶面积较二维超声明显增大，周边可见"毛刺征"或"太阳征"；增

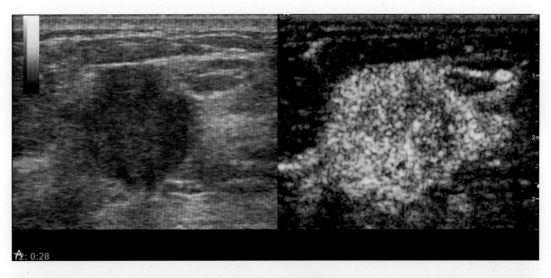

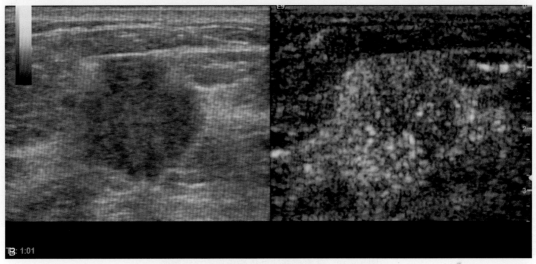

图 3-8-11　乳腺癌新辅助化疗前超声造影图像

A. 右乳低回声结节纵切面超声造影（28s）呈不均匀性高增强表现,增强后结节边界欠清,形态不规则,面积较二维超声增大（2.3cm×2.5cm）,结节周边可见"毛刺征"；B. 右乳低回声结节纵切面超声造影增强晚期（1分1秒）仍呈不均匀性高增强

强晚期病灶廓清可慢于周边乳腺组织,呈均匀性或不均匀性稍高增强。乳腺癌新辅助化疗后超声造影多表现为病灶周边强化明显,病灶中心多无或仅有少量造影剂进入,结节呈周边环状增强或整体无增强表现,增强晚期结节增强部分廓清可慢于周围乳腺组织。

5. 鉴别诊断

（1）交界性/恶性叶状肿瘤：超声造影病灶多表现为向心性或离心性增强,增强快于周围乳腺组织,呈高增强,增强后病灶边界可不清晰,内部回声不均匀,可见灌注缺损区,增强后范围较二维增大,边缘呈放射状或"蟹足样"；增强晚期病灶廓清快于周围乳腺组织,呈不均匀性低增强。

（2）术后瘢痕：超声造影病灶多无或仅有少许造影剂灌注,呈均匀性低或无增强,增强达峰后病灶边界清晰或不清晰,形态不规则,病灶内多无扭曲、粗大穿支血管,病灶面积较二维超声无明显变化,增强晚期病灶内部造影剂可与周围组织同步廓清,或持续呈无增强。

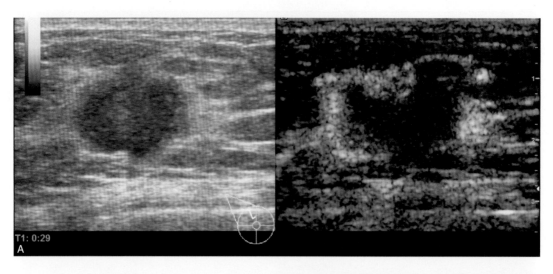

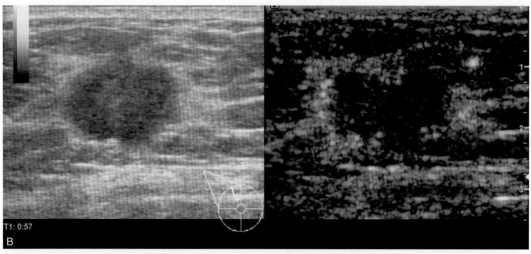

图 3-8-12 乳腺癌新辅助化疗后超声造影图像

A. 右乳低回声结节纵切面超声造影（29s）呈周边环状高增强表现，中心可见灌注缺损区，增强后结节边界欠清，形态不规则，面积较二维超声轻度增大（2.2cm×1.5cm），结节周边可见"毛刺征"；B. 右乳低回声结节纵切面超声造影增强晚期（57s）仍呈周边环状稍高增强，中心可见灌注缺损区

ER3-8-7 乳腺癌新辅助化疗前超声造影动态图   ER3-8-8 乳腺癌新辅助化疗后超声造影动态图

第四章

涎　腺

XIANXIAN

第一节　涎腺超声造影概述

涎腺肿瘤属于头颈部肿瘤,国内有关的诊疗指南有2010年由中华口腔医学会口腔颌面外科专业委员会涎腺疾病学组和中国抗癌协会头颈肿瘤外科专业委员会共同制定的《涎腺肿瘤的诊断和治疗指南》,国外有2018年美国国家综合癌症网络(National Comprehensive Cancer Network, NCCN)发布的《头颈部肿瘤临床实践指南》;英国头颈肿瘤专业委员会的多学科系列指南,包括《涎腺肿瘤治疗决策指南》《头颈部肿瘤影像检查指南》及《头颈部肿瘤病理指南》,涵盖了涎腺肿瘤的影像诊断、病理诊断及治疗原则。上述多个指南指出,由于涎腺肿瘤的病理类型多样,鉴别诊断困难,术前影像学检查非常重要。

流行病学研究显示,涎腺肿瘤80%发生于腮腺,80%是组织学行为为良性,而生物学行为为交界性的多形性腺瘤。Warthin瘤及基底细胞腺瘤也是较常见的良性肿瘤。如果肿块发生于颌下腺,恶性的概率约为50%,如果发生于舌下腺或其他小涎腺,则90%以上可能性为恶性。Warthin瘤、嗜酸细胞腺瘤几乎仅发生于腮腺。舌下腺肿瘤少见,一旦发现很可能是腺样囊性癌。涎腺肿瘤女性多见,发病高峰年龄为50~70岁,而多形性腺瘤、黏液表皮样癌、腺泡细胞癌高峰年龄为20~40岁,基底细胞腺瘤多发生于老年患者,Warthin瘤多发生于长期吸烟的中老年男性患者,腺样囊性癌常发生于颌下腺,且以老年女性居多。涎腺肿瘤的病理类型与患者的年龄、性别、吸烟史、肿块的发生部位等密切相关,故诊断涎腺肿块需结合病史及发生部位,再结合常规超声及超声造影来综合判断。

超声血管造影因显示肿瘤内的微血管构架而可在一定程度上鉴别肿块的性质及生物学行为。良性涎腺肿瘤周边有包膜,包膜上血供较丰富,注入造影剂后表现为肿块周边持续高亮度的环状增强。而涎腺恶性肿瘤对周围组织及血管呈侵蚀性生长,周边无包膜,故注入造影剂后肿块周边不显示包膜存在的环状增强。且超声血管造影显示了CDFI不能显示的微小血管,故造影后显示了灰阶超声尚无回声改变的周边被侵润组织,从而造影后显示肿块边界不清,形态不规则,肿块增大。低度恶性的涎腺肿瘤如腺泡细胞癌、高分化黏液表皮样癌以及少见的涎腺良性肿瘤如嗜酸性细胞瘤、导管内乳头状瘤、皮脂腺瘤,以及少见的涎腺恶性肿瘤如肌上皮癌、涎腺导管癌等,在多形性腺瘤中常规超声表现不典型,易误诊,而超声造影有助于鉴别诊断。

一、涎腺超声造影检查方法

首先常规超声扫查整个涎腺,二维超声及CDFI常规检测肿块的大小、形态、边界、内部回声及与周边组织的关系。选择病灶形态最不规则且血供最丰富的切面为超声造影观察切面,同时显示部分正常涎腺组织。固定探头,嘱患者平静呼吸且不要做咀嚼动作,再启用超声造影模式CnTI,条件设定为机械指数(MI)0.05,声压45kPa,灰阶46%,功率3%,频率7MHz。经肘前静脉团注振荡好的SonoVue微泡混悬液2.4ml,随后注射5ml生理盐水。推注造影剂同时启动计时按钮,动态存储60~120s图像,将造影全过程动态图存储。

二、涎腺超声造影分析方法

将存储的动态图像回放,观察实时灰阶超声造影的增强表现从八个方面进行评价。①增强时间:快进、同进、慢进(与肿块周围正常涎腺组织比较);②增强程度:均匀增强(即完全增强)、不均匀增强(增强部分内有无增强区或低增强区);③增强方式:向心性增强(自肿块周边向中心的增强)、非向心性增强(团块整体弥漫性增强或为由中心向周边的离心性增强,也可为团块杂乱性增强);④增强强度:高增强(肿块增强高于周围正常涎腺腺体)、低增强(肿块增强低于周围正常腺体);⑤增强环(造影过程中肿块周边出现高亮度环状回声):有或无;⑥增强后肿块边界:清楚、不清楚;⑦增强后肿块形态:规则、不规则;⑧增强后肿块是否增大:增大,无增大(与二维超声时肿块大小相比)。

第二节 涎腺炎性病变

一、慢性硬化性颌下腺炎

1. 病史概要 女性,75 岁,因发现左侧颌下腺包块 4 个月就诊,时有疼痛。

2. 常规超声检查 左侧颌下腺内一弱回声团块,大小约 2.5cm×1.5cm,形态较规则,内部回声较均匀,包膜似完整,边界欠清楚,CDFI 示点线状血流信号,见图 4-2-1。

3. 超声造影图像 团块早于周围正常颌下腺组织增强,达峰时呈不均匀性稍高增强,内部见大片不规则低增强区,增强后团块边界不清,见图 4-2-2。

4. 超声造影诊断要点 团块早于周围正常颌下腺组织增强,达峰时呈不均匀性稍高增强,内部见大片不规则低增强区,增强后团块边界不清,周边无环状增强,提示炎性病变或恶性病灶,结合病史,考虑为慢性炎性病变。

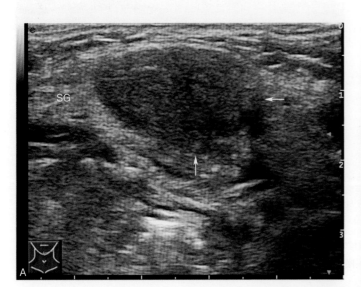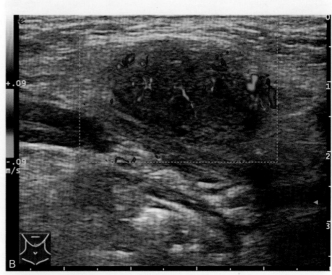

图 4-2-1 慢性颌下腺炎常规超声声像图
A. 左侧颌下腺内低回声团块横切面;B. CDFI 血流图

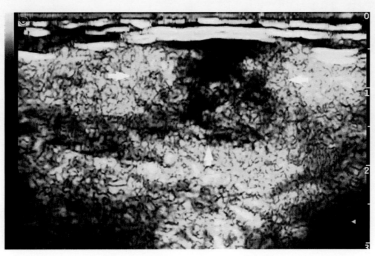

图 4-2-2 慢性颌下腺炎超声造影图

二、腮腺结核

1. 病史概要　男性,69岁,因发现左侧腮腺区包块1年,偶有胀痛就诊。

2. 常规超声检查　左侧腮腺见低回声团块,边界不清,形态不规则,内部回声低且不均匀。CDFI:团块边缘见1级血流信号,见图4-2-3。

3. 超声造影图像　左侧腮腺低回声团块呈低增强,达峰时呈不均匀性等增强,增强后团块边界不清,腮腺其余部位可见无增强区,见图4-2-4。

4. 超声造影诊断要点　腮腺内低回声团块造影后显示不均匀性等增强,内部可见低增强区,提示有液化及坏死,且增强后团块边界不清,应考虑炎症及恶性肿瘤。此例患者结合病史及常规超声而考虑结核可能。

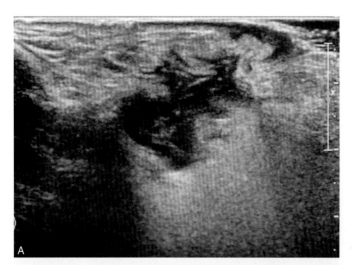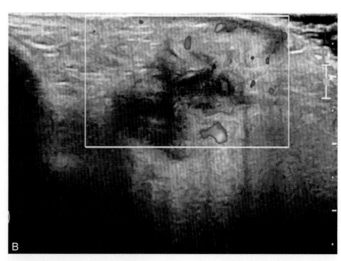

图 4-2-3　腮腺结核常规超声声像图

A. 左侧腮腺低回声团块横切面;B. CDFI 血流图

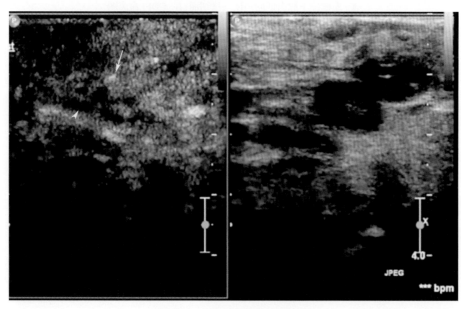

图 4-2-4　腮腺结核超声造影图

第三节　涎腺上皮性肿瘤

一、多形性腺瘤

病例一

1. 病史概要　女性，34 岁，发现右侧腮腺肿块半年，无红肿，无压痛。

2. 常规超声图像　右侧耳后腮腺下极实质内探及一实性低回声团块，大小约 3.5cm×2.9cm，边界清楚，形态规则，呈椭圆形，内部回声不均匀，CDFI 示少量点线状血流信号，见图 4-3-1。

3. 超声造影图像　右侧耳后腮腺内实性低回声团稍早于周围正常腮腺组织增强，团块呈整体弥漫性增强，达峰时呈欠均匀性稍高增强，增强后形态规则，边界清楚，周边可见环状增强（静脉期肿块内造影剂消退后较明显），大小无明显变化，见图 4-3-2、ER4-3-1。

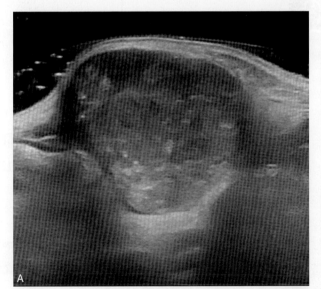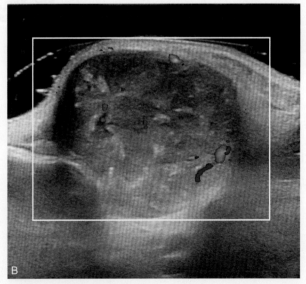

图 4-3-1　多形性腺瘤常规超声声像图
A. 右侧耳后腮腺内低回声团块纵切面；B. CDFI 血流图

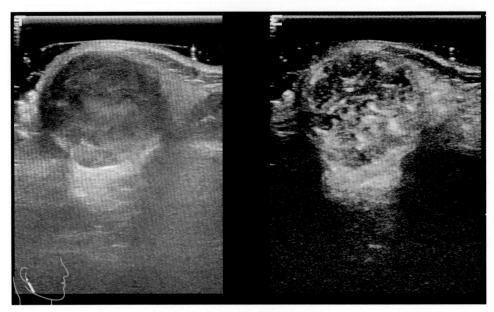

图 4-3-2 多形性腺瘤超声造影图

ER4-3-1 多形性腺瘤超声造影视频

病例二

1. **病史概要** 男性,33 岁,发现左侧颌下包块 5 年,无压痛,无溃疡、红肿等症状。

2. **常规超声图像** 左侧颌下腺内探及大小约 2.7cm×1.8cm 低回声团,边界清楚,呈分叶状,内部回声不均匀,可见片状无回声区,团块周边可见点线状血流信号,见图 4-3-3。

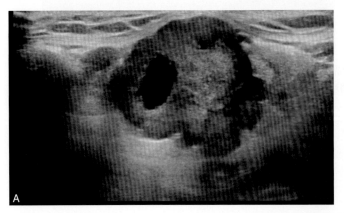
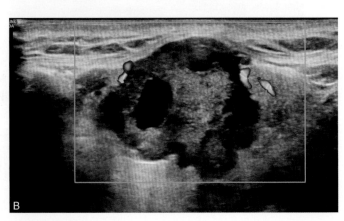

图 4-3-3 多形性腺瘤常规超声声像图
A. 左侧颌下腺内低回声团块纵切面;B. CDFI 血流图

3. 超声造影图像　左侧颌下腺内低回声团与正常颌下腺组织同步增强，由周边开始增强，随后向心性增强，达峰时呈不均匀性等增强，增强后团块形态及大小较二维超声未见明显变化，周边可见不完整环状增强，见图 4-3-4。

4. 超声造影诊断要点　多形性腺瘤由肌上皮、腺上皮、黏液样及软骨样多种组织成分构成，故增强程度也取决于不同组织成分的构成。超声造影后肿块与正常腮腺组织同步增强或早于正常腮腺组织增强，达峰时呈不均匀性高增强或等增强或低增强，增强后边界清楚、形态规则，大小无增大，周边有较完整的增强环。多形性腺瘤伴液化时超声造影后团块内部见大片无回声区，但团块周边见明显的环状增强，提示良性肿瘤，结合常规超声及病史考虑为多形性腺瘤。

5. 鉴别诊断

（1）腮腺 Warthin 瘤：肿块几乎都在腮腺，绝大多数位于腮腺下极，单侧单个或多个肿块，部分双侧腮腺均有肿块，多数肿块合并腮腺内淋巴结肿大。肿块呈扁椭圆形，实性或囊实混合回声肿块，囊液较混浊，实性部分呈网格状特征性超声表现，肿块血流类似淋巴门型血流。超声造影显示为肿块快进慢出或同进慢出，呈高增强。实性肿块呈较均匀性高增强，囊实性肿块呈不均匀性高增强，可见无增强区，增强后肿块边界清楚，形态规则，无增大，周边可见完整的环状增强。

（2）腮腺基底细胞腺瘤：肿块常位于腮腺，肿块呈圆形或椭圆形，实性或囊实混合回声团块，实性部分回声均匀，囊液清亮。血流信号丰富（呈网状或火球状）或不丰富。超声造影显示肿块早于周边正常腮腺组织增强，或与周边正常腮腺组织同步增强，呈整体弥漫性增强，达峰时呈高增强，增强后边界清楚，形态规则肿块无增大，周边可见完整的环状增强。

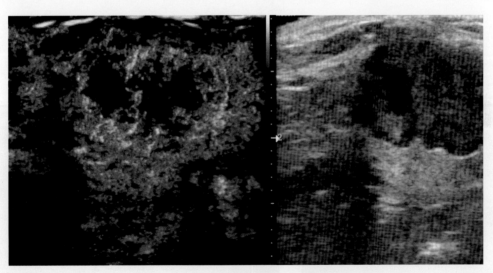

图 4-3-4　多形性腺瘤超声造影图
左侧颌下腺纵切图造影示低回声团块呈不均匀性高增强

ER4-3-2　多形性腺瘤超声造影视频

（3）腮腺腺泡细胞癌：腺泡细胞癌为低度恶性涎腺肿瘤，生长缓慢，故与涎腺良性肿瘤的常规声像图相似。腺泡细胞常发生于腮腺，超声造影显示肿块早于周边正常腮腺组织增强，呈整体弥漫性增强，达峰时呈均匀性高增强，增强后肿块边界欠清，形态欠规则，肿块大小较二维超声有所增大。如果做定量分析显示肿块的峰值强度、局部血流量及平均灌注强度明显高于间质丰富型的多形性腺瘤。

二、Warthin 瘤

病例一

1. 病史概要　女性，72 岁，发现右侧腮腺无痛性肿块 5 年余，无发热、红肿。

2. 常规超声图像　右侧耳前腮腺下极探及大小约 3.2cm×1.9cm 低回声团，呈扁椭圆形，边界清楚，团块周边见丰富血流信号，见图 4-3-5。

3. 超声造影图像　右侧耳前腮腺下极低回声团早于周围正常腮腺组织增强，呈整体弥漫性增强，达峰时呈欠均匀性高增强，中心见小片状低增强区，增强后团块边界清楚，周边见完整环状增强，其形态、大小较二维超声无变化，见图 4-3-6。

病例二

1. 病史概要　男性，74 岁，左侧颈部肿胀 1 年余，无疼痛、发热，有长期吸烟史。

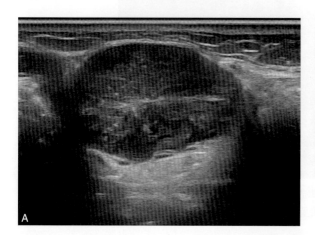
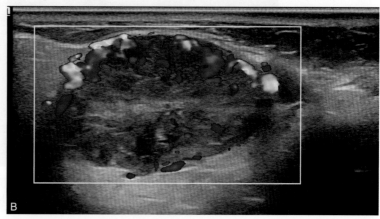

图 4-3-5　常规超声声像图
A. 右侧耳前腮腺内低回声团块纵切面；B. CDFI 血流图

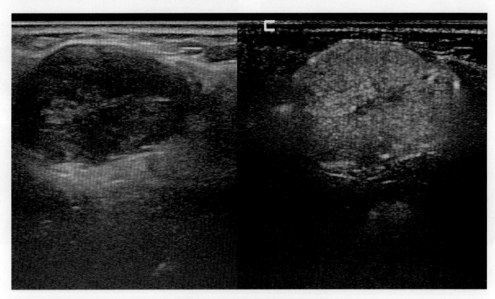

图 4-3-6　Warthin 瘤超声造影图
右侧腮腺纵切图造影示不均匀性高增强

ER4-3-3　Warthin 瘤超声造影视频

2. 常规超声图像　左侧腮腺内探及一实性低回声团，大小约 2.2cm×1.2cm，内部回声欠均匀，未见钙化及液化，其内可见 3 级血流信号，见图 4-3-7。

3. 超声造影图像　左侧腮腺实性团块早于周围正常腮腺组织增强，呈整体弥漫性增强，达峰时呈均匀性高增强，增强后边界较清，形态较规则，周边见环状增强，见图 4-3-8。

4. 超声造影诊断要点　Warthin 瘤超声造影表现为肿块早于周围腮腺组织增强，无囊变及感染液化时呈均匀性高增强，伴囊变或坏死时呈不均匀性高增强，内部见无增强区或低增强区，但肿块增强后均边界清楚、形态

规则，大小较二维超声比较无变化，周边可见完整的环状增强。

5. 鉴别诊断

（1）腮腺海绵状血管瘤：超声造影特点为团块增强缓慢，由周边开始呈结节状增强，随后向心性增强，达峰时呈不均匀性高增强，内见大片无增强区，团块边界清楚。

（2）腮腺黏液表皮样癌：病灶常早于周围正常腮腺组织增强，达峰时呈欠均匀或不均匀性高增强，增强后团块边界不清，形态不规则，团块较二维超声所见明显增大。

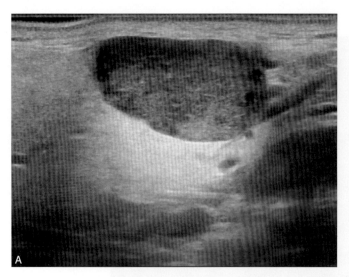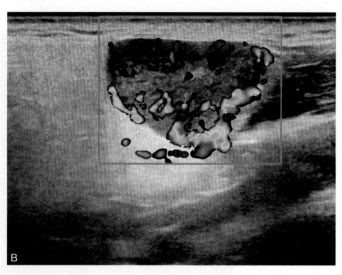

图 4-3-7　Warthin 瘤常规超声声像图
A. 左侧腮腺内实性低回声团块纵切面；B. CDFI 血流图

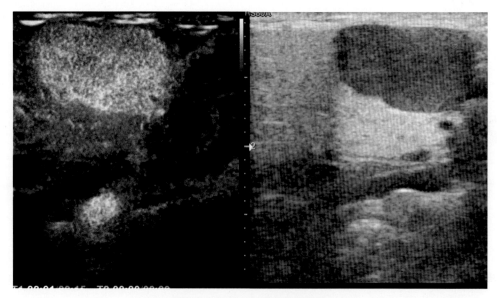

图 4-3-8　Warthin 瘤超声造影图
左侧腮腺内实性低回声团纵切图造影示均匀性高增强

ER4-3-4　Warthin 瘤超声造影视频

三、基底细胞腺瘤

病例一

1. 病史概要 女性,30岁,发现右侧面部包块3年余,无疼痛、红肿。

2. 常规超声图像 右侧腮腺实质内探及大小约1.5cm×1.0cm低回声结节,边界清楚,形态规则,内部回声欠均匀,周边可见点状血流信号,见图4-3-9。

3. 超声造影图像 右侧腮腺实质内低回声团块早于周边正常腮腺组织增强,从周边开始增强,逐渐向心性增强,达峰时呈不均匀性高增强,中心可见不规则无增强区,见图4-3-10。

4. 超声造影诊断要点 肿块呈椭圆形,与周围腮腺组织同步增强,呈从周边开始逐渐向心性增强,达峰时呈不均匀性高增强,中心可见无增强区,周边可见环状增强。结合常规超声考虑为基底细胞腺瘤。

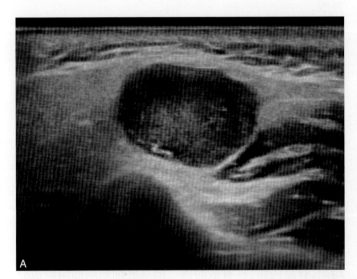
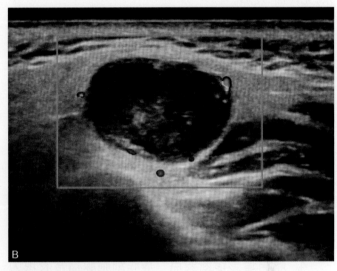

图 4-3-9 基底细胞腺瘤常规超声声像图
A. 右侧腮腺内基底细胞腺瘤纵切面;B. CDFI 血流图

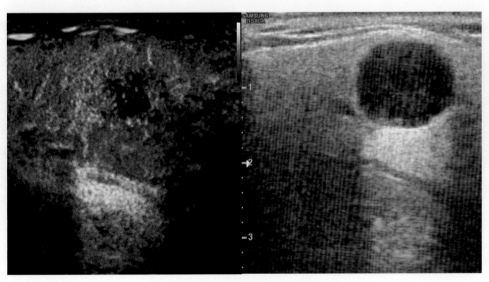

图 4-3-10 基底细胞腺瘤超声造影图

ER4-3-5 基底细胞腺瘤超声造影视频

病例二

1. 病史概要 男性,53 岁,发现右侧腮腺包块 5 年余,无疼痛、发热。

2. 常规超声图像 右侧腮腺中下极探及大小约 3.3cm×2.2cm 的混合回声团块,呈椭圆形,边界较清,形态尚规则,内部回声不均,内见片状液性暗区,范围约 1.6cm×1.3cm,内见点状血流信号,见图 4-3-11。

3. 超声造影图像 右侧腮腺下极混合回声团块早于周围正常腮腺组织增强,由周边逐渐向心性充填,达峰时呈不均匀性高增强,内见大片状无增强区,团块周缘可见完整增强环,增强后肿块大小未见明显变化,团块内造影剂消退缓慢,见图 4-3-12、ER4-3-6。

4. 超声造影诊断要点 基底细胞腺瘤常表现为肿块早于周围正常腮腺组织增强,呈整体弥漫性增强或从周边向中心的向心性增强,达峰时呈均匀性或不均匀性高增强,边界清楚,形态规则,周边可见完整的环状增强。当肿块有囊变时可见无增强区,有时囊液混浊常规超声显示不清,但造影后明确显示无增强区的范围。

5. 鉴别诊断

(1)腮腺多形性腺瘤伴液化坏死:典型的多形性腺瘤囊变少或只有小范围的囊变,极少出现梗死,因此常表现为实性团块。但当多形性腺瘤伴囊变时与基底细胞腺瘤鉴别较困难,超声造影后病灶内部均可见无增强区,典型基底细胞腺瘤增强后呈"面包圈"改变,液性部分形态较规则,边界较清楚,多形性腺瘤多表现为不均匀性高回声或不均匀性低增强,液性部分欠规则。此外且因多形性腺瘤由多种组织构成,灰阶超声显示团块内部回声不均匀,有高回声,也有低回声。而基底细胞腺瘤组织成分单一,实性部分回声常呈均匀的低回声。

(2)Warthin 瘤:见"多形性腺瘤"。

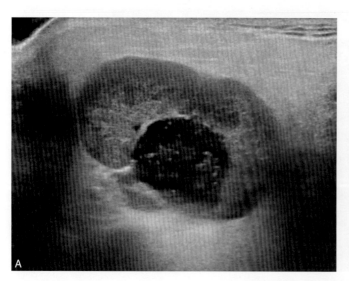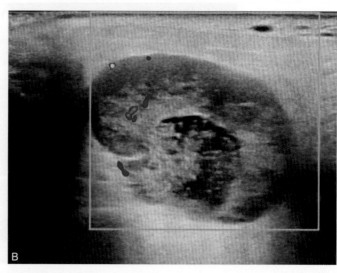

图 4-3-11 基底细胞腺瘤常规超声声像图
A. 右侧腮腺内基底细胞腺瘤纵切面;B. CDFI 血流图

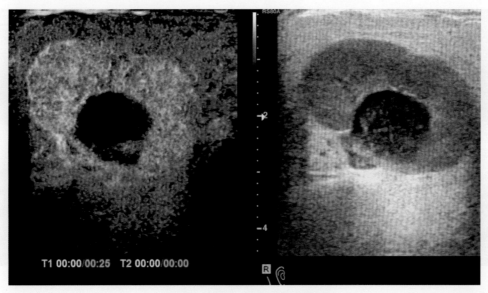

图 4-3-12　基底细胞腺瘤超声造影图

ER4-3-6　基底细胞腺瘤超声造影视频

四、肌上皮瘤

1. 病史概要　女性，45 岁，发现左侧腮腺包块 9 个月余。

2. 常规超声图像　左侧腮腺下极实性低回声结节，边界较清，形态呈分叶状，内部回声尚均匀，内未探及血流信号，见图 4-3-13。

3. 超声造影图像　左侧腮腺下极实性低回声结节稍早于周边正常腮腺组织增强，呈整体弥漫性增强，达峰时呈较均匀性稍高增强，强化后边界清楚，形态较规则，大小较造影前无明显变化，周边可见环状高增强，团块内造影剂消退缓慢，见图 4-3-14。

4. 超声造影诊断要点　肌上皮瘤组织成分较多形

性腺瘤单一，故达峰时多表现为呈较均匀性高增强或均匀性等增强，增强后病变形态规则，边界清楚，周边常可见完整增强环，病变大小无明显变化。

5. 鉴别诊断

（1）多形性腺瘤（细胞丰富型）：超声造影与肌上皮瘤几乎无差别，需结合二维超声鉴别诊断。多形性腺瘤内部回声多不均匀，可见高回声，而肌上皮瘤内部回声均匀。

（2）肌上皮癌：超声造影显示肿块呈不均匀性高增强，增强后肿块边界不清，肿块有所增大，周边无明显环状增强。

（3）黏液表皮样癌：超声造影显示肿块呈不均匀性高增强，增强后肿块边界不清，形态不规则，肿块有所增大，周边无明显环状增强。

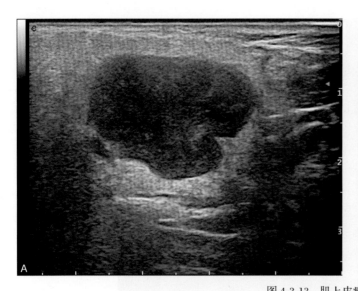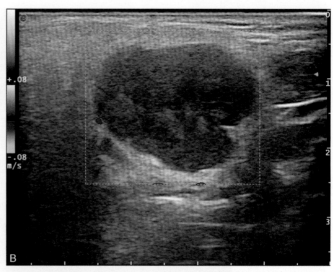

图 4-3-13　肌上皮瘤常规超声声像图

A. 灰阶图；B. CDFI 血流图

A. 示左侧腮腺下极实性低回声结节,边界较清,形态呈分叶状,内部回声尚均匀；B. CDFI 示结节内未探及血流信号

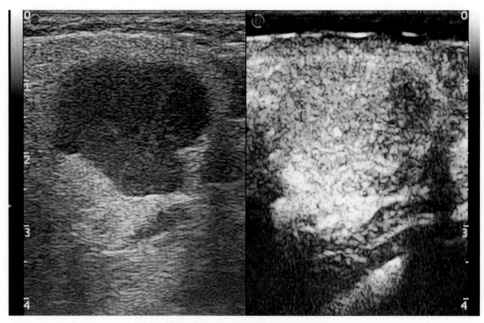

图 4-3-14　肌上皮瘤超声造影图

ER4-3-7　肌上皮瘤超声造影视频

五、黏液表皮样癌

病例一

1. 病史摘要　女性,29 岁,发现右侧腮腺内占位性病变 6 个月余。

2. 常规超声图像　右侧腮腺内低回声结节,大小约 1.0cm×1.0cm,部分边界欠清,形态欠规则,结节内可见丰富的树枝状血流信号,见图 4-3-15。

3. 超声造影图像　右侧腮腺低回声结节稍早于周围腮腺组织增强,达峰时呈欠均匀性高增强,增强后边界不清,形态不规则,周边未见明显环状增强,增强后范围较二维增大,见图 4-3-16。

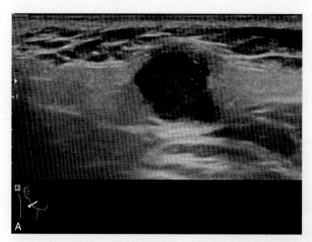
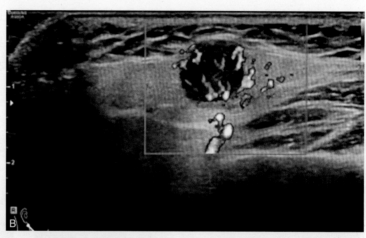

图 4-3-15　黏液表皮样癌常规超声声像图
A. 右侧腮腺内结节常规超声;B. CDFI 血流声像图

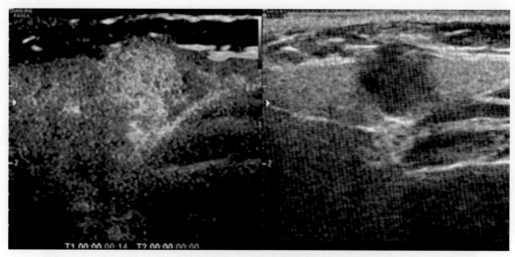

图 4-3-16　黏液表皮样癌超声造影声像图
右侧腮腺低回声结节呈欠均匀性高增强,增强后边界不清,形态不规则

ER4-3-8　黏液表皮样癌造影视频

病例二

1. **病史摘要**　女性,23 岁,发现右侧腮腺内占位性病变 1 年余。

2. **常规超声图像**　右侧耳前腮腺上极低回声结节,大小约 0.8cm×0.7cm,部分边界欠清,形态欠规则,后方回声增强,结节内未见血流信号,见图 4-3-17。

3. **超声造影图像**　右侧腮腺内低回声结节早于周边正常涎腺组织增强,达峰时呈不均匀性高增强,增强后边界不清,形态稍欠规则,范围较二维增大,周边无环状增强,造影剂消退较快,见图 4-3-18。

4. **超声造影诊断要点**　黏液表皮样癌增强早于周

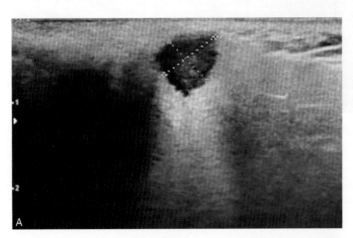
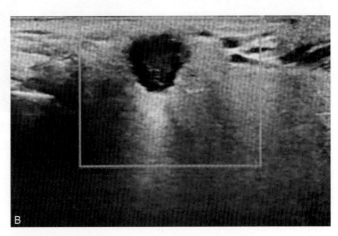

图 4-3-17　黏液表皮样癌常规超声声像图
A. 右侧腮腺内结节常规超声;B. 结节 CDFI 血流声像图

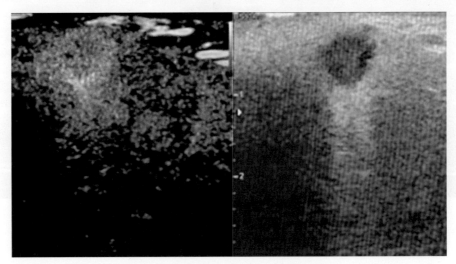

图 4-3-18　黏液表皮样癌超声造影声像图
右侧腮腺内低回声结节呈不均匀性高增强,增强后边界不清,形态稍欠规则

ER4-3-9　黏液表皮样癌造影视频

围正常腮腺组织,与周围正常腮腺组织相比呈不均匀性高增强,增强后边界不清楚、肿块范围增大,无环状增强。

5. 鉴别诊断

(1)多形性腺瘤:达峰时呈高增强、等增强或低增强,增强后边界较清楚,周边可见完整或不完整的环状增强。

(2)Warthin 瘤:多数呈弥漫性高增强,增强后边界清楚、周边可见增强环及肿块无增大。

(3)腺样囊性癌:腺样囊性癌与黏液表皮样癌增强方式无明显不同,主要通过发生部位及病史来鉴别诊断。

六、腺样囊性癌

病例一

1. 病史摘要　女性,70 岁,发现右侧腮腺内包块 2 年余。

2. 常规超声图像　右侧腮腺内低回声团块,范围约 3.4cm×1.0cm,边界不清,形态不规则,内部回声不均匀,团块内可见点状血流信号,见图 4-3-19。

3. 超声造影图像　右侧腮腺低回声团块稍早于周围正常腮腺组织增强,达峰时呈杂乱性高增强,内部可见多处不规则的稍低增强区,增强后边界不清,形态不规则,周边未见明显环状增强,增强后范围较二维超声增大,见图 4-3-20、ER4-3-10。

病例二

1. 病史摘要　女性,43 岁,发现右侧腮腺内占位 1 年余。

2. 常规超声图像　右侧腮腺内低回声结节,大小约 1.7cm×1.5cm,部分边界欠清,形态不规则,内部回声较均匀,结节内可见少量线状血流信号,见图 4-3-21。

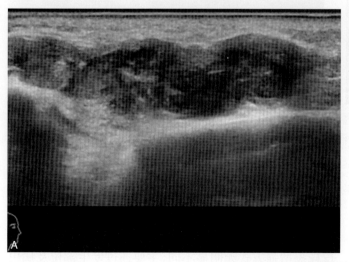
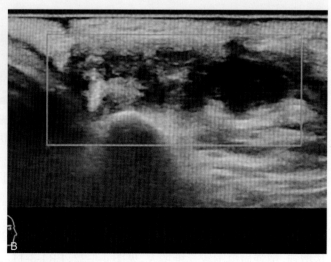

图 4-3-19　腺样囊性癌常规超声声像图
A. 右侧腮腺内团块常规超声;B. 团块内 CDFI 血流声像图

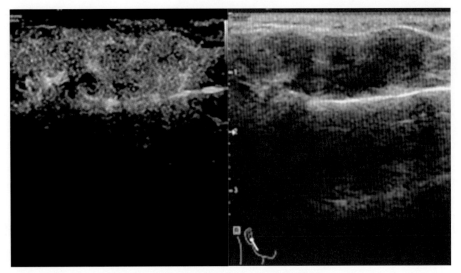

图 4-3-20 腺样囊性癌超声造影声像图

右侧腮腺低回声团块呈杂乱性高增强,内部可见多处不规则的稍低增强区,增强后边界不清,形态不规则

ER4-3-10 腺样囊性癌造影视频

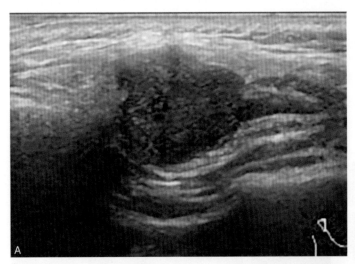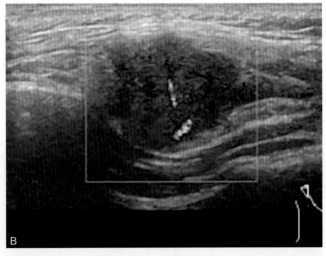

图 4-3-21 腺样囊性癌常规超声声像图

A. 右侧腮腺内结节常规超声;B. 结节内 CDFI 血流声像图

3. **超声造影图像** 右侧腮腺内低回声结节早于周围腮腺组织增强,呈整体弥漫性增强,达峰时呈较均匀性高增强,增强后边界不清,形态不规则,周边未见明显环状增强,增强后范围较二维增大,见图 4-3-22、ER4-3-11。

4. **超声造影诊断要点** 腺样囊性癌增强早于周围正常涎腺组织,与周围正常涎腺组织增强强度相比,呈高增强,增强后肿块明显增大,且边界不清楚,周边无环状高增强。

5. **鉴别诊断** 黏液表皮样癌:腺样囊性癌与黏液表皮样癌增强方式无明显不同,主要通过发生部位及病史来鉴别诊断。

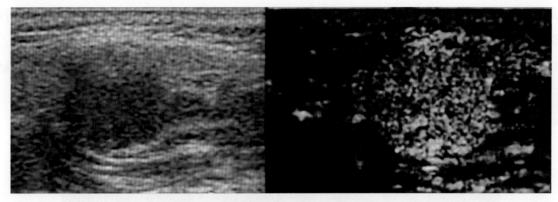

图 4-3-22 腺样囊性癌超声造影声像图

右侧腮腺内低回声结节呈较均匀性高增强,增强后边界不清,形态不规则

ER4-3-11 腺样囊性癌造影视频

七、腺泡细胞癌

1. 病史概要 女性,42 岁,发现右耳后包块 7 个月余。

2. 常规超声图像 右侧腮腺中部探及大小约 1.1cm×0.6cm 的低回声团,边界尚清,形态尚规则,边缘

见点状血流信号,见图 4-3-23。

3. 超声造影图像 见图 4-3-24、ER4-3-12。

4. 超声造影诊断要点 腺泡细胞癌为低度恶性涎腺肿瘤,生长缓慢,常规超声与良性涎腺肿瘤相似。造影后主要表现为肿块增大,周边无环状增强,结合发病年龄可与其他恶性肿瘤鉴别。

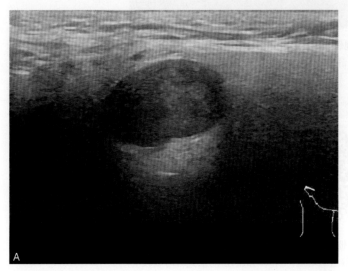
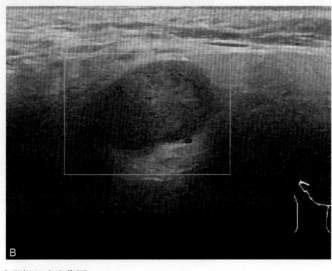

图 4-3-23 腺泡细胞癌常规超声声像图

A. 右侧腮腺内结节常规超声;B. 结节内 CDFI 血流声像图

5. 鉴别诊断

（1）多形性腺瘤：肿块呈高增强或等增强或低增强，增强后肿块无增大，周边可见完整或不太完整的环状增强。

（2）Warthin 瘤：肿块呈高增强，增强后肿块无增大，周边可见完整的环状增强。

（3）基底细胞腺瘤：肿块呈高增强，增强后肿块无增大，周边可见完整的环状增强。

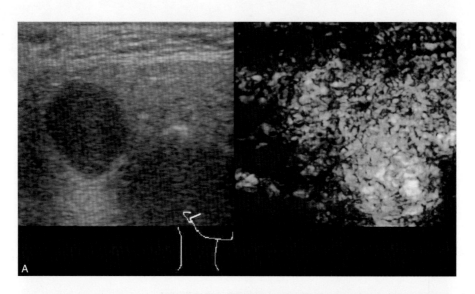
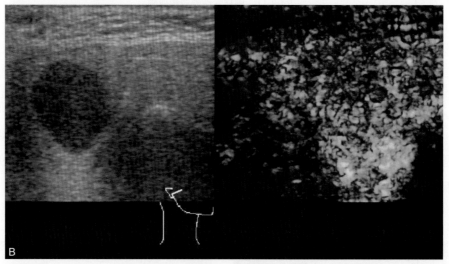

图 4-3-24　腺泡细胞癌超声造影声像图
A. 结节造影图像；B. 静脉期结节造影图像

ER4-3-12　腺泡细胞癌造影视频

视频注解：右侧腮腺内低回声结节早于周围腮腺组织增强，呈整体弥漫性增强，达峰时呈较欠均匀性等增强，增强后边界不清，形态不规则，周边未见明显环状增强，增强后范围较二维超声增大

第四节　涎腺非上皮性肿瘤

一、血管瘤

1. 病史概要　女性,56岁,发现右侧颌下包块3年余,无压痛,无发热等症状。体格检查:双侧颊面部不对称,右侧颌下肿大,右侧颌下区扪及一直径约2cm质韧包块,活动度可,边界较清,无压痛,无消长史。

2. 常规超声图像　右侧颌下腺探及大小约2.6cm×

1.5cm低回声团,呈椭圆形,边界较清,内部回声欠均匀;CDFI示低回声团内未见明显血流信号,见图4-4-1。

3. 超声造影图像　右侧颌下腺低回声团块周边呈环状增强,随后团块后外侧开始呈片状增强,片状增强范围逐渐增大,达峰时呈不均匀高增强,内见片状无增强区,增强后边界清楚,形态、大小较二维超声比较无变化,见图4-4-2、ER4-4-1。

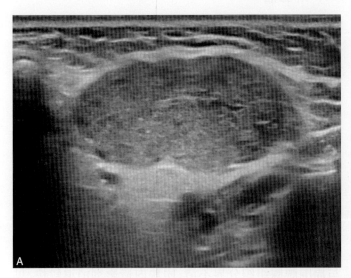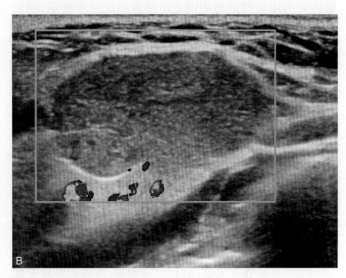

图4-4-1　涎腺血管瘤常规超声声像图
A. 右侧颌下腺纵切面;B. CDFI血流图

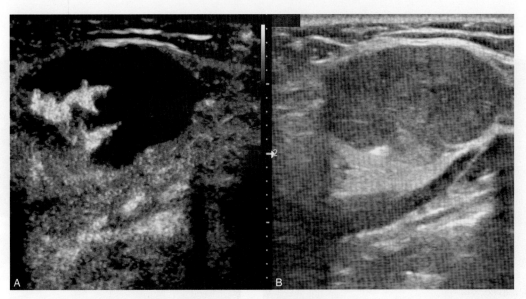

图4-4-2　涎腺血管瘤超声造影图
A. 右侧颌下腺纵切图造影示低回声团块周边开始增强,随后团块后外侧呈片状增强;B. 达峰时团块呈不均匀性高增强

ER4-4-1 涎腺血管瘤超声造影视频

4. 超声造影诊断要点 涎腺海绵状血管瘤超声造影表现为团块周边与周围正常涎腺组织同步增强,随后肿块中心或一侧片状高增强,高增强范围逐渐增大,达峰时常常是不均匀性高增强,内部见片状无增强区。增强后团块边界清楚,形态规则,大小无变化。

5. 鉴别诊断

(1)多形性腺瘤:肿块呈高增强或等增强或低增强,增强后肿块无增大,周边可见完整或不太完整的环状增强。

(2)Warthin 瘤:肿块呈高增强,增强后肿块无增大,周边可见完整的环状增强。

(3)基底细胞腺瘤:肿块呈高增强,增强后肿块无增大,周边可见完整的环状增强。

二、淋巴瘤

病例一

1. 病史摘要 女性,76 岁,发现右侧腮腺内占位3 年余。

2. 常规超声图像 右侧腮腺内低回声团,大小约1.8cm×1.3cm,边界尚清,形态不规则,内部回声稍欠均匀,团块内可见中量点状血流信号,见图 4-4-3。

3. 超声造影图像 右侧腮腺内低回声团早于周边正常腮腺组织增强,早期外周呈弥漫性增强,增强后边界与周围腮腺组织分界不清,团块内造影剂消退较快,见图 4-4-4、ER4-4-2。

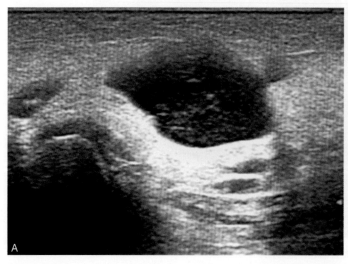
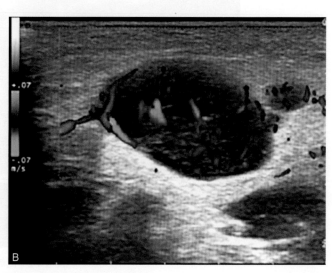

图 4-4-3 淋巴瘤常规超声声像图
A. 右侧腮腺内低回声团块常规超声;B. 团块内 CDFI 血流声像图

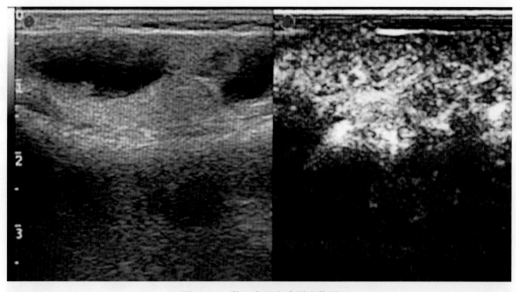

图 4-4-4　淋巴瘤超声造影声像图

右侧腮腺内低回声团呈弥漫性增强,增强后边界稍欠清,形态较规则

ER4-4-2　淋巴瘤造影视频

病例二

1. 病史摘要　男性,57 岁,发现右侧腮腺内占位 3 年余。

2. 常规超声图像　右侧腮腺内多发低结节,大者约 1.4cm×0.8cm,部分边界尚清,部分形态不规则,内部回声稍欠均匀,团块内可见少量点状血流信号,见图 4-4-5。

3. 超声造影图像　右侧腮腺内低回声结节早于周

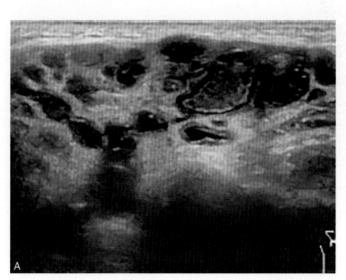
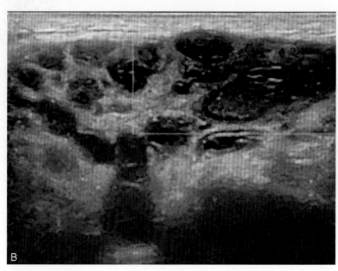

图 4-4-5　淋巴瘤常规超声声像图

A. 右侧腮腺内多发低回声结节常规超声;B. 结节内 CDFI 血流声像图

边正常腮腺组织增强,呈弥漫性高增强,内可见片状无增强区,增强后结节边界不清,形态不规则,结节内造影剂消退较快,见图4-4-6、ER4-4-3。

4. 超声造影诊断要点　腮腺内淋巴瘤可表现为单个肿块或多个肿块。超声造影表现为肿块呈快进高增强,增强后肿块边界欠清,且肿块内造影剂消退较快。

5. 鉴别诊断　涎腺淋巴上皮病:淋巴上皮病声像图表现可分为弥漫增大型、多发结节型、肿块型及硬化萎缩型四型,血流信号丰富。弥漫型增大型表现为无明显包块,超声造影呈均匀性高增强;结节型及肿块型表现为腺体内多发椭圆形或不规则低回声结节,超声造影表现为均匀性高增强。弥漫型增大型及结节型、肿块型的超声造影表现与淋巴瘤相似,明确诊断需病理检查。硬化萎缩型表现为整个腺体体积缩小,内部回声增强回声不均匀并可见条索状强回声,超声造影常表现为不均匀性低增强。

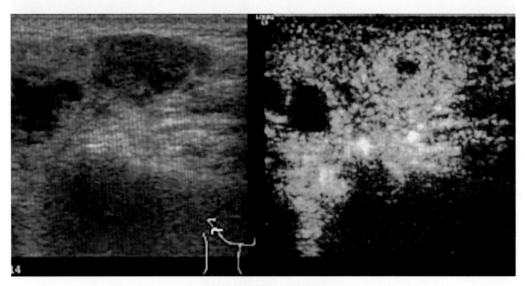

图4-4-6　淋巴瘤超声造影声像图
右侧腮腺内多个低回声结节,内可见少许无增强区

ER4-4-3　淋巴瘤造影视频

第五章

其　他

QITA

第一节 阴囊疾病

一、睾丸精原细胞瘤

病例一

1. 病史概要 男性,54岁,2周前无明显诱因发现左侧睾丸肿物,大小约2cm×3cm,质硬,无压痛,查阴囊彩超提示左侧睾丸内实性占位病变,未行特殊处置。

2. 常规超声图像 左侧睾丸增大,中上部见椭圆形低回声结节,边界尚清,形态欠规则,未见包膜,内见点状

等弱回声及斑片状稍高回声,边缘见少许点状强回声。多普勒成像:内见丰富血流信号,见图5-1-1。

3. 超声造影图像 左侧睾丸中上部病灶早于周围正常睾丸组织增强,达峰呈尚均匀高增强,周边见欠完整环状高增强,后与周围正常睾丸组织同步消退、回声始终略高于周围正常睾丸组织,见图5-1-2、ER5-1-1。

4. 超声造影诊断要点 睾丸精原细胞瘤超声造影表现为早于睾丸实质的均匀高增强,造影剂从周边呈树枝状快速向内填充;当肿瘤生长过大时,其内部可出现片状无灌注区。

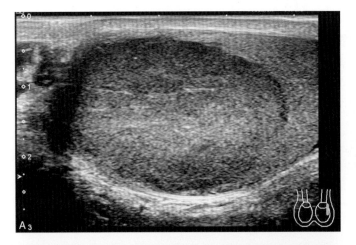
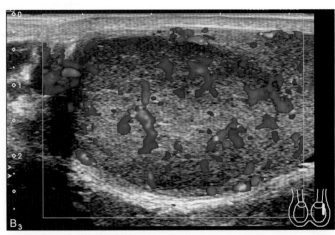
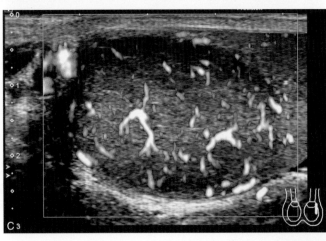
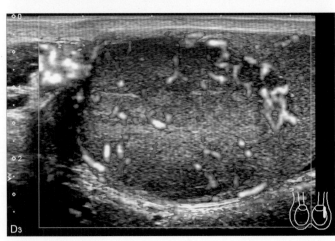

图5-1-1 左侧睾丸精原细胞瘤常规超声声像图
A. 灰阶图像;B. CDFI血流图;C. 能量多普勒血流图;D. 超微血流成像图

A. 左侧睾丸增大,中上份见椭圆形低回声结节,边界尚清,形态欠规则,未见包膜,内见点状等弱回声及斑片状稍高回声,边缘见少许点状强回声。B、C、D. 内见丰富血流信号

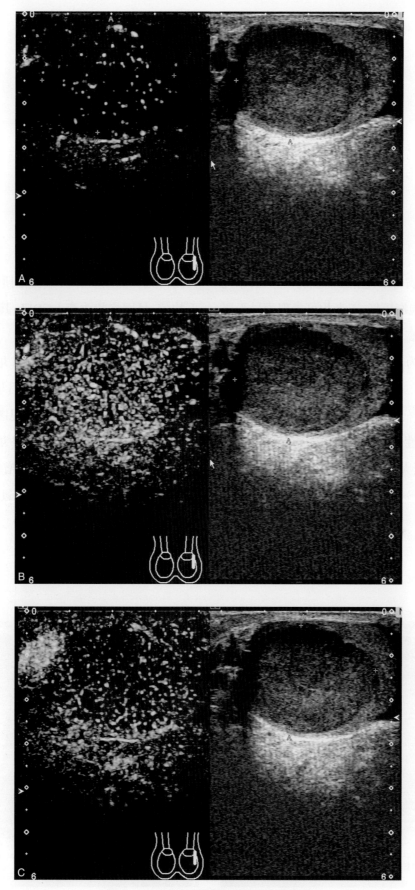

图 5-1-2　左侧睾丸精原细胞瘤超声造影图
A. 造影 27s 图像；B. 造影 38s 图像；C. 造影 68s 图像
病灶达峰呈高增强，周边见欠完整环状高增强

ER5-1-1 左侧睾丸精原细胞瘤超声造影视频
视频注解:病灶早于周围正常睾丸组织增强,达峰时周边见欠完整环状高增强,后与周围正常睾丸组织同步消退、回声始终略高于周围正常睾丸组织

5. 鉴别诊断 本病与睾丸淋巴瘤鉴别较困难,睾丸淋巴瘤回声较精原细胞瘤更低,二者均可表现为早于睾丸实质增强,达峰时呈高增强,精原细胞瘤可表现为周边环状高增强,此表现可为二者鉴别要点。

病例二

1. 病史概要 男性,41岁,2周前无明显诱因发现右侧阴囊肿大,约鸡蛋大小,质硬,无疼痛,无其他特殊不适。

2. 常规超声图像 右侧睾丸形态饱满,体积增大,其内可见一低回声肿块,呈椭圆形,边界尚清,内部回声不均匀,呈网格状改变。CDFI:其内可见较丰富的血流信号,见图 5-1-3。

3. 超声造影图像 右侧睾丸病灶早于周围睾丸组织增强,达峰呈欠均匀高增强,后与周围睾丸组织同步消退、回声略高于周围睾丸组织,见图 5-1-4、ER5-1-2。

4. 超声造影诊断要点 睾丸精原细胞瘤超声造影表现为早于睾丸实质的均匀高增强,造影剂从周边呈树枝状快速向内填充;当肿瘤生长过大时,其内部可出现片状无灌注区。

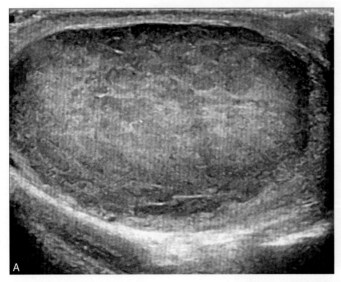
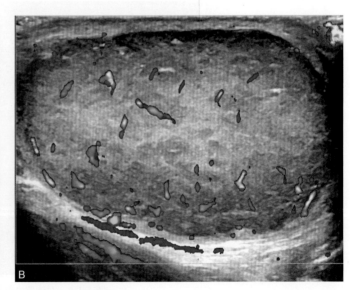

图 5-1-3 右侧睾丸精原细胞瘤常规超声声像图
A. 灰阶图像示右侧睾丸形态饱满,体积增大,其内可见一个肿块图像,边界尚清,形态呈椭圆形,内部为低回声,呈蜂窝状改变;B. CDFI:其内可见丰富的血流信号

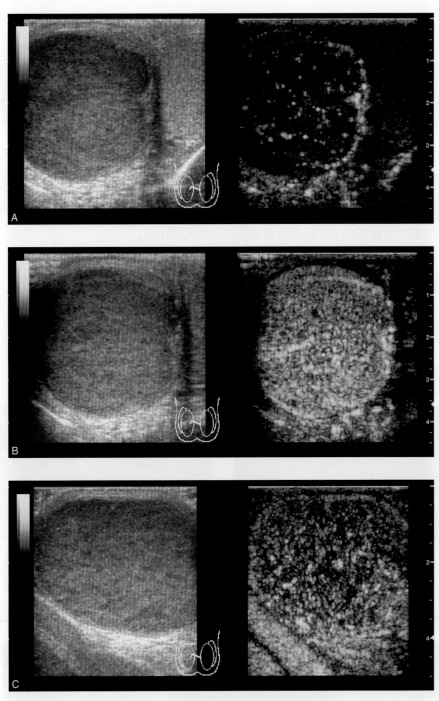

图 5-1-4　右侧睾丸精原细胞瘤超声造影图
A. 造影 14s 图像；B. 造影 23s 图像；C. 造影 38s 图像
病灶早于周围睾丸组织增强，达峰呈欠均匀高增强，消退与周围睾丸组织同步

ER5-1-2　右侧睾丸精原细胞瘤超声造影视频
视频注解：病灶早于周围睾丸组织增强，达峰呈欠均匀高增强，后与周围睾丸组织同步消退

病例三

1. 病史概要 男性,33 岁,1 个月前无明显诱因发现左侧睾丸肿物,大小约 4cm×3cm,质硬,无压痛,查阴囊彩超提示左侧睾丸内实性占位病变,未行特殊处置。

2. 常规超声图像 左侧睾丸见低回声结节,边界欠清,形态欠规则,包膜回声不明显,内可见多条带状稍高回声分隔,呈网格样改变。血流成像:内见点状血流信号,见图 5-1-5。

3. 超声造影图像 左侧睾丸中上部病灶早于周围睾丸组织增强,达峰呈均匀高增强,周边见欠完整环状高增强,后与周围睾丸组织同步消退、回声略低于周围睾丸组织,见图 5-1-6、ER5-1-3。

4. 超声造影诊断要点 睾丸精原细胞瘤超声造影表现为早于睾丸实质的均匀高增强,造影剂从周边呈树枝状快速向内填充;当肿瘤生长过大时,其内部可出现片状无灌注区。

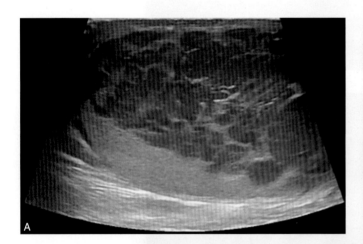
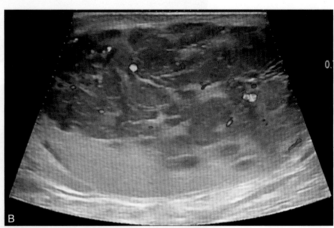
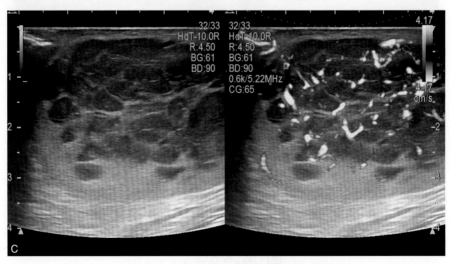

图 5-1-5 左侧睾丸精原细胞瘤常规超声声像图

A. 灰阶图;B. CDFI 血流图;C. 超微血流成像图

A. 左侧睾丸见低回声结节,边界欠清,形态欠规则,包膜回声不明显,内可见多条带状稍高回声分隔,呈网格样改变;B、C. 内见稍丰富血流信号

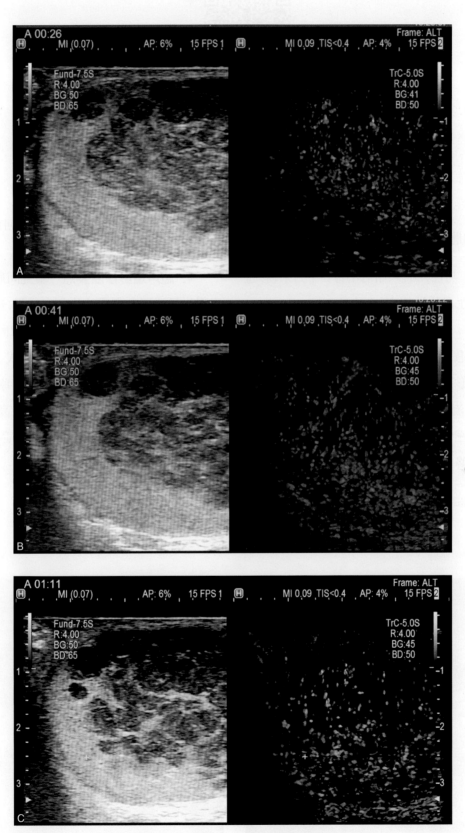

图 5-1-6　左侧睾丸精原细胞瘤超声造影图
A. 造影 21s 图像；B. 造影 41s 图像；C. 造影 1 分 11 秒图像
病灶早于周围睾丸组织增强，达峰时周边见欠完整环状高增强，消退后回声略低于周围睾丸组织

ER5-1-3 左侧睾丸精原细胞瘤超声造影视频

二、睾丸间质细胞瘤

1. 病史概要 男性,28 岁,婚后不育 6 个月余,彩超提示左侧睾丸实性占位性病变,大小约 1.5cm × 1.3cm,体检睾丸无压痛。

2. 常规超声图像 左侧睾丸中上部见实性低回声结节,边界清,形态规则,包膜完整,内回声尚均匀。CDFI:内见丰富血流信号,见图 5-1-7。

3. 超声造影图像 左侧睾丸中上部病灶早于周围睾丸组织增强;达峰呈尚均匀高增强,周边见完整环状高增强;后与周围睾丸组织同步消退,回声高于周围睾丸组织,见图 5-1-8、ER5-1-4。

4. 超声造影诊断要点 睾丸间质细胞瘤超声造影表现为早于睾丸实质的均匀高增强,造影剂从周边呈树枝状快速向内填充;与周围睾丸组织同步廓清、但回声高于周围睾丸组织,呈"快进慢出"模式。

5. 鉴别诊断 本病需与睾丸精原细胞瘤相鉴别,二者均可表现为早于睾丸实质、达峰时高增强,但睾丸精原细胞瘤呈"快进同出"模式,睾丸间质细胞瘤呈"快进慢出"模式。

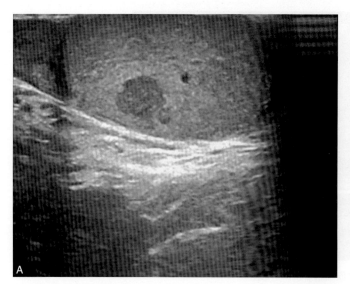
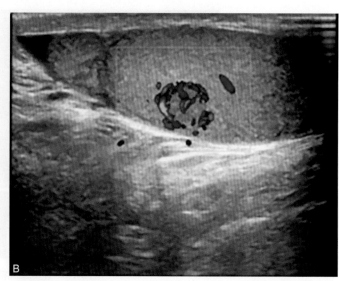

图 5-1-7 左侧睾丸间质瘤常规超声声像图

A. 灰阶图像;B. CDFI 血流图

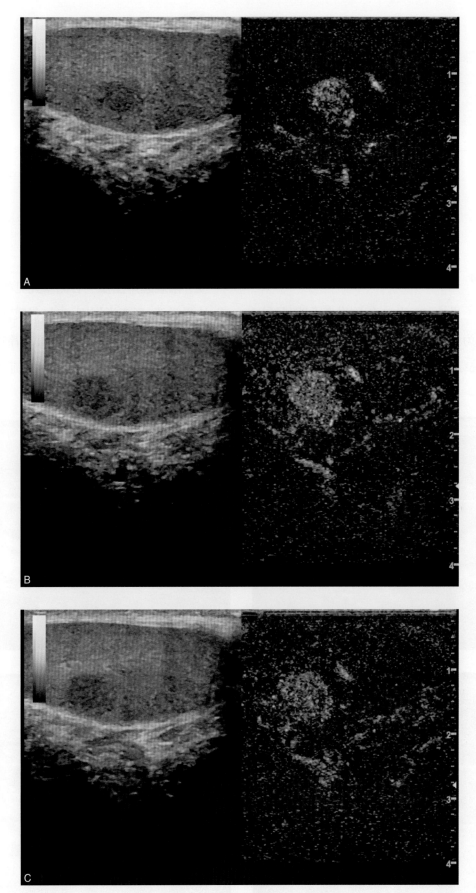

图 5-1-8　左侧睾丸间质瘤超声造影图

A. 造影 21s 图像；B. 造影 38s 图像；C. 造影 54s 图像

A. 左侧睾丸中上部病灶早于周围睾丸组织增强；B. 达峰呈尚均匀高增强，周边见完整环状高增强；C. 后与周围睾丸组织同步消退

ER5-1-4　左侧睾丸间质瘤超声造影视频

视频注解：A. 动脉早期左侧睾丸中上部病灶早于周围睾丸组织增强；B. 达峰呈尚均匀高增
强，周边见完整环状高增强；C. 增强晚期与周围睾丸组织同步消退、回声高于周围睾丸组织

三、睾丸淋巴瘤

1. 病史概要　男性，71 岁，1 年前患者无明显诱因出现咳嗽伴咳痰，为少量白色泡沫痰，无呼吸困难、胸闷、气促。于当地医院穿刺后诊断为肺小细胞癌。病程中复查 PET-CT 提示右侧睾丸代谢增高。

2. 常规超声图像　右侧睾丸见类椭圆形低回声结节，边界尚清，形态尚规则，未见包膜，内回声欠均，其浅层可见薄带状正常睾丸实质回声，二者分界欠清。多普勒血流成像：低回声区见丰富点条状血流信号，见图 5-1-9。

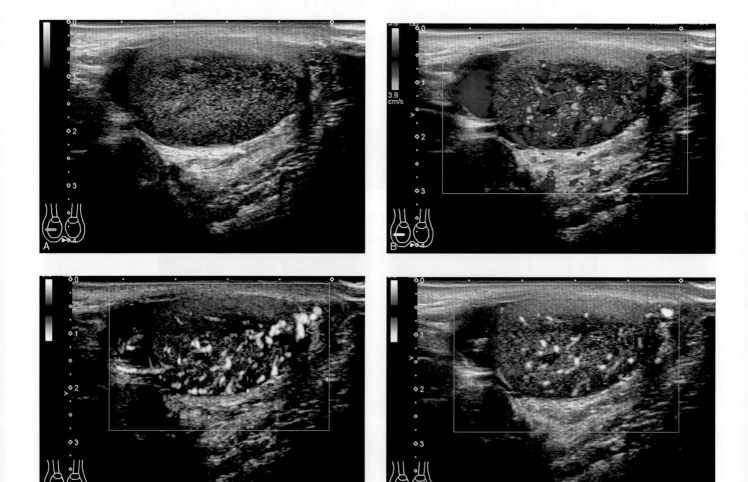

图 5-1-9　右侧睾丸淋巴瘤常规超声声像图

A. 灰阶图像；B. CDFI 血流图；C. 能量多普勒血流图；D. 超微血流成像图

3. 超声造影图像　右侧睾丸内病灶早于周围正常睾丸实质迅速呈"雪花样"高增强,达峰呈尚均匀高增强,32s 开始早于周围睾丸实质不均匀消退,廓清明显,见图 5-1-10、ER5-1-5。

4. 超声造影诊断要点　睾丸淋巴瘤造影主要表现为早于周围睾丸实质,弥漫性"雪花样"增强,达峰可呈尚均匀高增强,消退早于周围睾丸组织。

5. 鉴别诊断　睾丸精原细胞瘤超声造影表现为早于睾丸实质的均匀高增强,周边可见环状高增强;当肿瘤生长过大时,其内部可出现片状无灌注区。

6. 病理诊断　弥漫性大 B 细胞淋巴瘤。

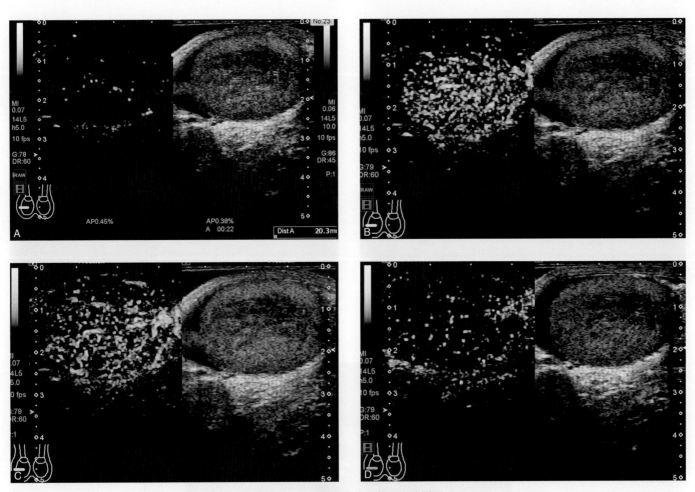

图 5-1-10　右侧睾丸淋巴瘤超声造影图

A. 造影 22s 图像;B. 造影 29s 达峰图像;C. 造影 35s 图像;D. 造影 1 分 34 秒图像

ER5-1-5　右侧睾丸淋巴瘤超声造影视频

四、附睾结核

1. 病史概要 男性,58岁,6个月前左侧阴囊增大,无明显红肿、疼痛,给予抗炎治疗后缓解,但仍反复发作并进行性加重,无其他伴随症状。1个月前患者自感阴囊增大加重,无阴囊皮肤红肿疼痛。

2. 常规超声图像 左侧附睾增大,形态失常,回声减低不均,体尾部更甚;体尾部与睾丸下极分界不清,均呈不规则低回声区,内见斑片状稍高回声及点状强回声;前方阴囊壁增厚、层次模糊,回声不均。多普勒血流成像:其内见分布不均、丰富血流信号,见图5-1-11。

3. 超声造影图像 左侧附睾体尾部及睾丸下极病灶早于周围睾丸组织增强,达峰呈不均匀高增强,内见散在多处斑片状、"串珠样"无增强区,约37s开始不均匀消退,至静脉期病灶消退不彻底,见图5-1-12、ER5-1-6。

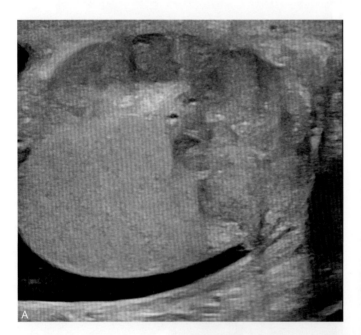
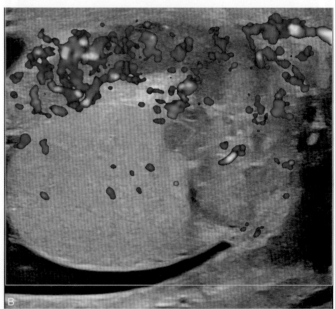
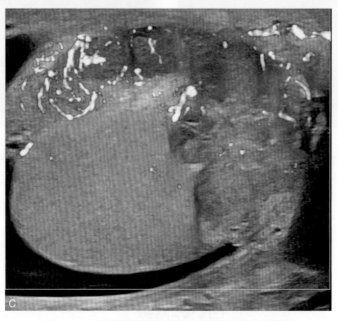

图5-1-11 左侧附睾结核伴睾丸受侵常规超声声像图
A. 灰阶图像;B. CDFI血流图;C. 能量多普勒血流图

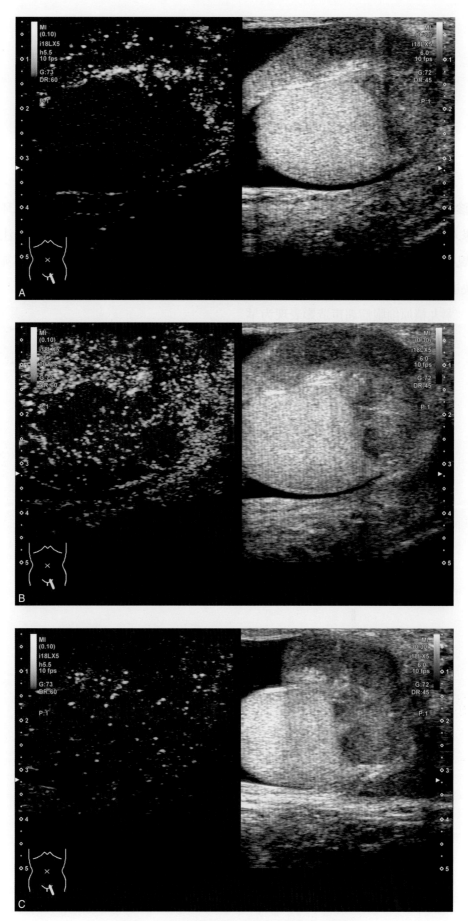

图 5-1-12　左侧附睾结核伴睾丸受侵超声造影图

A. 造影 20s 图像；B. 造影 28s 图像；C. 造影 1 分 28 秒图像

ER5-1-6　左侧附睾结核伴睾丸受侵超声造影视频

4. 超声造影诊断要点　病灶内表现为早于周围睾丸组织或与周围睾丸组织同步增强,达峰时呈不均匀高增强,内部可见不规则低增强区或无增强区,消退晚于周围组织,表现为"快进慢出"或"同进慢出"。

5. 鉴别诊断　睾丸精原细胞瘤超声造影表现为早于睾丸实质的均匀高增强,周边可见环状高增强;当肿瘤生长过大时,其内部可出现片状无灌注区。

6. 病理诊断　肉芽肿性炎伴坏死,结核杆菌核酸检测结果为:阳性。

第二节　皮肤及其附属器

一、表皮样囊肿

病例一

1. 病史概要　男性,56 岁,2 年前无意间触及颈部黄豆大小肿块,无特殊不适。近 2 周感颈部肿块增大,约"鹅卵石"大小,无特殊不适。

2. 常规超声图像　颈部皮下脂肪层内可见一个肿块图像,形状呈椭圆形,边界清楚,边缘毛糙,内部为低回声及弱回声,分布不均匀,后方回声增强,CDFI:其内未见明显血流信号,周边可见点状血流信号,见图 5-2-1。

3. 超声造影图像　9s 病灶周边先于周围正常组织开始增强,呈中等稍高增强,整个造影过程中病灶内始终呈无增强,见图 5-2-2、ER5-2-1。

4. 超声造影诊断要点　病灶内部在整个造影过程中始终呈无增强,但合并周边感染时,周边可呈现高增强。

病例二

1. 病史概要　患者 45 岁男性,6 个月前无明显诱因发现左侧睾丸肿物,大小约 2.5cm×2.3cm,质硬,无压痛,查阴囊彩超提示左侧睾丸内类实性占位病变,未行特殊处置。

2. 常规超声图像　左侧睾丸下极见略低回声结节,边界尚清,形态规则,包膜回声明显,内回声不均匀,呈"洋葱圈征",中心部见少许点状强回声;CDFI 血流成像:内未见明显血流信号,见图 5-2-3。

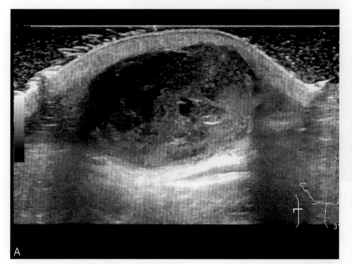
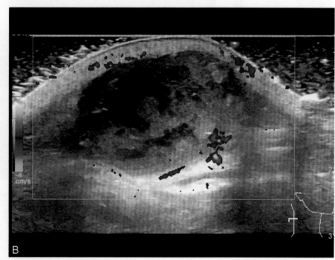

图 5-2-1　颈部表皮样囊肿常规超声声像图
A. 灰阶图像;B. CDFI 血流图

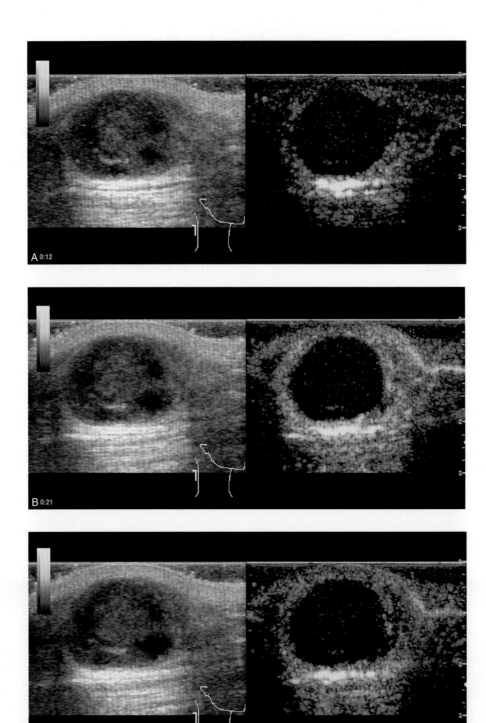

图 5-2-2 颈部表皮样囊肿超声造影图

A. 造影 12s 图像；B. 造影 31s 图像；C. 造影 30s 图像

ER5-2-1 颈部表皮样囊肿超声造影视频

3. **超声造影图像** 左侧睾丸病灶在造影中均未见增强,见图5-2-4、ER5-2-2。

4. **超声造影诊断要点** 典型的睾丸表皮样囊肿超声造影各期均未见造影剂充填。

5. **鉴别诊断**

(1)精原细胞瘤:合并有肉芽肿的非典型睾丸表皮样囊肿可呈肿块型病灶,易误诊为精原细胞瘤。精原细胞瘤造影表现为早于周围组织增强,达峰呈高增强,消退早于周围组织。

(2)睾丸淋巴瘤:二维超声表现为均匀的低回声团块,超声造影表现为早于周围组织增强,达峰呈高增强,早于周围组织消退,即"快进快退"。

(3)睾丸结核:通常伴发附睾结核,超声造影可表现为早于周围组织或与周围组织同步增强,达峰时呈不均匀高增强,病灶内可见不规则低增强或无增强区。

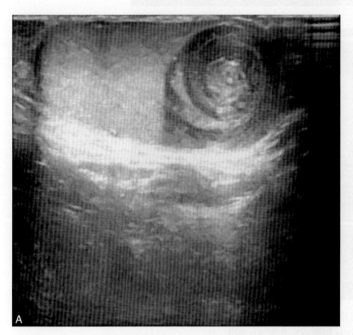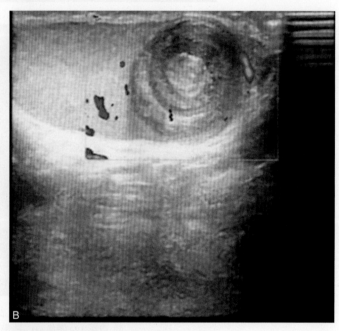

图 5-2-3 左侧睾丸表皮样囊肿常规超声声像图
A. 灰阶图像;B. CDFI 血流图

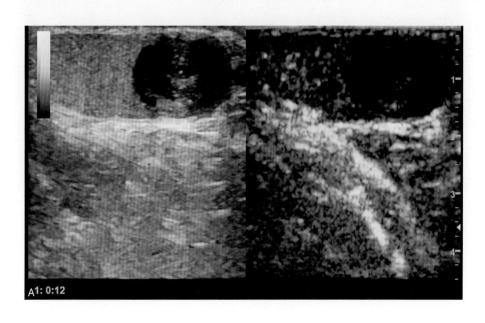

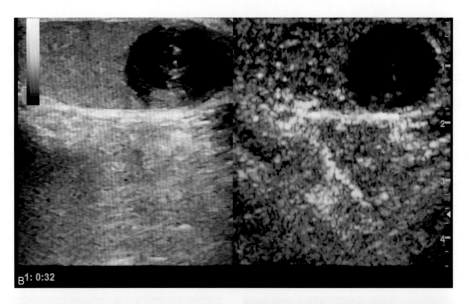

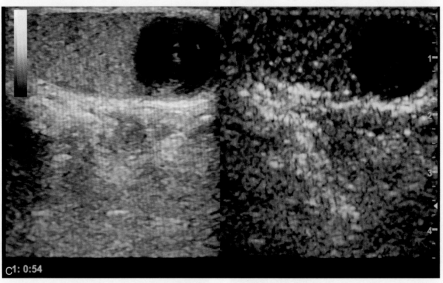

图 5-2-4　左侧睾丸表皮样囊肿超声造影图

A. 造影 12s 图像；B. 造影 32s 图像；C. 造影 54s 图像

左侧睾丸下极病灶在造影中均未见增强

ER5-2-2　左侧睾丸表皮样囊肿超声造影视频

二、毛母质瘤

1. 病史概要　女性，22 岁，1 年前无意中发现颈背部肿物约指甲盖大小，突出皮肤表面，无压触痛，近 2 个月明显增大。

2. 常规超声图像　颈背交界处皮肤层见一隆起于皮肤的结节，边界清，呈稍高回声，边缘呈无回声带，探头加压有漂浮感（ER5-2-3）；CDFI 提示结节内有短枝状血流信号，见图 5-2-5。

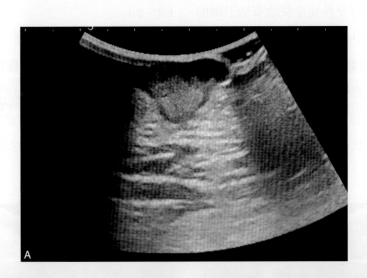

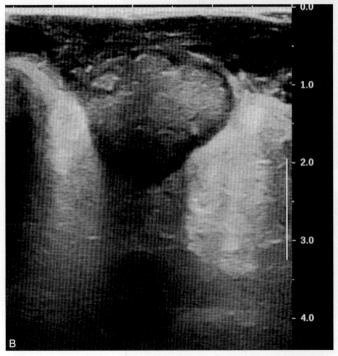

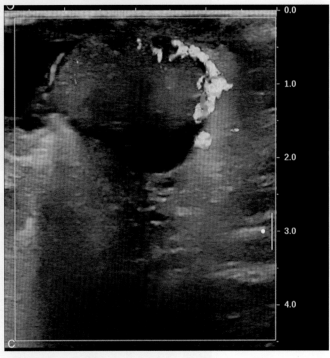

图 5-2-5　颈背部毛母质瘤常规超声声像图
A. 腹部探头二维图像；B. 高频探头二维图像；C. CDFI 血流图

ER5-2-3 颈背部毛母质瘤常规超声动态
视频注解:探头加压结节有漂浮感

3. **超声造影图像** 颈背交界处皮肤结节早于周围组织增强,呈周围旋转式向中央逐步增强,达峰呈欠均匀高增强,中央局部区域呈稍低增强,增强后结节边界尚清,约30s开始缓慢消退。在整个造影过程中结节根部表现出增强先后顺序,即先显影的滋养动脉和后显影的输出静脉,结节周围可见带状始终不增强区,见图5-2-6、ER5-2-4。

4. **超声造影诊断要点** 病灶增强模式呈向心性增强;病灶呈持续增强,增强程度通常高于周围组织;病灶通常消退缓慢,消退程度与周围组织同步。病灶中央常有少许低增强区域。病灶通常边缘清晰,无增大效应。病灶外缘显示始终无增强的带状区域。

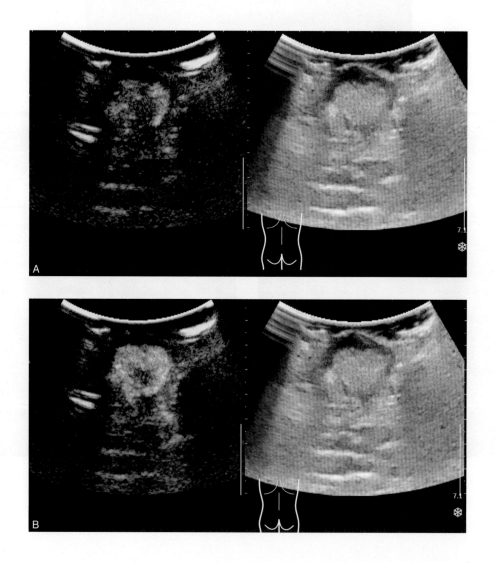

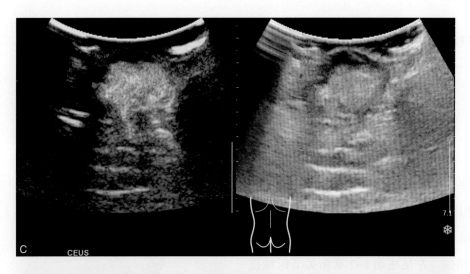

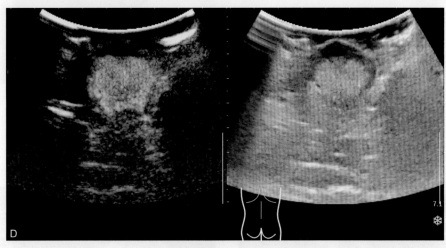

图 5-2-6　颈背部毛母质瘤超声造影图

A. 造影 14s 图像；B. 造影 17s 图像；C. 造影 24s 图像；D. 造影 43s 图像

ER5-2-4　颈背部毛母质瘤超声造影视频

5. 鉴别诊断

（1）皮肤血管瘤：超声造影血管瘤表现为持续慢进，增强开始血管瘤边缘多呈多乳头样增强。毛母质瘤在超声造影表现为快进，增强开始呈快速环绕旋转增强。

（2）皮脂腺囊肿：常规超声皮脂腺位于皮肤层呈等高回声，近边缘处呈稍高回声，近中心处呈稍低回声。毛母质瘤呈等高回声，欠均匀，大部分内见密集钙化。超声造影皮脂腺瘤始终未见增强，毛母质瘤呈现高增强。

三、恶性黑色素瘤

病例一

1. 病史概要　女性,69岁,入院前1年,患者足底按摩出血后发现左足底肿物(图5-2-7),约黄豆大小,稍突出于皮肤表面,顶端呈黑色,可推动,质软,与周围组织轻度粘连。于当地医院行两次冷冻治疗、一次激光烧灼治疗后,肿物可见缩小,但病情反复。

2. 常规超声图像　左足底第1~2掌跖关节区域皮下见低回声结节,边界清,形态规则,包膜回声不明显,内回声不均、大部为低回声,间杂片状稍高回声,后方回声增强;多普勒血流成像:见丰富点条状血流信号,以边缘为甚,见图5-2-8。

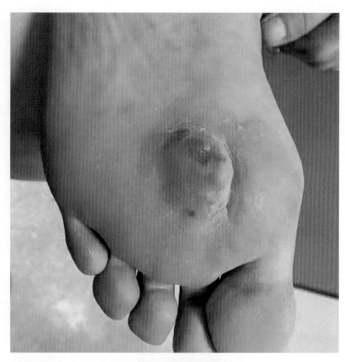

图5-2-7　左侧足底肿物

肿物顶端呈黑色

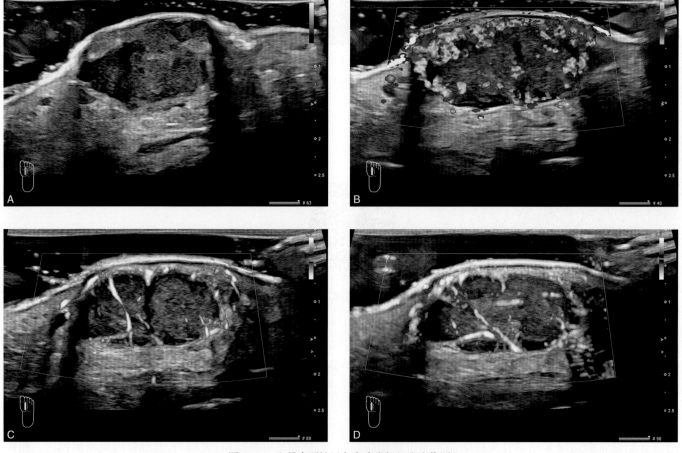

图5-2-8　左足底恶性黑色素瘤常规超声声像图

A. 灰阶图像;B. CDFI血流图;C. 能量多普勒血流图;D. 超微血流成像图

3. 超声造影图像 左足底肿物早于周围软组织、自深部滋养血管向内增强,达峰后呈不均匀高增强,边缘增强明显,内见裂隙状无增强区,早于周围组织不均匀消退,廓清较明显,见图 5-2-9、ER5-2-5。

4. 超声造影诊断要点 超声造影可表现为早于周围组织增强,达峰时呈不均匀高增强,消退早于周围正常组织。

5. 鉴别诊断 表皮样囊肿:二维超声表现为皮下软组织内等回声或稍高回声结节,血流信号不丰富;超声造影边缘囊壁表现为与周围组织同步环状增强,消退与周围组织同步,囊肿内部始终无增强。

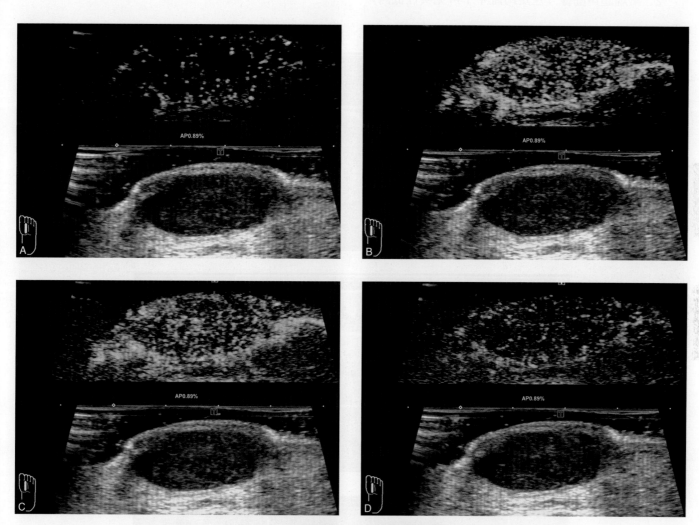

图 5-2-9 左足底恶性黑色素瘤超声造影图
A. 造影 31s 图像;B. 造影 40s 图像;C. 造影 47s 图像;D. 造影 1 分 06 秒图像

ER5-2-5 左足底恶性黑色素瘤超声造影视频

病例二

1. 病史概要　女性，82岁，1年前外伤后左足红肿破溃，伴渗液、流脓，自行用药后好转，后甲周及甲床出现黑褐色斑疹。查体可见左足蹞趾甲周及甲床黑褐色斑疹，大小约3cm×2cm，边界不清，色素不均，表面破溃，结痂，伴趾甲增厚、污浊、毁损。

2. 常规超声图像　左足蹞趾甲下可见实性低回声结节，大小为3.0cm×2.0cm，边缘模糊，内部回声不均匀；纵切面CDFI见病灶内丰富血流信号；可测及较高阻力动脉血流频谱；横切面CDFI见病灶内丰富竖线状血流信号，见图5-2-10。

3. 超声造影图像　左足蹞趾甲下病灶与周围正常皮肤组织相比，呈快速高增强，消退晚于周围正常皮肤组织，呈高增强，见图5-2-11、ER5-2-6。

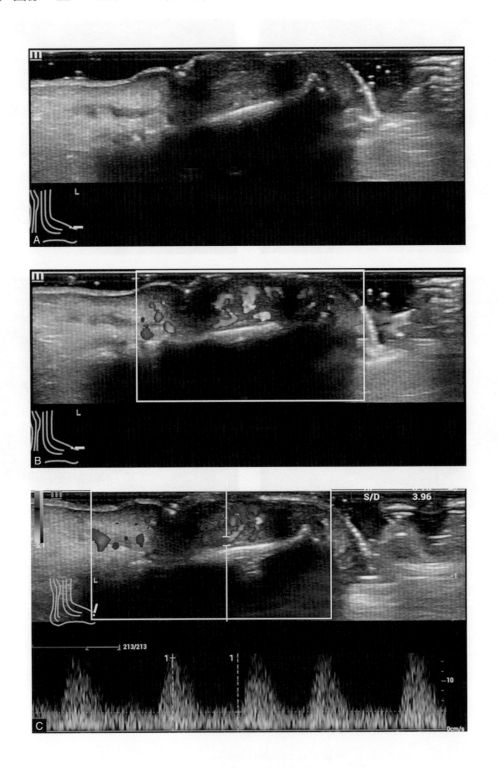

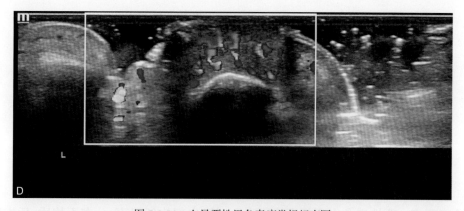

图 5-2-10 左足恶性黑色素瘤常规超声图
A. 灰阶图像；B. CDFI 血流成像（纵切面）；C. 彩色血流频谱图像；D. CDFI 血流成像（横切面）

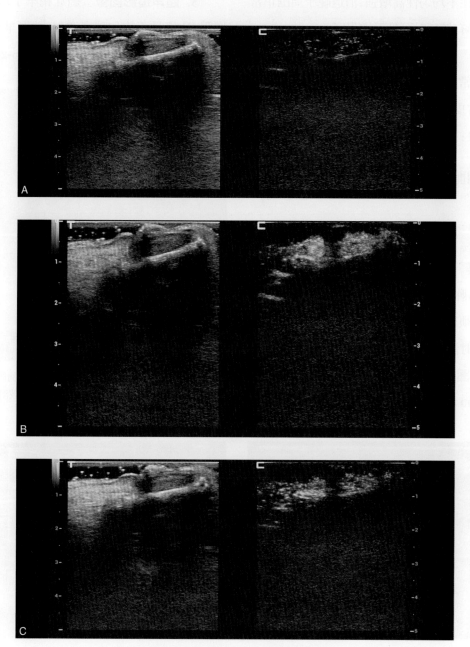

图 5-2-11 左足恶性黑色素瘤超声造影图
A. 增强早期（31s）；B. 峰值期（43s）；C. 增强晚期（71s）

ER5-2-6 左足恶性黑色素瘤超声造影视频

4. 超声造影诊断要点 恶性黑色素瘤超声造影表现为病灶与周围正常皮肤组织相比，增强早于周围正常皮肤组织，呈弥漫性不均匀性高增强，消退晚于周围正常皮肤组织。病灶伴有坏死时可见无增强区。

5. 鉴别诊断

（1）色素痣：常局限于表皮层或真皮层，超声造影常表现为与周围正常皮肤组织同步等增强，同步消退。

（2）甲下出血：超声造影多表现为病灶局部无增强。

四、皮肤基底细胞癌

病例一

1. 病史摘要 男性，77岁，患者出生时左上唇有"芝麻粒"大小肿块，色黑，突出表面，无瘙痒、破溃、流脓。后患者剃须时致上述肿块破溃、结痂交替出现（图5-2-12），破溃时流血，未化脓。

2. 常规超声图像 左上唇皮肤层内可见一个肿块图像，范围约1.1cm×0.9cm，形状呈不规则形，边界欠清

楚，内部为低回声，分布不均质，后方回声无变化；CDFI成像：肿块内可见稍丰富的血流信号，见图5-2-13。

3. 超声造影图像 病灶稍早于周围正常组织开始增强，达峰呈不均匀稍高增强，消退早于周围组织，静脉期呈不均匀低增强，见图5-2-14、ER5-2-7。

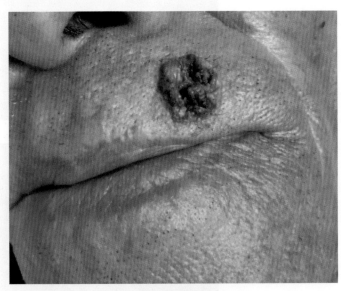

图5-2-12 左上唇皮肤肿物图像
左上唇皮肤肿物色黑，破溃

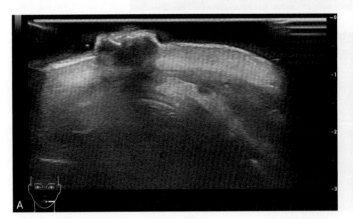

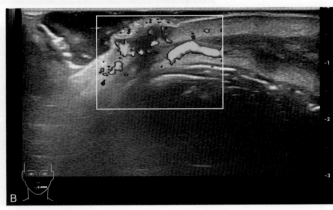

图5-2-13 左上唇基底细胞癌常规超声图
A. 灰阶图像；B. CDFI血流成像

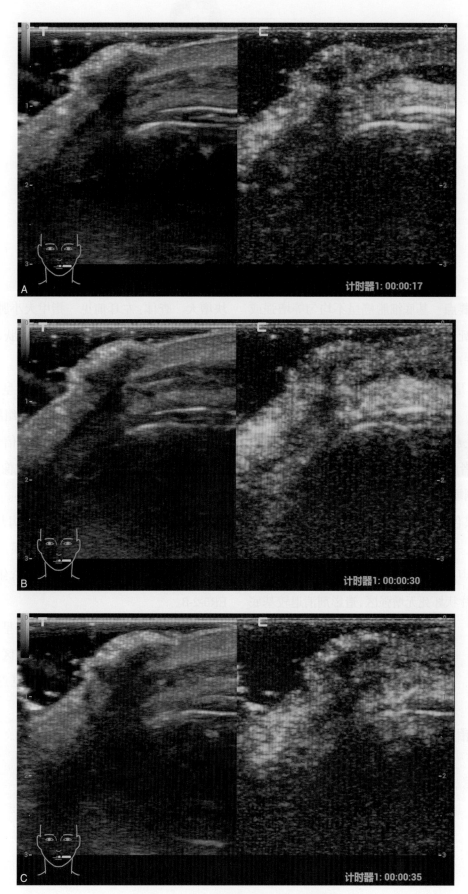

图 5-2-14　左上唇基底细胞癌超声造影图
A. 增强早期（17s）；B. 峰值期（30s）；C. 增强晚期（35s）

ER5-2-7　左上唇基底细胞癌超声造影视频

4. 超声造影要点　基底细胞癌呈不均匀等增强或稍高增强,合并坏死时,内可见不规则的始终无增强区,增强部分消退早于周围正常皮肤组织,灰阶成像可见点状强回声或无回声是其特征性征象。

5. 鉴别诊断

（1）恶性黑色素瘤:多数恶性黑色素瘤浸润深度大于基底细胞癌,两者超声造影时均可呈快速高增强,恶性黑色素瘤强化范围增大较基底细胞癌明显,基底细胞癌发生坏死较恶性黑色素瘤多见,因此恶性黑色素瘤内部较少见到无增强区。

（2）鳞癌:超声造影多表现为快速高增强,因肿瘤生长较快,内常可见片状坏死无增强区,造影剂消退较基底细胞癌慢。

病例二

1. 病史摘要　男性,70岁,5年前发现左耳前一指甲大小肿块,未予治疗,病程中肿块常有破溃,近期感肿块增大。查体:左耳前见一指甲大小肿块,质硬,局部破溃结痂,与周围分界不清,略凸出皮肤,局部皮肤无明显发红、发热。

2. 常规超声图像　左耳前病灶呈实性低回声,形态欠规则,边界清晰,位于真皮及皮下组织,内可见点状强回声;CDFI示病灶周边见丰富血流信号,病灶内可见较丰富条点状血流信号;剪切波弹性成像示病灶硬度较高,边缘处硬度值达192kPa,见图5-2-15。

3. 超声造影图像　左耳前病灶与周围正常皮肤组织同步增强,呈不均匀等增强,内可见不规则无增强区,增强后消退早于周围正常组织,见图5-2-16、ER5-2-8。

4. 超声造影要点　基底细胞癌呈不均匀等增强,合并坏死时,内可见不规则始终无增强区,增强部分消退早于周围正常皮肤组织,灰阶成像可见点状强回声或无回声是其特征性征象。

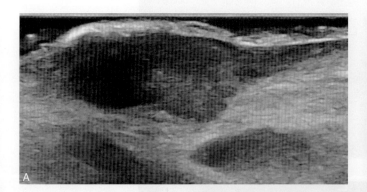
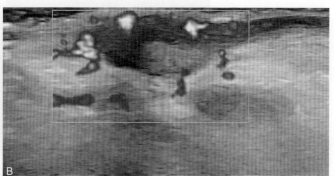

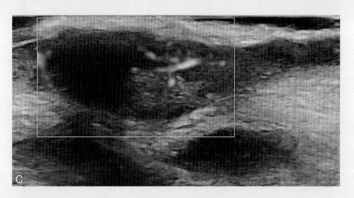

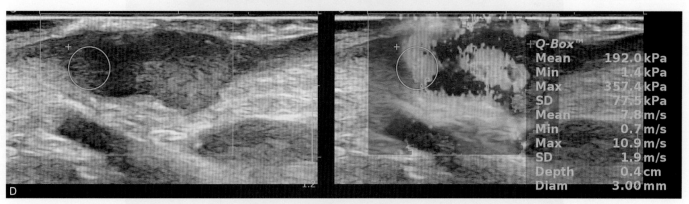

图 5-2-15　左耳前基底细胞癌常规超声图

A. 灰阶图像；B. CDFI 血流成像（外周血流为主）；C. CDFI 血流成像（内部血流为主）；D. 剪切波弹性成像（显示硬度）

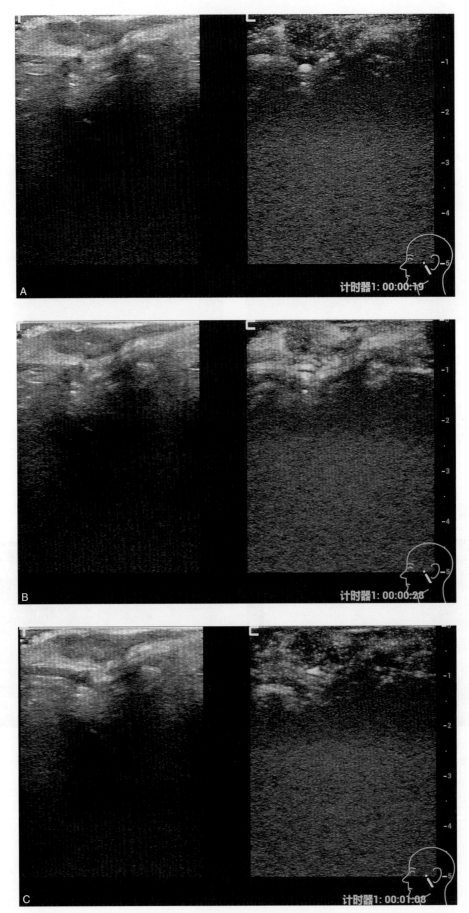

图 5-2-16　左耳前基底细胞癌超声造影图
A. 增强早期（19s）; B. 峰值期（28s）; C. 增强晚期（1 分 8 秒）

ER5-2-8　左耳前基底细胞癌超声造影视频

五、皮肤转移性肿瘤

1. 病史概要　男性，71 岁，2 个月前，患者无意间触及左侧髋关节肿物，大小约 0.5cm×0.5cm，质硬，活动度欠佳，不伴压痛，无渗血、渗液。后左侧髋关节肿物较前明显增大，约 2cm×2cm，伴出血。

2. 常规超声图像　左侧髋部皮肤层见低回声结节，边界尚清，形态欠规则，未见包膜回声，突出于皮肤表面，浅面略呈"火山口"样凹陷征，局部外突见团状强回声、后方伴声影，结节与深面脂肪组织分界欠清。多普勒血流成像：块影内见极丰富条状及棒状血流信号，见图 5-2-17。

3. 超声造影图像　左髋部皮肤层病灶及其周边滋养血管早于周围正常组织迅速高增强，24s 达峰呈欠均匀高增强、周边滋养血管呈"蟹足样"高增强，29s 早于周围正常组织消退，廓清较明显，见图 5-2-18、ER5-2-9。

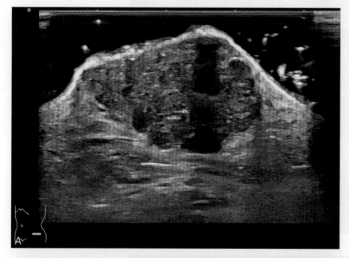
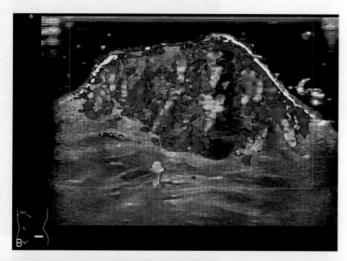
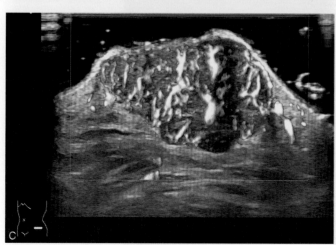
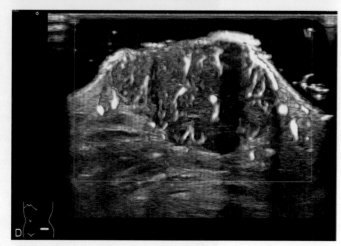

图 5-2-17　左侧髋部皮肤转移性肿瘤常规超声声像图
A. 灰阶图像；B. CDFI 血流图；C. 能量多普勒成像图；D. 超微血流成像图

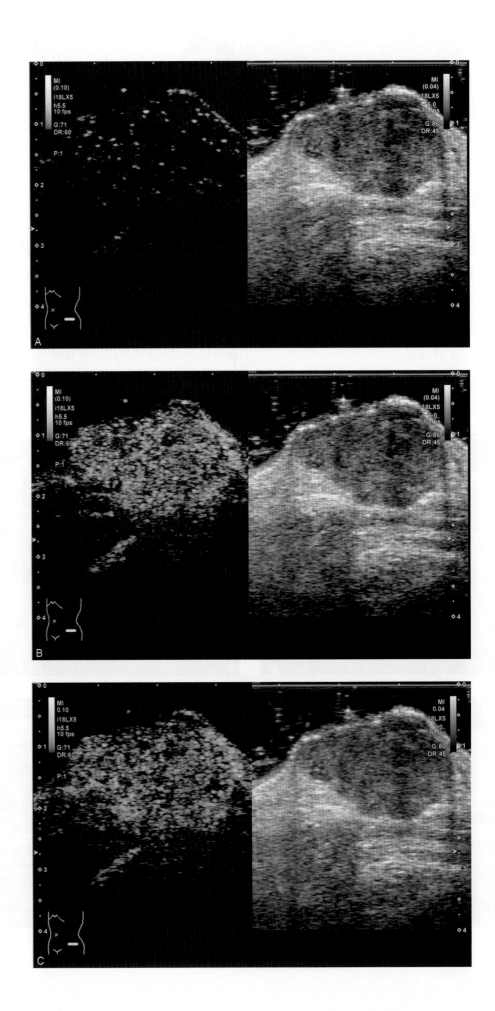

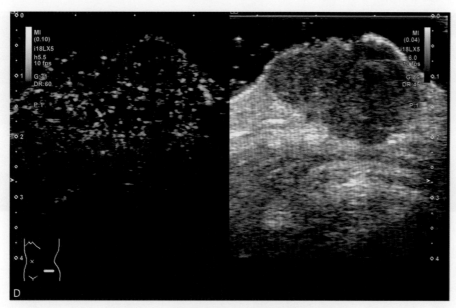

图 5-2-18　左侧髋部皮肤转移性肿瘤超声造影图
A. 造影 18s 图像；B. 造影 24s 图像；C. 造影 29s 图像；D 造影 1 分 19 秒图像

ER5-2-9　左侧髋部皮肤转移性肿瘤超声造影视频

4. 超声造影诊断要点　超声造影表现为"快进快出"，即早于周围组织增强，达峰时可呈不均匀高增强，消退早于周围组织。

5. 鉴别诊断　表皮样囊肿：二维超声表现为皮下软组织内等回声或稍高回声结节，血流信号不丰富；超声造影边缘囊壁表现为与周围组织同步环状增强，消退与周围组织同步，囊肿内部始终无增强。

六、皮肤鳞状细胞癌

1. 病史摘要　男性，4 年前无明显诱因下发现右足部肿物，未引起重视，后肿物逐渐增大、破溃。体格检查：右足第 3、4 趾趾蹼及第 4、5 趾趾蹼处可见菜花样肿物，大小约 6cm × 6cm，局部破溃，渗液明显。

2. 常规超声图像　灰阶图像显示病灶位于真皮层及皮下脂肪层，形态不规则，与周围组织分界不清，内部回声不均匀；CDFI：病灶内可见丰富的点状及条状血流信号，见图 5-2-19。

3. 超声造影图像　右足第 4、5 趾趾蹼处病灶与周围正常皮肤组织相比，呈快速不均匀高增强，内可见片状始终无增强区，增强区消退晚于周围正常皮肤组织，见图 5-2-20、ER5-2-10。

4. 超声造影要点　皮肤鳞状细胞癌超声造影表现为：较周围正常组织快速高增强，强化范围较灰阶图像增大，若肿瘤内部发生坏死，可见始终无增强区，造影剂消退晚于周围正常皮肤组织。

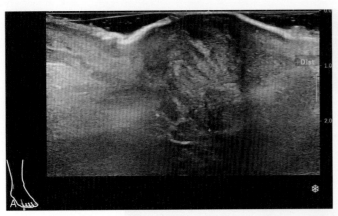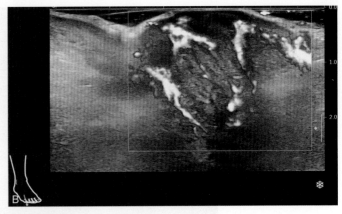

图 5-2-19　右足皮肤鳞癌常规超声图
A. 灰阶图像；B. CDFI 血流成像

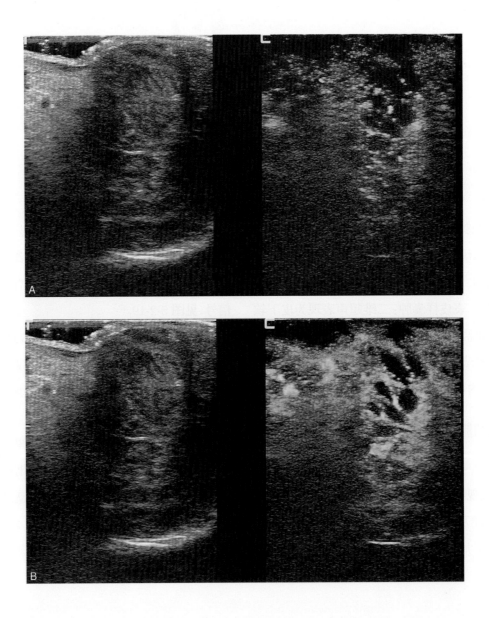

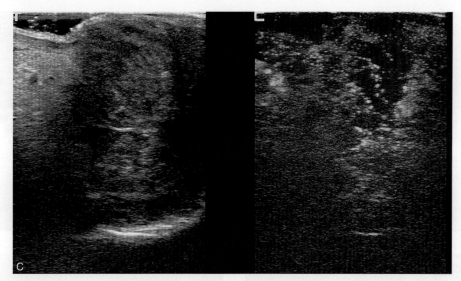

图 5-2-20　右足皮肤鳞癌超声造影图

A. 增强早期（25s）; B. 峰值期（31s）; C. 增强晚期（68s）

ER5-2-10　右足皮肤鳞癌超声造影视频

5. 鉴别诊断

（1）鲍恩病（Bowen disease, BD）：原位鳞状细胞癌，局限于皮肤的表皮层，从灰阶图像及超声造影显示的深度即可鉴别。

（2）基底细胞癌：基底细胞癌呈不均匀等增强，浸润深度常小于鳞癌，合并坏死时，内可见不规则始终无增强区，增强部分消退早于周围正常皮肤组织，灰阶成像可见点状强回声或无回声是其特征性征象。

七、隆突性皮肤纤维肉瘤

病例一

1. 病史概要　女性，59 岁，20 年前行左乳切除术，

术后病理不详。后左侧胸壁再发肿物，术后病理提示隆突性皮肤纤维肉瘤。现患者右侧内乳区见凸出肤表面的肿物，肿块突出于皮肤表面，局部发红，可见血痂。

2. 常规超声图像　前胸壁正中偏右侧切口旁皮肤层见两个相连结节，向皮肤外突起，边界尚清，形态尚规则，大部分见包膜回声，内回声不均，大部分为极低回声及低回声，其间见多处斑片状稍高回声；多普勒血流成像：内见不均匀分布丰富点条状血流信号，见图 5-2-21。

3. 超声造影图像　前胸壁正中偏右侧切口旁肿物早于周围组织迅速不均匀高增强、后方见滋养血管灌注，达峰后病灶呈不均匀高增强、边界欠清，内见小片状无增强区，整体范围较灰阶增大，增强晚期早于周围组织缓慢消退，见图 5-2-22、ER5-2-11。

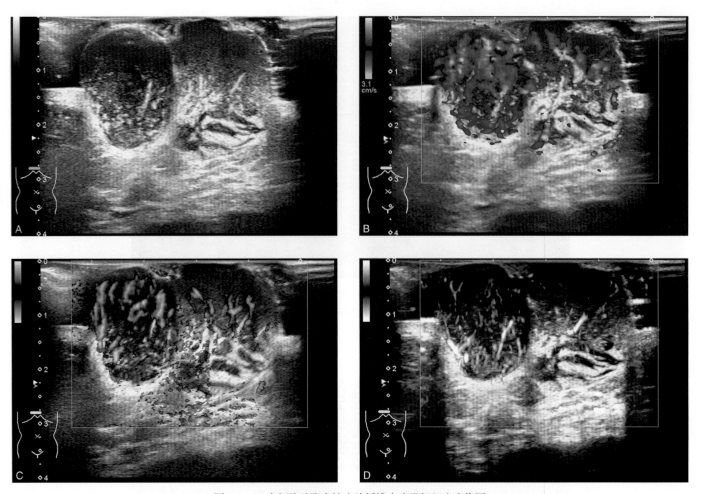

图 5-2-21　右侧胸壁隆突性皮肤纤维肉瘤常规超声声像图
A. 灰阶图像；B. CDFI 血流图；C. 能量多普勒血流图；D. 超微血流成像图

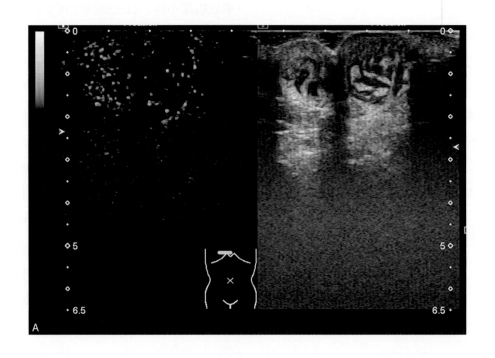

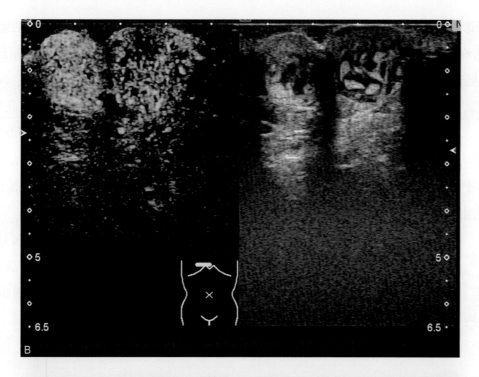

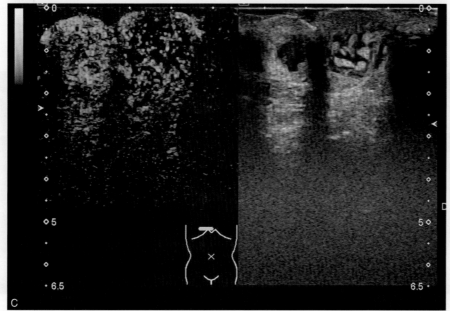

图 5-2-22　右侧胸壁隆突性皮肤纤维肉瘤超声造影图
A. 造影 15s 图像；B. 造影 23s 图像；C. 造影 31s 图像

ER5-2-11　右侧胸壁隆突性皮肤纤维肉瘤超声造影视频

4. 超声造影诊断要点　超声造影表现为病灶早于周围组织增强,达峰时呈弥漫性均匀或不均匀高增强,伴坏死时内部可见无增强区,早于周围组织缓慢消退,多呈"快进慢退"。部分复发病灶可见周围血管穿入病灶。

5. 鉴别诊断　皮肤转移性肿瘤:超声造影表现为"快进快出",即早于周围组织增强,达峰时可呈不均匀高增强,消退早于周围组织。

病例二

1. 病史摘要　男性,65岁,8年前无明显诱因下发现右侧肩背部肿物,于外院行肿物切除术,术后肿物复发,近2~3年增大明显。体格检查:右侧肩背部可扪及一肿物,大小约5cm×5cm,周围皮肤稍红,质中,轻压痛,活动度差。

2. 常规超声图像　右肩部可见几乎实性结节,实性部分呈低回声,边缘光滑,其内部可见散在小片状无回声;CDFI见病灶周边内见丰富血流信号,并可见粗大血管自边缘进入,内部见丰富条点状血流信号;剪切波弹性成像显示病灶质地较硬,见图5-2-23。

3. 超声造影图像　右肩部病灶与周围正常皮肤组织同步增强,呈不均匀高增强,内可见不规则无增强区,增强后消退稍晚于周围组织,见图5-2-24、ER5-2-12。

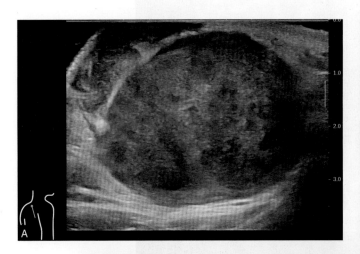
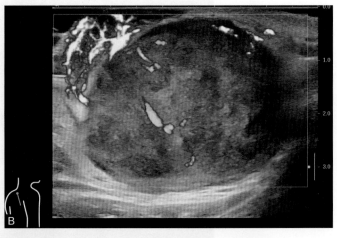
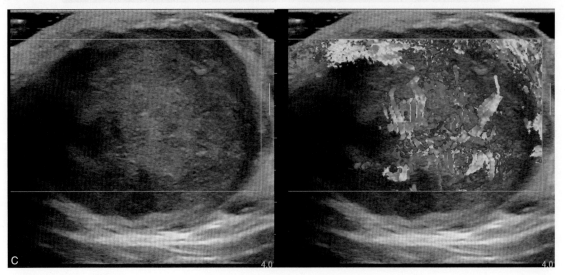

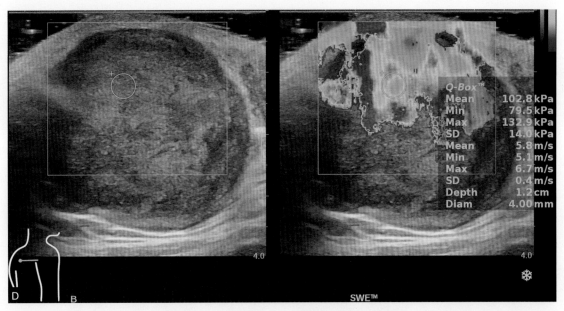

图 5-2-23　右肩部隆突性皮肤纤维肉瘤常规超声图

A. 灰阶图像；B. CDFI 血流成像（外周血流为主）；C. CDFI 血流成像（内部血流为主）；D 剪切波弹性成像

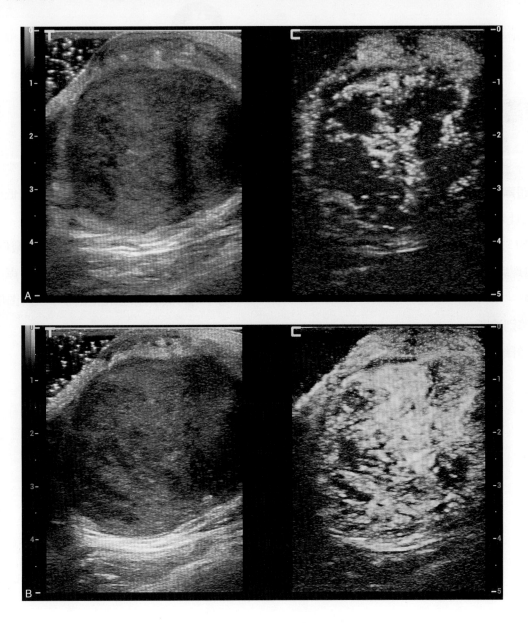

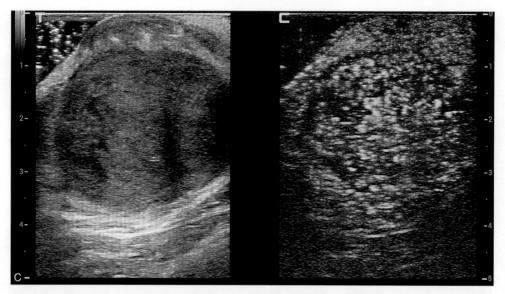

图 5-2-24 右肩部隆突性皮肤纤维肉瘤超声造影图
A. 增强早期（21s）; B. 峰值期（29s）; C. 增强晚期（76s）

ER5-2-12 右肩部隆突性皮肤纤维肉瘤超声造影视频

4. 超声造影要点 隆突性皮肤纤维肉瘤超声造影变现为病灶增强早于或与周围正常皮肤组织呈同步增强, 呈不均匀高增强, 可见粗大供血动脉自边缘进入, 如病灶内出现坏死时, 可出现内部不规则无增强区, 静脉期呈高增强。

5. 鉴别诊断

（1）纤维瘤: 多数皮肤纤维瘤内造影剂晚于或与周围皮肤组织同步, 呈均匀等增强或稍低增强, 造影剂消退与周围正常皮肤相类似。

（2）瘢痕疙瘩: 在灰阶超声上, 瘢痕疙瘩主要位于真皮层, 真皮层内可见不规则带状低回声; 超声造影多表现为不均匀低增强, 强化范围小于灰阶图像。

第三节 其他浅表软组织疾病

一、神经纤维瘤

1. 病史概要 男性,55 岁,发现左背部肿块 2 年余,近期发现肿块较前增大。体格检查:右背部皮肤隆起,可触及 4cm 大小肿块,质中,无压痛,活动度尚可。

2. 常规超声图像 左背部皮下低回声区,形态规则,边界清楚,内部回声分布不均匀,内可见数个斑点状强回声,加压后不可压缩;CDFI 见低回声区内点条状血流信号,见图 5-3-1。

3. 超声造影图像 低回声区快速增强,内见条状血管,呈分枝状整体增强,未见明显无增强区,静脉期快速消退呈低增强,见图 5-3-2、ER5-3-1。

4. 超声造影诊断要点 神经纤维瘤超声造影表现为快速增强,内见条状血管,呈分枝状整体增强,无明显无增强区,静脉期快速消退呈低增强。

5. 鉴别诊断

(1)神经鞘瘤:边界清楚,形态规则,以实性低回声为主,多为单发,偶见多发,靶环征、鼠尾征、脂肪帽、囊性变等特征对诊断神经鞘瘤有较高特异度。超声造影多为早期增强,可呈整体不均匀增强,增强后期常出现无增强区。

(2)脂肪瘤:形态规则,边界较清,多数回声均匀,多为椭圆形,长轴与皮肤平行,与周围脂肪界限明显,探头加压不可压缩,CDFI 示肿物内乏血供,超声造影肿物呈均匀低增强。

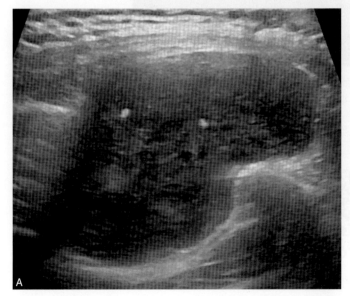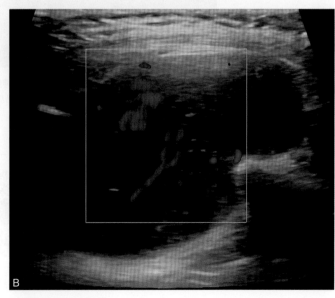

图 5-3-1 左肩部神经纤维瘤常规超声声像图
A. 二维图;B. CDFI 血流图

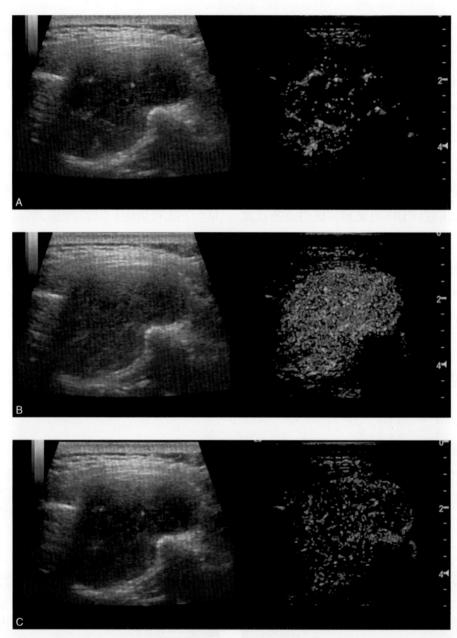

图 5-3-2 左肩部神经纤维瘤超声造影图
A. 增强早期（12s）；B. 增强早期（20s）；C. 增强晚期（60s）

ER5-3-1 左肩部神经纤维瘤超声造影视频

二、神经鞘瘤

1. 病史概要 患者45岁,男性,3天前扪及左侧季肋部肿物,无压痛,活动度可。

2. 常规超声图像 左侧腹壁肌层内见椭圆形、欠均匀低回声结节,边界清,形态规则,周围脂肪组织回声稍增强;多普勒血流成像:内部及周边见少许点条状血流信号,见图5-3-3。

3. 超声造影图像 左侧腹壁肌层内病灶早于周围组织呈离心性高增强,周围伴环状高增强,达峰呈尚均匀高增强,廓清不彻底,见图5-3-4、ER5-3-2。

4. 超声造影诊断要点 表现为病灶早期即呈快速增强,可为弥漫不均匀增强或分枝状整体增强,周围可见环状高增强,内部可因坏死、液化或Antoni B细胞占比较高,出现无增强区。

5. 鉴别诊断 节细胞神经瘤:超声造影表现为不均匀轻度高增强,部分可见无增强区,病灶造影剂消退慢于周边正常组织。

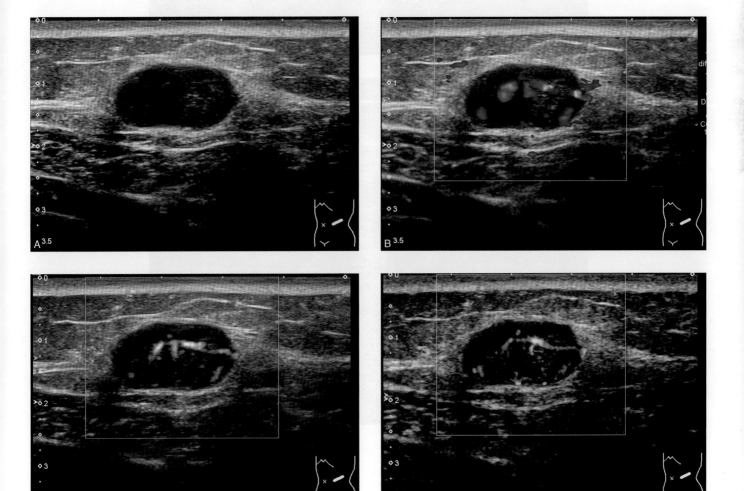

图5-3-3 左腹壁神经鞘瘤常规超声声像图
A. 灰阶图像;B. CDFI血流图;C. 能量多普勒血流图;D. 超微血流成像图

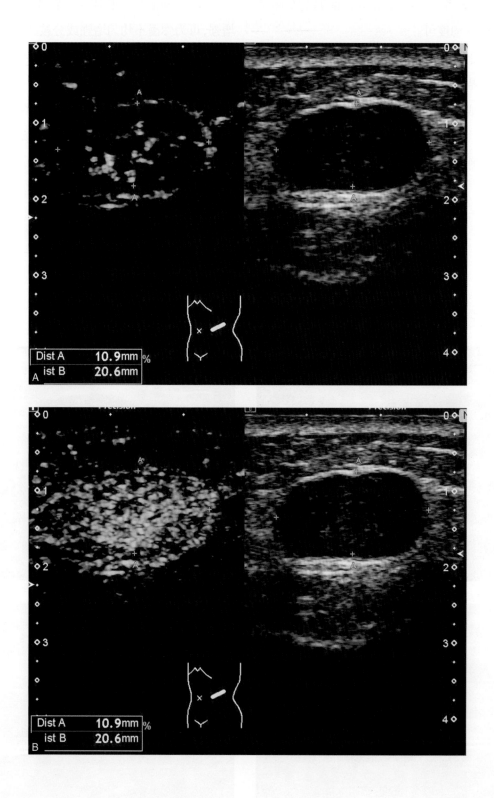

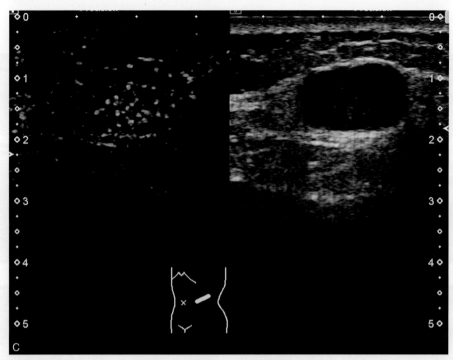

图 5-3-4　左腹壁神经鞘瘤超声造影图
A. 造影 16s 图像；B. 造影 23s 图像；C. 造影 1 分 47 秒图像

ER5-3-2　左腹壁神经鞘瘤超声造影视频

三、侵袭性纤维瘤病

病例一

1. **病史概要**　女性，25 岁，3 天前患者发现左侧腹壁内肿物，约大拇指大小，类圆形，压之有轻微疼痛。

2. **常规超声图像**　左上腹壁腹直肌内见低回声肿物，前后缘边界尚清，左右侧缘及上下缘模糊，内回声不均，其间见断续条带状肌束样稍高回声；多普勒血流成像：内见点条状血流信号，见图 5-3-5。

3. **超声造影图像**　左上腹壁肌层肿物早于周围肌肉组织高增强、与肌间动脉同步增强，达峰呈欠均匀高增强，左右缘及上下缘边界较灰阶清晰，廓清不彻底，见图 5-3-6、ER5-3-3。

4. **超声造影诊断要点**　多有患处外伤史或局部手术史。超声造影表现为早于周围组织增强，达峰时呈欠均匀高增强，造影达峰时病灶较灰阶超声清晰。

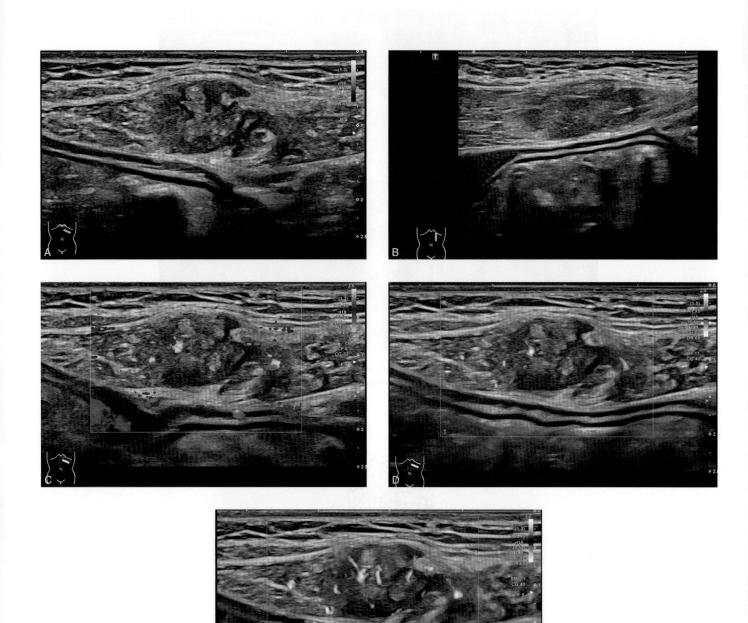

图 5-3-5 左上腹壁侵袭性纤维瘤病常规超声声像图

A. 灰阶图像（横切）；B. 灰阶图像（纵切）；C. CDFI 血流图；D. 能量多普勒血流图；E. 超微血流成像图

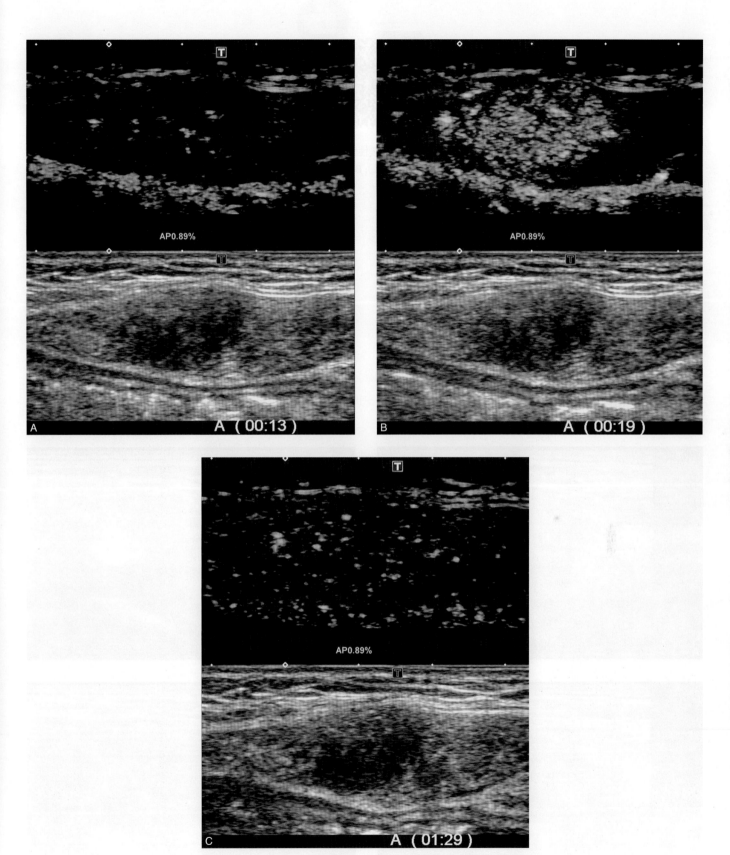

图 5-3-6　左上腹壁侵袭性纤维瘤病超声造影图
A. 造影 36s 图像；B. 造影 51s 图像；C. 造影 1 分 43 秒图像

ER5-3-3　左上腹壁侵袭性纤维瘤病超声造影视频
A. 造影视频（横切）; B. 造影视频（纵切）

5. 鉴别诊断　增生性肌炎:常规超声短轴呈"龟背"样改变,超声造影表现为不均匀高增强,增强程度高于周围正常肌组织,造影剂呈不均匀消退,病灶廓清不彻底。

病例二

1. 病史概要　患者 32 岁,女性,1 个月前发现颈部肿块,时有右侧肩颈部胀痛,未特殊处理,未见包块范围缩小。

2. 常规超声图像　右锁骨上胸锁乳突肌深面见不规则低回声肿物,前界可见,左右缘及后界模糊不清,未见包膜回声,内回声欠均;多普勒血流成像:内见点条状血流信号,见图 5-3-7。

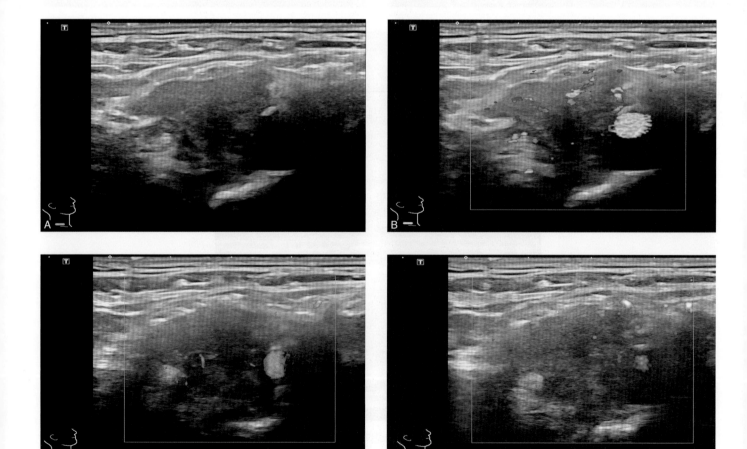

图 5-3-7　右锁骨上侵袭性纤维瘤病常规超声声像图
A. 灰阶图像; B. CDFI 血流图; C. 能量多普勒血流图; D. 超微血流成像图

3. 超声造影图像 右锁骨上肌层肿物早于周围组织呈快速不均匀高增强,达峰呈不均匀高增强,边界较模糊,廓清不彻底,见图 5-3-8、ER5-3-4。

4. 超声造影诊断要点 造影表现为早于周围组织增强,达峰时呈不均匀高增强,廓清不彻底。

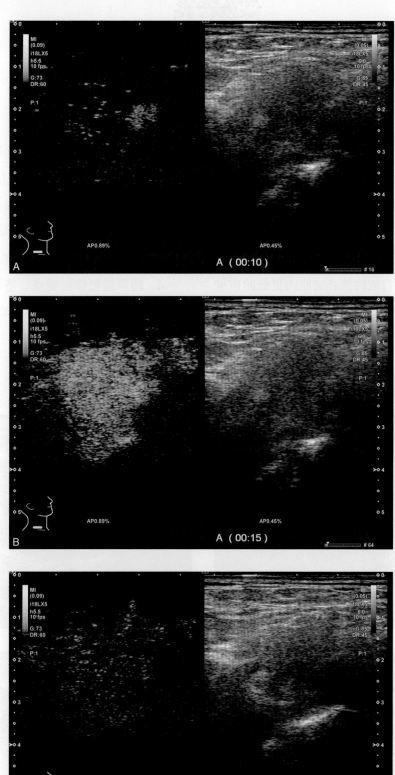

图 5-3-8 右锁骨上侵袭性纤维瘤病超声造影图
A. 造影 10s 图像;B. 造影 15s 图像;C. 造影 1 分 6 秒图像

ER5-3-4　右锁骨上侵袭性纤维瘤病超声造影视频

病例三

1. **病史概要**　女性,50 岁,发现右颈部肿物行右颈部肿物切除术,病理不详。术后 1 年再次发现右颈部肿物,位置靠近右耳,3 个月前肿块逐渐增大。

2. **常规超声图像**　右侧胸锁乳突肌内见低回声肿物,前后边界清,两端边界模糊,形态尚规则,未见包膜,内回声欠均,见断续条状稍高回声沿肌束走行;多普勒血流成像:内见较丰富点条状血流信号,见图 5-3-9。

3. **超声造影图像**　右侧胸锁乳突肌肿物早于周围肌层增强,两端边界模糊,达峰呈不均匀高增强,内见小片状无增强区,廓清不彻底,见图 5-3-10、ER5-3-5。

4. **超声造影诊断要点**　造影表现为早于周围组织增强,达峰时呈不均匀高增强,廓清不彻底。

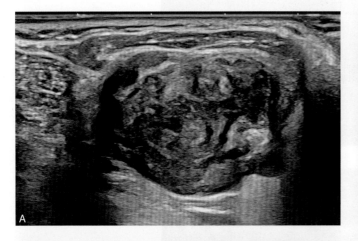

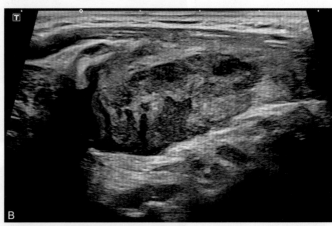

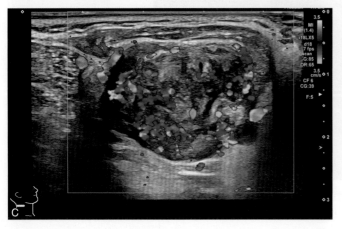

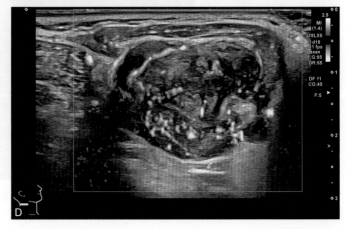

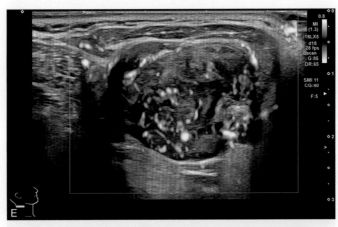

图 5-3-9 右侧胸锁乳突肌侵袭性纤维瘤病常规超声声像图
A. 灰阶图像（横切）；B. 灰阶图像（纵切）；C. CDFI 血流图；D. 能量多普勒血流图；E. 超微血流成像图

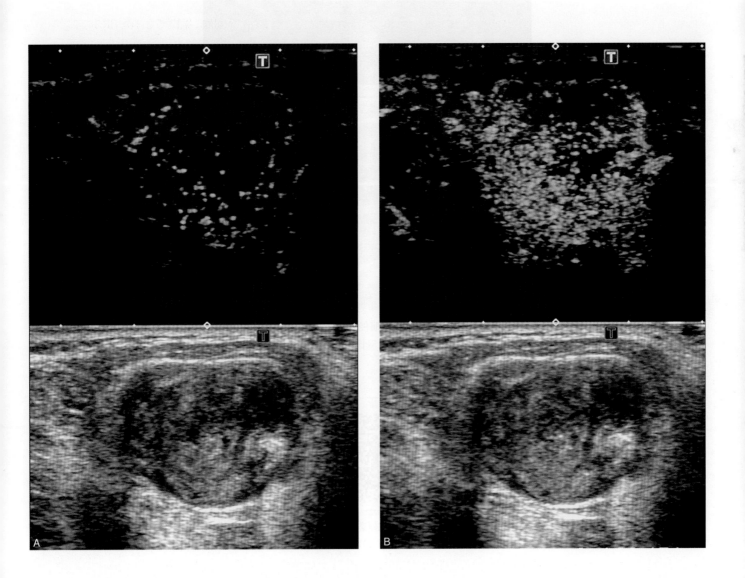

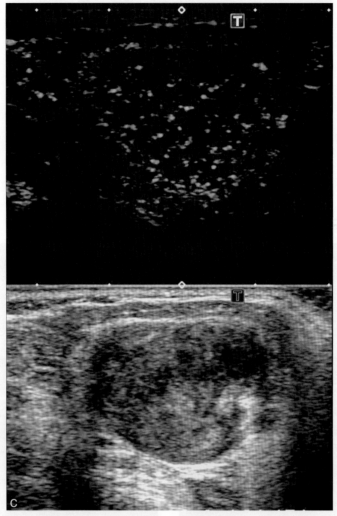

图 5-3-10 右侧胸锁乳突肌侵袭性纤维瘤病超声造影图
A. 造影 10s 图像；B. 造影 15s 图像；C. 造影 1 分 15 秒图像

ER5-3-5 右侧胸锁乳突肌侵袭性纤维瘤病超声造影视频
A. 造影视频（横切）；B. 造影视频（纵切）

四、腱鞘巨细胞瘤

病例一

1. 病史概要 女性，56岁，3年前患者无明显诱因发现右足内踝肿物，质硬、边界不清，活动度差，无压痛，彩超提示囊肿；肿物逐渐增大，性质同前，近半年来出现右足底麻木。

2. 常规超声图像 右足内踝肌间见低回声肿物，呈分叶状，由多个融合而成，边界尚清，部分见包膜样回声，内回声尚均，见斑片状稍高回声；多普勒血流成像：内见丰富点条状血流信号，见图5-3-11。

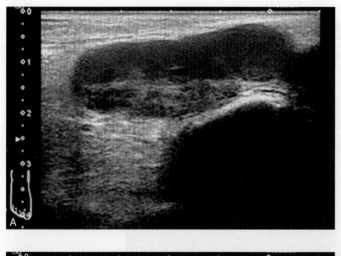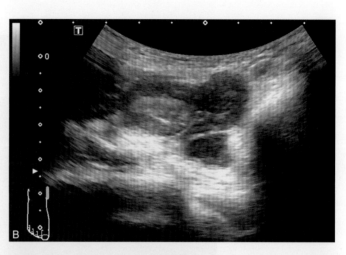
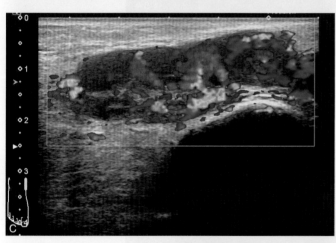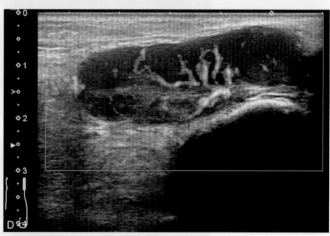
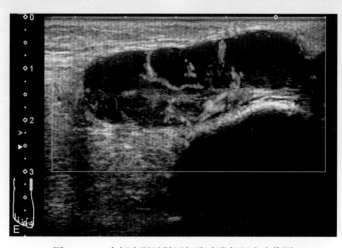

图 5-3-11 右侧内踝腱鞘巨细胞瘤常规超声声像图
A. 灰阶图像（浅表探头）；B. 灰阶图像（腹部探头）；C. CDFI血流图；D. 能量多普勒血流图；E. 超微血流成像图

3. 超声造影图像　右足内踝肌间肿物早于周围组织迅速增强,达峰后呈不均匀高增强,病灶后界不清,动态扫查可见其增强区向关节内部延伸,内另见片状低增强区;廓清不彻底,见图 5-3-12、ER5-3-6。

4. 超声造影诊断要点　造影表现为早于周围组织迅速增强,达峰呈不均匀高增强,可见片状低增强区,部分病灶边界不清,廓清不彻底。

5. 鉴别诊断　纤维瘤超声造影多表现为同步等增强或低增强,强化范围与灰阶图像类似或者小于灰阶图像。

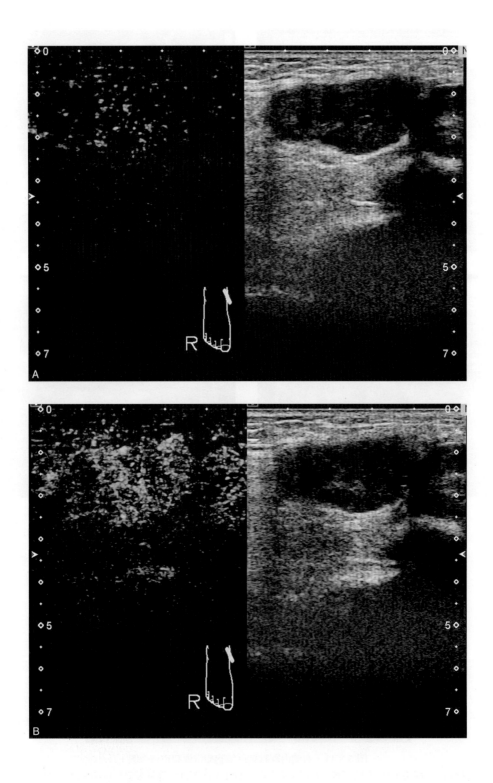

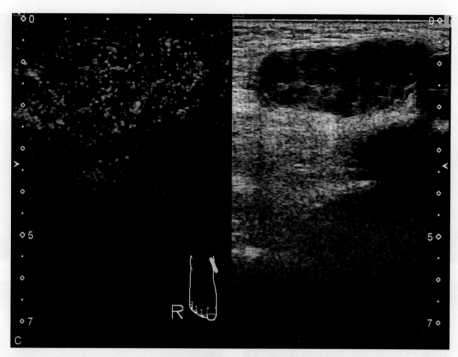

图 5-3-12 右侧内踝腱鞘巨细胞瘤超声造影图
A. 造影 24s 图像；B. 造影 29s 图像；C. 造影 1 分 5 秒图像

ER5-3-6 右侧内踝腱鞘巨细胞瘤超声造影视频
A. 造影视频（浅表探头）；B. 造影视频（腹部探头）

病例二

1. 病史概要 女性，54 岁，10 天前发现左大腿下段内侧肿物，质中，边界欠清，与周围组织粘连，无明显活动度，周围皮肤无红肿、破溃、渗液，无浅表静脉曲张等。

2. 常规超声图像 左侧股骨下端内侧缘深肌层内见 2 个等低回声肿物，边界可见，形态欠规则，内回声不均，深面与骨皮质分界模糊；多普勒血流成像：内见较丰富点条状血流信号，见图 5-3-13。

3. 超声造影图像 左侧股骨下端深肌层内侧缘病灶早于周围软组织增强，达峰呈欠均匀高增强，边界较清楚，廓清不彻底。图 5-3-14、ER5-3-7。

4. 超声造影诊断要点 造影表现为早于周围组织迅速增强，达峰呈均匀高增强，可见片状低增强区，边界较清楚，廓清不彻底。

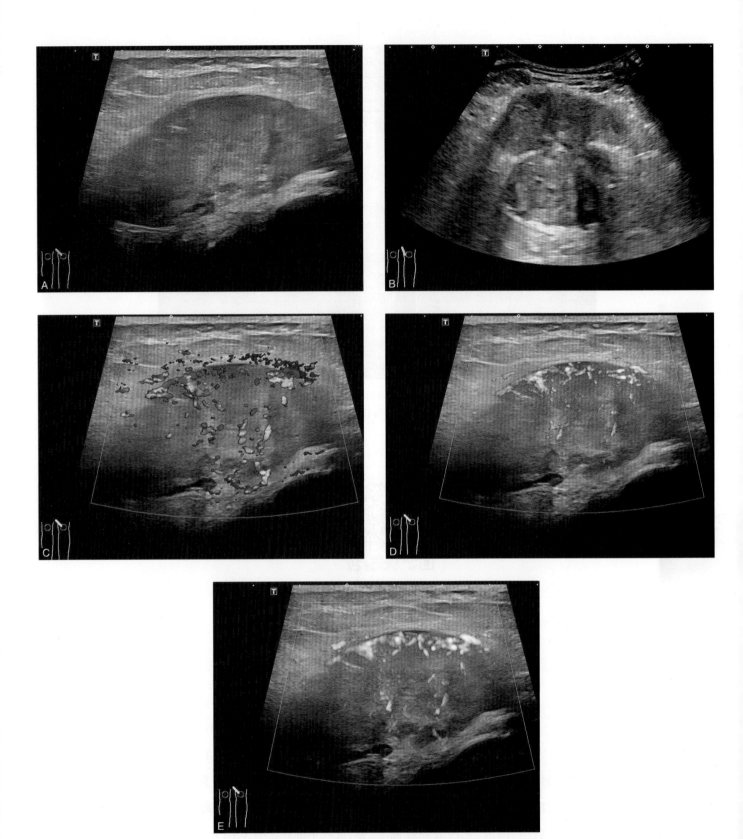

图 5-3-13　左侧股骨下段腱鞘巨细胞瘤常规超声声像图
A. 灰阶图像（浅表探头）；B. 灰阶图像（腹部探头）；C. CDFI 血流图；D. 能量多普勒血流图；E. 超微血流成像图

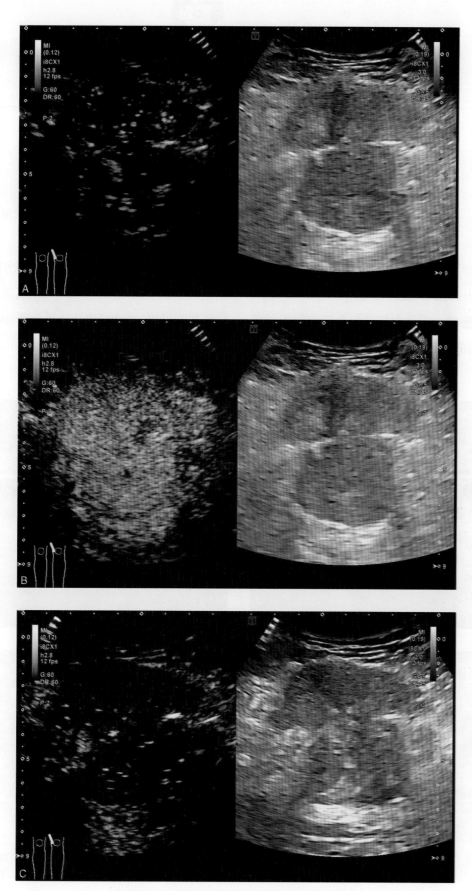

图 5-3-14　左侧股骨下段腱鞘巨细胞瘤超声造影图
A. 造影 15s 图像；B. 造影 24s 图像；C. 造影 2 分 8 秒图像

ER5-3-7　左侧股骨下段腱鞘巨细胞瘤超声造影视频
A. 造影视频（浅表探头）；B. 造影视频（腹部探头）

病例三

1. **病史概要**　女性，36 岁，9 个月前无明显诱因发现右手近节指骨肿块，无痛，逐渐增大。

2. **常规超声图像**　右手中指掌指关节背侧指伸肌腱深面见低回声结节，形态不规则，边界欠清，未见包膜，内回声欠均；多普勒血流成像：边缘见少许短棒状血流信号，见图 5-3-15。

3. **超声造影图像**　右手中指软组织内肿物早于周围组织开始增强，达峰呈欠均匀稍高增强，约 35s 其浅面见浅静脉显影，达峰后病灶边界欠清，内部见片状低增强区，廓清不彻底，见图 5-3-16、ER5-3-8。

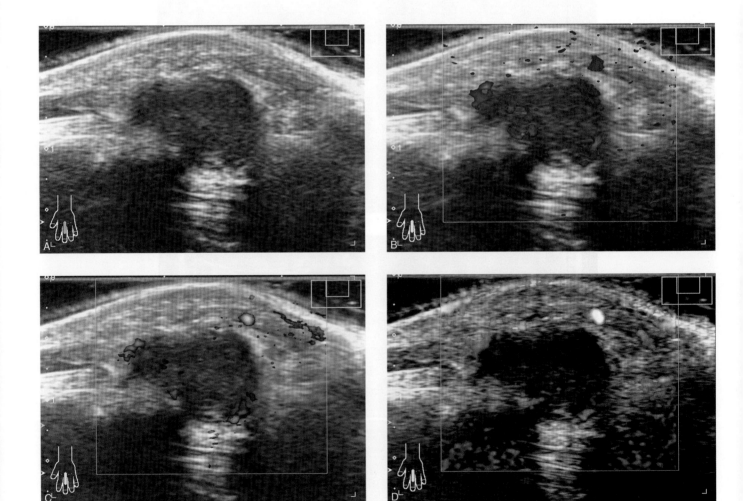

图 5-3-15　右手腱鞘巨细胞瘤常规超声声像图
A. 灰阶图像；B. CDFI 血流图；C. 能量多普勒血流图；D. 超微血流成像图

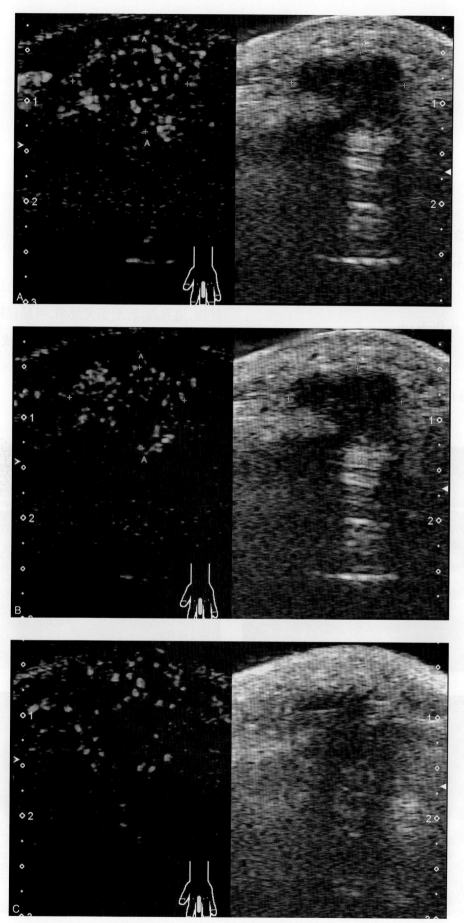

图 5-3-16　右手腱鞘巨细胞瘤超声造影图
A. 造影 28s 图像；B. 造影 36s 图像；C. 造影 1 分 37 秒图像

ER5-3-8　右手腱鞘巨细胞瘤超声造影视频

4. 超声造影诊断要点　造影表现为早于周围组织迅速增强,达峰呈不均匀高增强,可见片状低增强区,部分病灶可边界不清,廓清不彻底。

五、小圆细胞未分化肉瘤

1. 病史概要　男性,10岁,入院前10余天前家属发现患儿行走时跛行,6天前患者活动后扭伤致右膝关节疼痛不适,活动后加剧,伴跛行。右膝关节正侧位片:右股骨下端内侧骨质缺如。

2. 常规超声图像　右膝关节肌层内见实性低回声肿物,边界尚清,形态欠规则,可见包膜,内回声欠均;病灶与股骨下段分界不清,相邻处骨皮质毛糙、连续性中断;多普勒血流成像:内见不均匀点条状血流信号,见图 5-3-17。

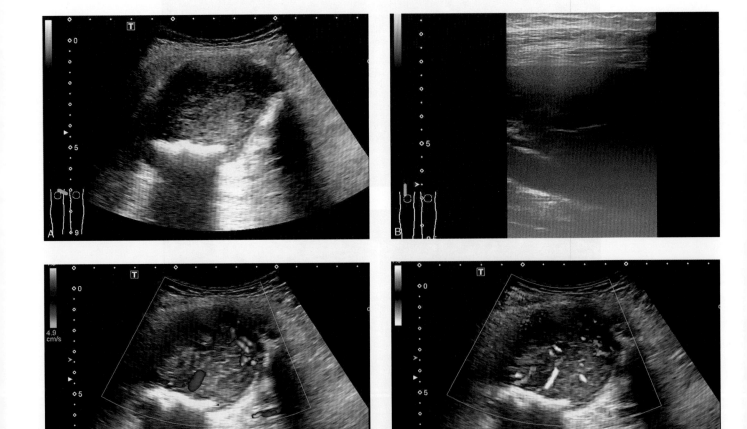

图 5-3-17　右膝肉瘤常规超声声像图

A. 灰阶图像(腹部探头);B. 灰阶图像(浅表探头);C. CDFI 血流图;D. 超微血流成像图

3. 超声造影图像　右膝关节皮下肌层肿物早于周围组织呈弥漫性增强,约13s达峰呈不均匀高增强,周边见环状高增强,内见少许片状无增强区,约19s早于周围组织消退,廓清明显;整体呈"快进快出"表现,见图5-3-18、ER5-3-9。

4. 超声造影诊断要点　造影表现为病灶早于周围软组织增强,达峰呈不均匀高增强,周边可见环状高增

强,后迅速消退,廓清明显,整体呈"快进快出"表现。

5. 病理诊断　小圆细胞未分化肉瘤(*BCOR-CCNB3*基因阳性)

6. 鉴别诊断　腱鞘巨细胞瘤:造影表现为早于周围组织迅速增强,达峰呈不均匀高增强,周边环状高增强不明显,内可见片状低增强区,部分病灶可边界不清,消退较肉瘤缓慢,廓清不彻底。

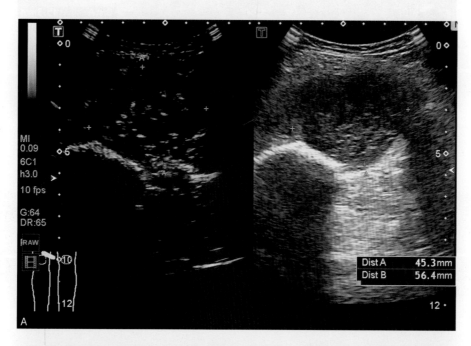

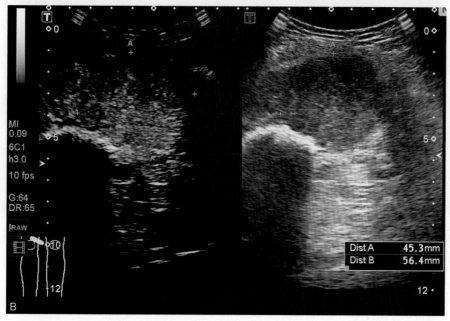

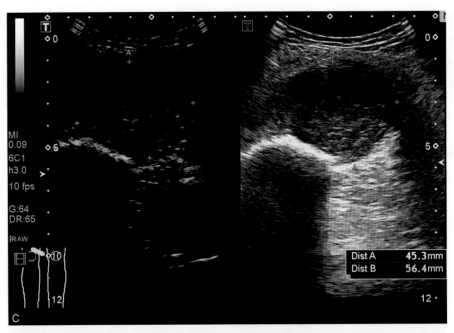

图 5-3-18 右膝肉瘤超声造影图

A. 造影 15s 图像；B. 造影 25s 图像；C. 造影 2 分 1 秒图像

ER5-3-9 右膝肉瘤超声造影视频

A. 造影视频（腹部探头）；B. 造影视频（浅表探头）

六、横纹肌肉瘤

1. **病史概要** 患者 29 岁男性，2 个月前锻炼后出现左小腿酸痛不适，疼痛以行走后明显，休息后疼痛感可明显缓解。

2. **常规超声图像** 左小腿后侧皮下肌层结构紊乱，回声弥漫性减低，较对侧明显增厚，边界不清，异常回声区上至腘窝，下达小腿中下 1/4，内回声不均，见斑片状稍高回声间杂；相应区域血管受压变窄；多普勒血流成像：内血流信号不丰富，见图 5-3-19。

3. **超声造影图像** 左小腿异常回声区稍早于周围肌层增强，达峰呈不均匀稍高增强，内见散在片状无增强区，达峰后与周边组织分界不清，早于周围组织不均匀消退，图 5-3-20、ER5-3-10。

4. **超声造影诊断要点** 造影表现为早于周围组织弥漫性增强，达峰呈高增强，达峰后与周围组织分界不清，消退可与周围组织同步，或略晚于周围组织，消退时间可能与病灶位置相关。

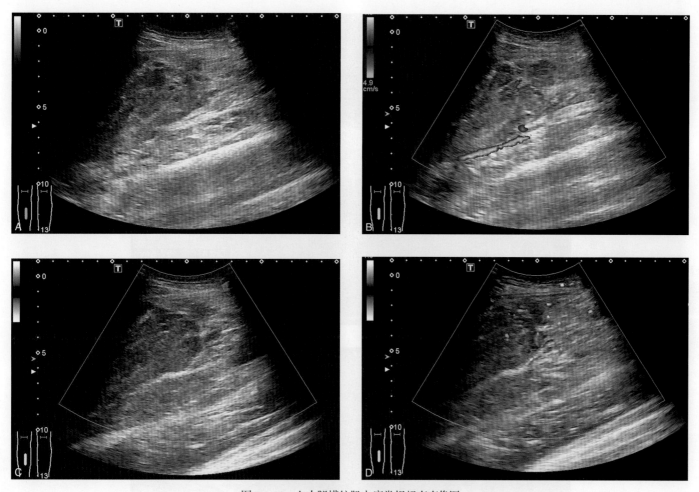

图 5-3-19　左小腿横纹肌肉瘤常规超声声像图

A. 灰阶图像；B. CDFI 血流图；C. 能量多普勒血流图；D. 超微血流成像图

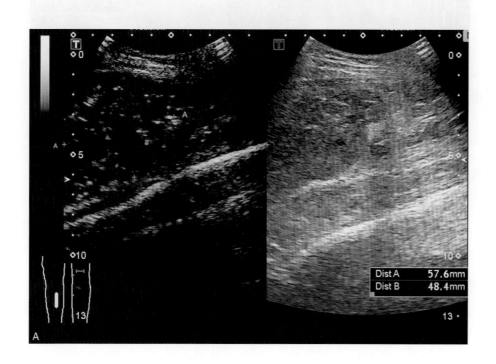

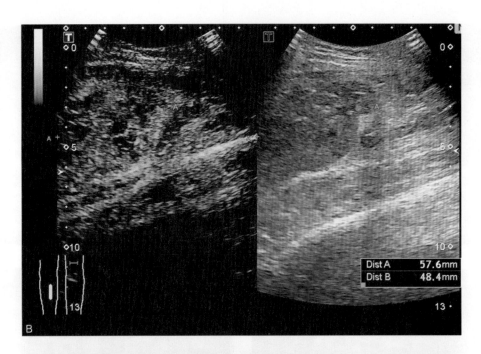

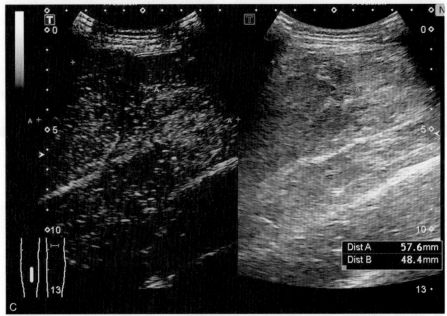

图 5-3-20　左小腿横纹肌肉瘤超声造影图

A. 造影 18s 图像；B. 造影 23s 图像；C. 造影 1 分 11 秒图像

ER5-3-10　左小腿横纹肌肉瘤超声造影视频

5. 鉴别诊断 侵袭性纤维瘤病：造影表现为早于周围组织增强，达峰时呈均匀高增强，造影达峰病灶较二维超声增大，消退早于周围组织。

七、脂肪肉瘤

1. 病史概要 女性，44岁，6个月前患者发现左大腿外侧肿块，约鸡蛋大小，无明显疼痛不适，近来感肿块较前增大，无红肿热痛等其他伴随症状。

2. 常规超声图像 左大腿中下段外侧软组织内见稍高回声肿物，边界不清，形态不规则，未见包膜，内见带状稍高回声；多普勒血流成像：内血流信号不丰富，见图5-3-21。

3. 超声造影图像 左大腿中下段肿物约12s增强，达峰呈不均匀高增强，内见小片状低增强区，约26s开始不均匀消退，廓清彻底；病灶整体呈"快进快出"，见图5-3-22、ER5-3-11。

4. 超声造影诊断要点 造影表现整体呈"快进快出"，达峰时呈不均匀高增强，病灶内可见片状低增强区，廓清彻底。

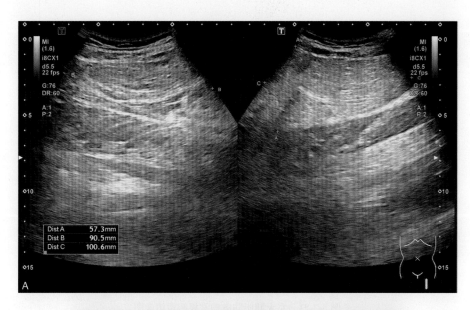

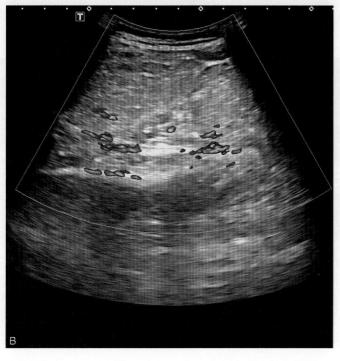

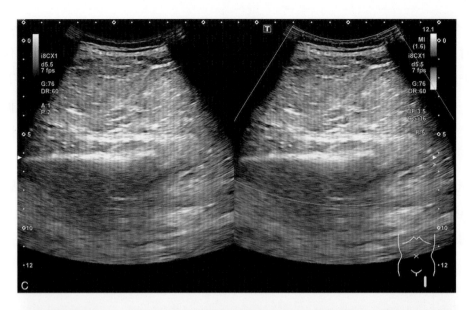

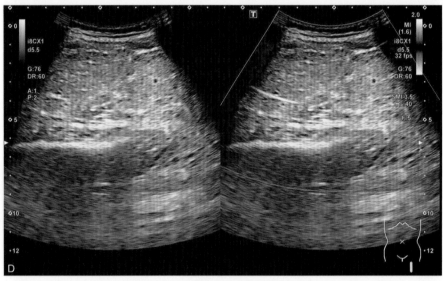

图 5-3-21　左大腿脂肪肉瘤常规超声声像图

A. 灰阶图像；B. CDFI 血流图；C. 能量多普勒血流图；D. 超微血流成像图

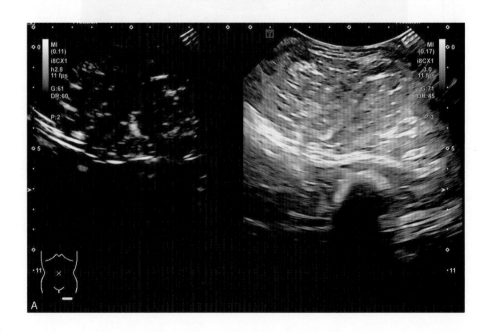

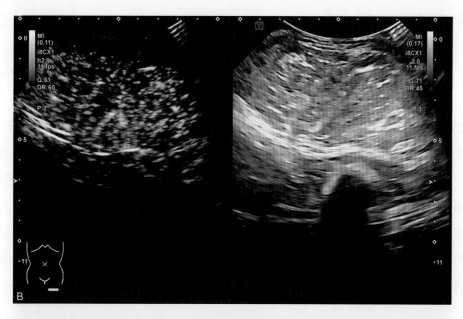

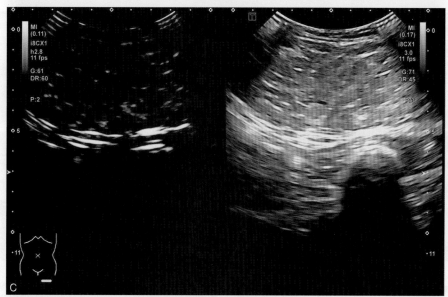

图 5-3-22 左大腿脂肪肉瘤超声造影图

A. 造影 12s 图像；B. 造影 16s 图像；C. 造影 1 分 52 秒图像

ER5-3-11 左大腿脂肪肉瘤超声造影视频

5. **鉴别诊断**　侵袭性纤维瘤病:造影表现为早于周围组织增强,达峰时呈不均匀高增强,造影达峰病灶较二维超声增大,消退早于周围组织。

八、骨肉瘤

1. **病史概要**　男性,26岁,3个月前出现左膝关节疼痛,行走后症状加重,卧床休息后症状稍缓解,有明显夜间痛症状。1个月前,上述症状明显加重,行走困难,严重影响生活质量。

2. **常规超声图像**　左膝关节内侧肌层内见实性低回声肿物,边界不清,形态不规则,似见包膜样回声,内回声不均,内见密集点状强回声及多发粗大钙化灶,内另见片状不规则液性暗区;多普勒血流成像:内见丰富点条

状血流信号,见图5-3-23。

3. **超声造影图像**　左膝关节内侧肿物早于周围组织呈不均匀高增强,达峰较快,达峰后与周边组织分界较清,内见散在片状无增强区,消退早于周围组织,廓清明显,病灶整体呈"快进快出",见图5-3-24、ER5-3-12。

4. **超声造影诊断要点**　造影表现为明显早于周围软组织增强,达峰呈不均匀高增强,内可见坏死无增强区,消退早于周围组织,整体呈"快进快出"。

5. **鉴别诊断**

（1）侵袭性纤维瘤病:造影表现为早于周围组织增强,达峰时呈均匀高增强,造影达峰病灶较二维超声增大,消退早于周围组织。

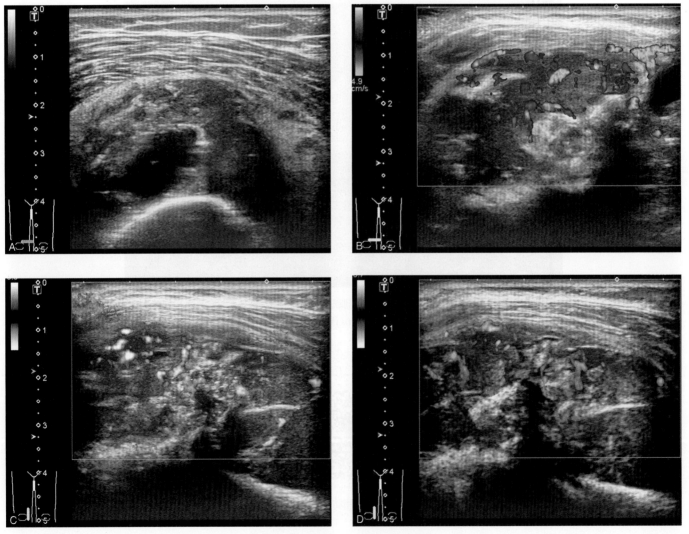

图 5-3-23　左膝骨肉瘤常规超声声像图
A. 灰阶图像;B. CDFI 血流图;C. 能量多普勒血流图;D. 超微血流成像图

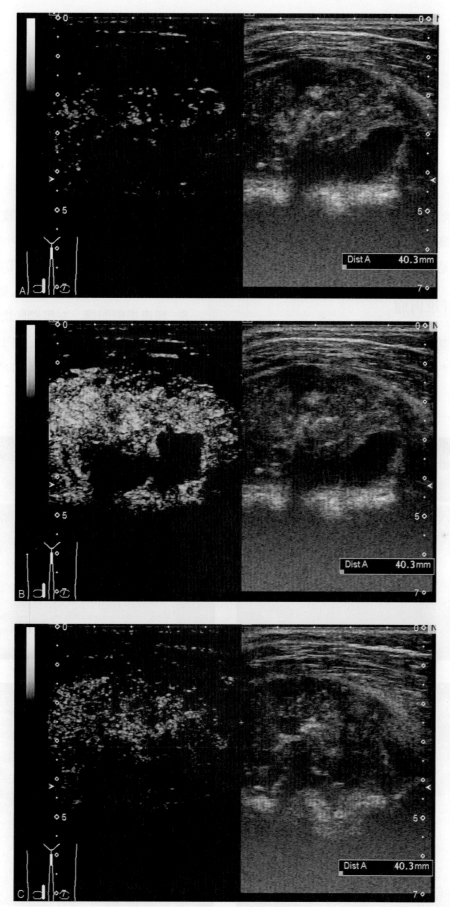

图 5-3-24　左膝骨肉瘤超声造影图
A. 造影 18s 图像；B. 造影 23s 图像；C. 造影 1 分 11 秒图像

ER5-3-12 左膝骨肉瘤超声造影视频

（2）骨化性肌炎：表现为病程中期二维超声显示钙化灶围绕肿物形成典型的"环带现象"，CDFI可见少许点状血流信号，超声造影尚需进一步研究。

九、黏液炎性成纤维肉瘤

1. 病史概要 男性，63岁，1年前患者无明显诱因发现左侧腹壁肿物，约花生大小，质软。后自觉肿物进行性增大，偶有疼痛。

2. 常规超声图像 左侧腹壁皮下软组织内见低回声肿物，边界清，形态不规则，呈分叶状，似由多个融合而成，见包膜，内回声不均，见少许条带状稍高回声；多普勒血流成像：内见少许点状血流信号，见图5-3-25。

3. 超声造影图像 左腹壁肿物早于周围组织呈弥漫性增强，达峰呈不均匀高增强，内见小片状不规则无增强区，消退早于周围正常组织，廓清缓慢，见图5-3-26、ER5-3-13。

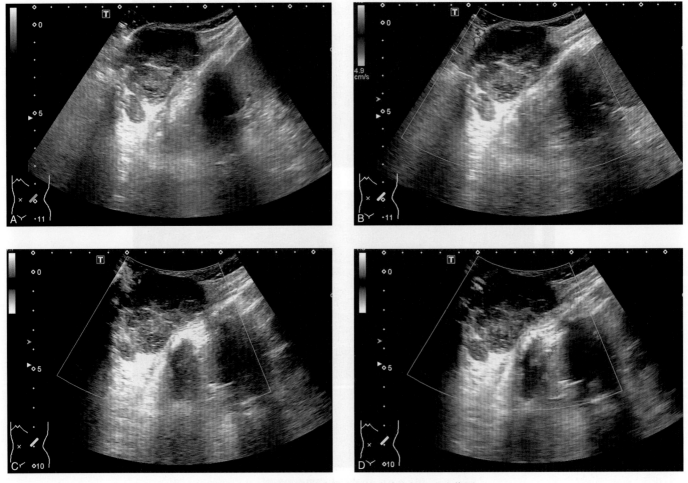

图 5-3-25 左腹壁黏液炎性成纤维肉瘤常规超声声像图
A. 灰阶图像；B. CDFI血流图；C. 能量多普勒血流图；D. 超微血流成像图

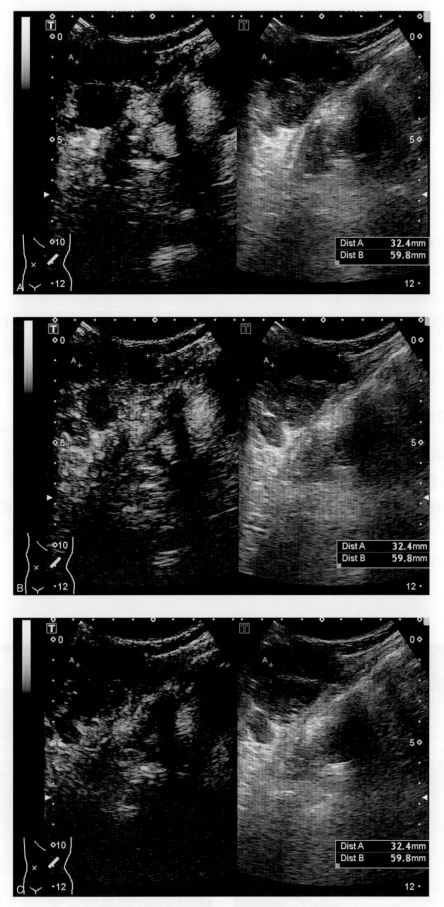

图 5-3-26　左腹壁黏液炎性成纤维肉瘤超声造影图
A. 造影 17s 图像；B. 造影 30s 图像；C. 造影 1 分 9 秒图像

ER5-3-13 左腹壁黏液炎性成纤维肉瘤超声造影视频

4. 超声造影诊断要点 表现为稍早于周围软组织弥漫性增强,达峰时呈不均匀高增强,内见小片状不无增强区,消退早于周围正常组织,廓清缓慢。

5. 鉴别诊断 侵袭性纤维瘤病:造影表现为早于周围组织增强,达峰时呈均匀高增强,造影达峰病灶较二维超声增大,消退早于周围组织。

十、孤立性纤维性肿瘤

1. 病史概要 女性,51岁,6年前出现左小腿肿胀不适,后病情逐渐加重,休息可缓解,近1个月来小腿肿胀进一步加重,伴有疼痛不适,休息后不缓解,局部可见明显肿胀,触之疼痛。

2. 常规超声图像 左小腿中段肌肉层内见低回声肿块,边界清,形态不规则,呈浅分叶状,后方回声稍增强,内回声不均;多普勒血流成像:内见极丰富点条状血流信号,见图5-3-27。

3. 超声造影图像 左小腿中段肌肉层内病灶早于周围软组织迅速高增强,呈环状、结节状向心性增强,达峰呈不均匀高增强,早于周围软组织缓慢消退,廓清不彻底,见图5-3-28,ER5-3-14。

4. 超声造影诊断要点 病灶早于周围软组织迅速高增强,呈环状、结节状向心性增强,达峰呈不均匀高增强,早于周围软组织缓慢消退,廓清不彻底。

5. 鉴别诊断 侵袭性纤维瘤病:造影多表现为早于周围组织增强,达峰时呈均匀高增强,造影达峰病灶较二维超声增大,消退早于周围组织。

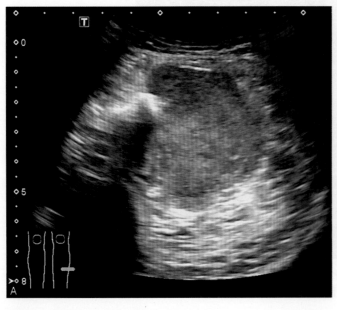

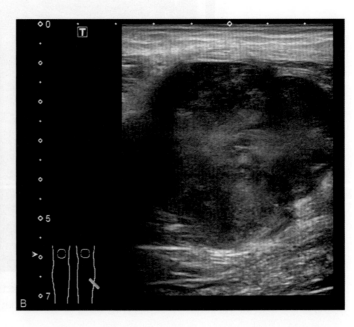

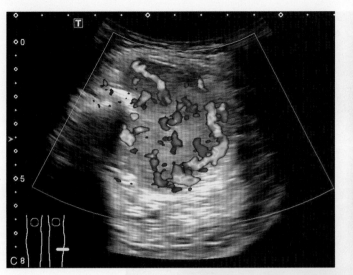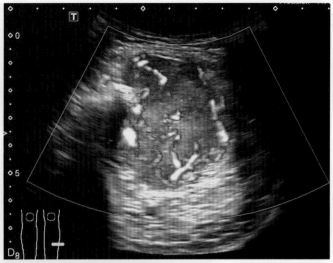

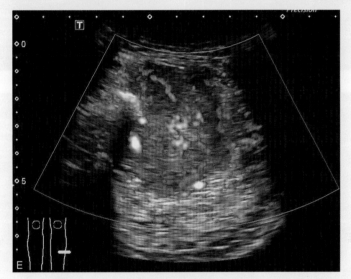

图 5-3-27 左小腿孤立性纤维性肿瘤常规超声声像图

A. 灰阶图像（腹部探头）；B. 灰阶图像（浅表探头）；C. CDFI 血流图；D. 能量多普勒血流图；E. 超微血流成像图

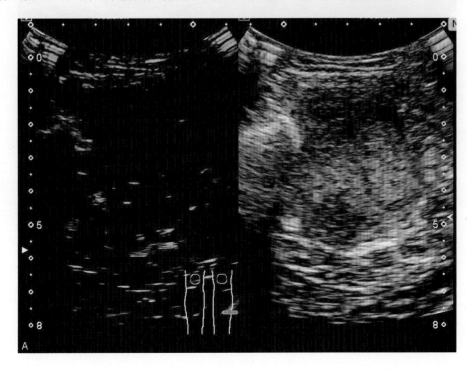

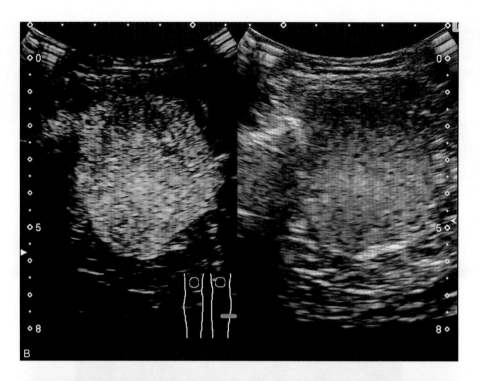

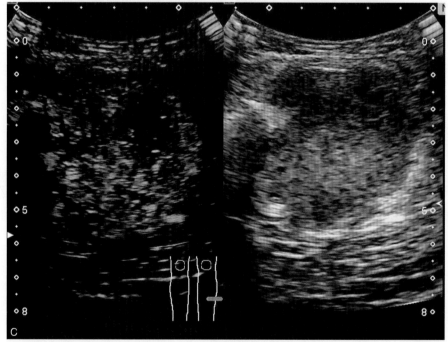

图 5-3-28　左小腿孤立性纤维性肿瘤超声造影图

A. 造影 13s 图像；B. 造影 23s 图像；C. 造影 1 分 28 秒图像

ER5-3-14　左小腿孤立性纤维性肿瘤超声造影视频

A. 造影视频（腹部探头）；B. 造影视频（浅表探头）

十一、结节性筋膜炎

1. 病史概要 男性，50岁，2个月前发现右肩部肿块，伴有轻微疼痛，无感觉异常，麻木等症状。体格检查：右侧肩部可触及直径约3cm肿块，质硬、边界清楚、活动性好、与皮肤无粘连、轻微压痛。

2. 常规超声图像 右侧肩部肌层内可见一个低回声结节，形态尚规则，边界清楚，内部回声欠均匀；CDFI：结节内及周边可见点条状血流信号；结节内测得动脉频谱，阻力指数：0.6，见图5-3-29。

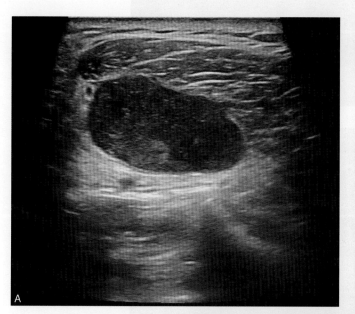 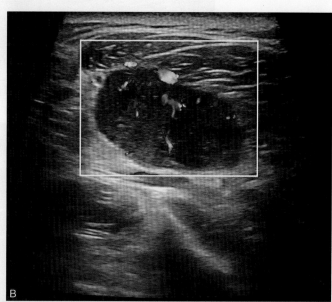

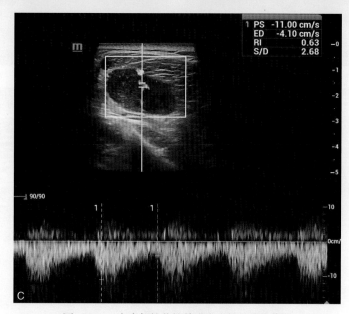

图 5-3-29 右肩部结节性筋膜炎常规超声声像图
A. 灰阶图像；B. CDFI 血流图；C. 脉冲多普勒图

3. 超声造影图像　右侧肩部肌层肿块早于周边组织快速增强,达峰呈不均匀高增强,边缘不光整,内可见小片状无增强区,增强后消退早于周围组织,见图5-3-30、ER5-3-15。

4. 超声造影诊断要点　典型的结节性筋膜炎超声造影表现为周边呈厚环样增强,逐渐向心性充填,肿块内部可增强不完全。部分不典型结节性结膜炎病例也可表现为均匀的或不均匀高增强。

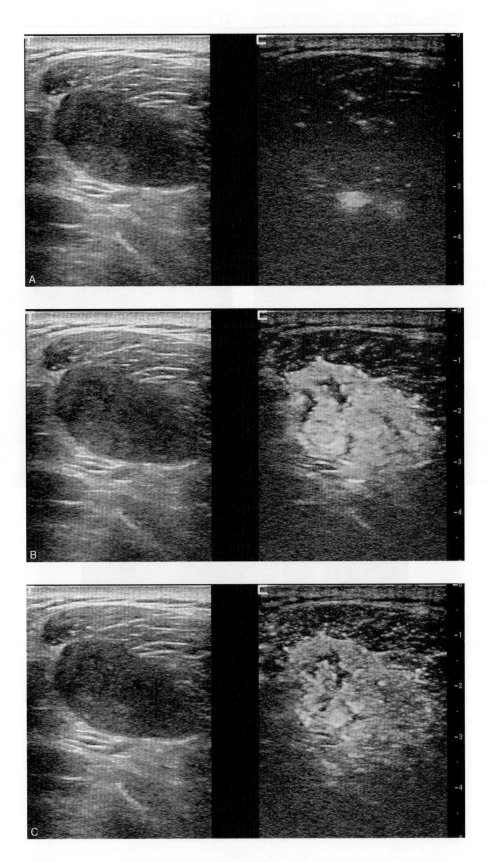

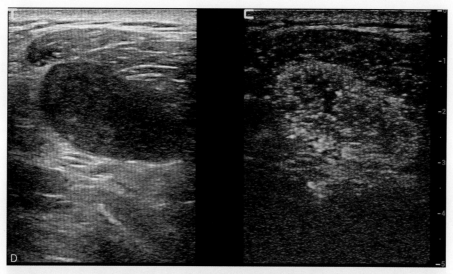

图 5-3-30 右肩部结节性筋膜炎超声造影图
A. 增强早期（10s）；B. 峰值期（17s）；C. 增强晚期（21s）；D. 增强晚期（51s）

ER5-3-15 右肩部结节性结膜炎超声造影视频

5. 鉴别诊断

（1）纤维肉瘤：大多数超声造影呈现为快进弥漫性均匀性高增强，且造影后病灶范围扩大，部分可伴有充盈缺损。

（2）脂肪瘤：超声造影的特点因肿块内血管多少而表现不同，若肿瘤血管很少，呈低增强或无增强。

（3）神经纤维瘤：肿块增强略早于周围正常组织，呈整体弥漫性增强，达峰时呈均匀性高增强，边界清楚，形态规则，周边见部分环状增强。

十二、浅表软组织结核

1. 病史概要 女性，25 岁，发现颈部肿块伴疼痛半年，低热。两年前曾患胸膜炎。体格检查：左颈部扪及 6cm×3cm 肿块，质硬，有压痛。实验室检查：白细胞计数 $8.03×10^9$/L，中性粒细胞计数 $5.26×10^9$/L，血红蛋白 132 g/L，血小板计数 $284×10^9$/L，C 反应蛋白：1.29mg/L。

2. 常规超声图像 左颈部低回声区，边界不清，形态不规则，壁厚，其内透声差，充满絮状回声；CDFI 见低回声区内少许血流信号；可见窦道形成，见图 5-3-31。

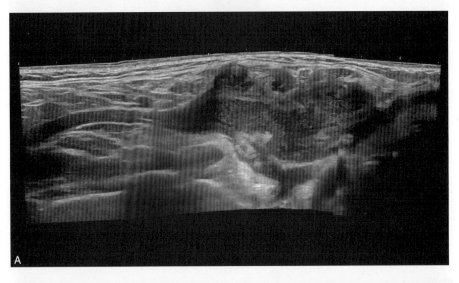

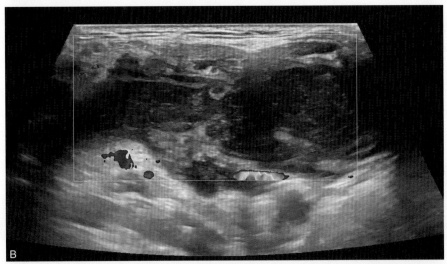

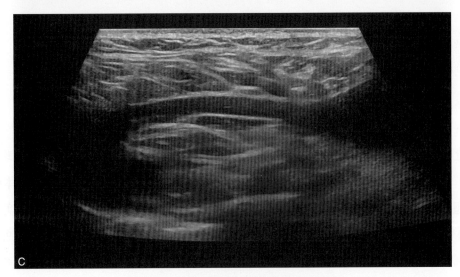

图 5-3-31　左颈软组织结核常规超声声像图
A. 灰阶图像；B. CDFI 血流图；C. 显示窦道形成

3. 超声造影图像　左颈部低回声区呈不均匀高增强,内见大片状无增强区,窦道呈高增强,见图 5-3-32,ER5-3-16。

4. 超声造影诊断要点　浅表软组织结核超声造影表现为病变内低回声区整体呈不均匀高增强,内可见大片状无增强区,无增强区的边界清楚;部分情况下可见高增强的窦道向深部延伸。

5. 鉴别诊断

(1)软组织细菌性脓肿:超声造影特点为病灶呈均匀或不均匀高增强,内部也可见无增强区,但无窦道形成。通常有发热症状,实验室检查白细胞增高。

(2)转移性病灶:转移性病灶呈不均匀高增强,无增强区呈小片状,边界不清。

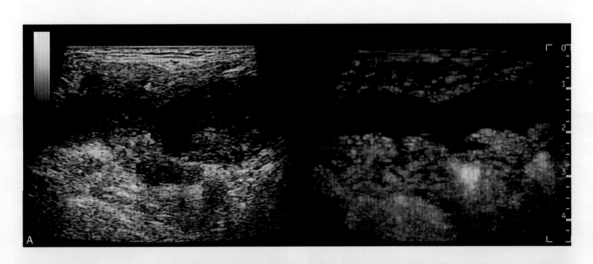

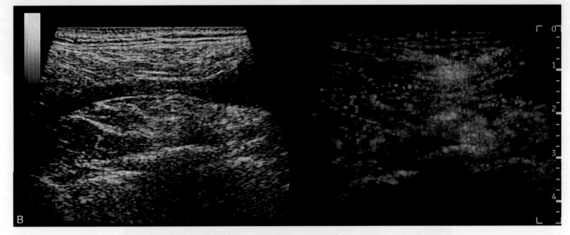

图 5-3-32　左颈软组织结核超声造影图
A. 造影 1 分 9 秒图像;B. 造影 1 分 1 秒图像
A. 病灶呈不均匀高增强,内见大片无增强区;B. 窦道呈高增强

ER5-3-16　左颈软组织结核超声造影视频

十三、血管瘤

1. 病史概要 女性,66 岁,发现右颈部肿块 3 年余,半年前发现肿块较前明显增大,约鸡蛋大小。体格检查:右颈部皮肤隆起,可触及 4cm 大小肿块,质软,无压痛,活动度尚可。甲状腺未触及肿物,未闻及血管杂音,周围淋巴结未及肿大。

2. 常规超声图像 右侧颈部皮下肌层内混合回声区,形态不规则,边界清楚,内部回声分布不均匀,呈窦状扩张管样结构,后方回声增强,加压后可压缩;CDFI 见混合回声区内丰富的红蓝相间血流信号,探头加压时血流信号增多,见图 5-3-33。

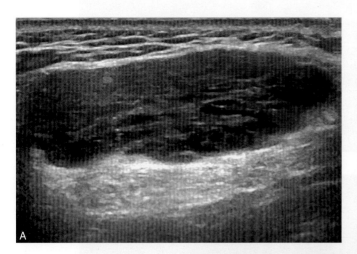
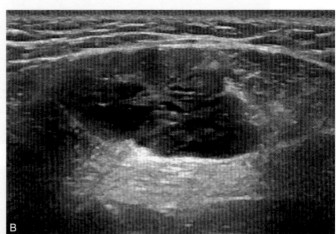
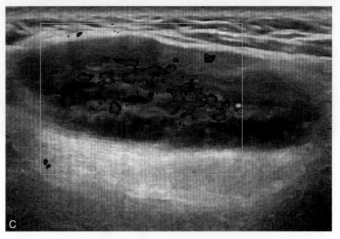

图 5-3-33 颈部血管瘤常规超声声像图
A. 纵切面;B. 横切面;C. CDFI 血流图

3. 超声造影图像 病灶由边缘向中心缓慢强化,达峰呈不均匀高增强,静脉期呈不均匀等增强,呈"慢进慢出",见图 5-3-34、ER5-3-17。

4. 超声造影诊断要点 血管瘤超声造影表现为增强早期先周边强化,后向心性增强,增强晚期呈均匀或不均匀等增强,加压后强化更为明显,呈"慢进慢出"。

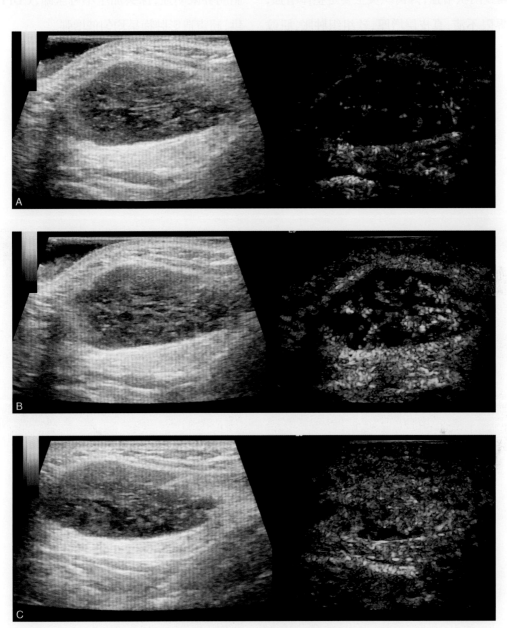

图 5-3-34 颈部血管瘤超声造影图
A. 造影 9s 图像;B. 造影 15s 图像;C. 造影 1 分 16 秒图像

ER5-3-17 颈部血管瘤超声造影视频

5. 鉴别诊断

（1）皮脂腺囊肿感染、蜂窝织炎等感染性疾病：可有红、肿、热、痛症状，皮下脓肿早期液化不全，于各时相见病灶内部呈分隔或网状增强；蜂窝织炎主要是整体增强，并与周围组织界限不清，真皮层增厚，软组织肿胀，肌纹理模糊。

（2）脂肪瘤、纤维瘤等良性肿物：形态规则，边界较清，多数回声均匀，多为椭圆形，长轴与皮肤平行，与周围脂肪界限明显，探头加压不可压缩，CDFI 示肿物内乏血供，超声造影肿物呈均匀低增强。

1. 中国医师协会超声医师分会.中国超声造影临床应用指南［M］.北京：人民卫生出版社，2017.

2. 陈琴，岳林先.浅表器官超声造影诊断图谱［M］.北京：人民卫生出版社，2015.

3. 张缙熙，姜玉新.浅表器官及组织超声诊断学［M］.北京：科学技术文献出版社，2010.

4. Trimboli P, Castellana M, Virili C, et al. Performance of contrast-enhanced ultrasound（CEUS）in assessing thyroid nodules：a systematic review and meta-analysis using histological standard of reference［J］. Radiol Med, 2020, 125（4）：406-415.

5. Gu F, Han L, Yang X, et al. Value of time-intensity curve analysis of contrast-enhanced ultrasound in the differential diagnosis of thyroid nodules［J］. Eur J Radiol, 2018, 105：182-187.

6. 覃业志，黄伟俊，李凤，等.超声对甲状腺滤泡癌与滤泡腺瘤的鉴别诊断价值［J］.中国临床医学影像杂志，2018, 29（08）：590-592.

7. 宋建，宫梦晓，张文君，等.甲状腺滤泡型癌超声表现1例［J］.中国临床医学影像杂志，2018.

8. Yan L, Luo Y, Xiao J, et al. Non-enhanced ultrasound is not a satisfactory modality for measuring necrotic ablated volume after radiofrequency ablation of benign thyroid nodules：a comparison with contrast-enhanced ultrasound［J］. Eur Radiol, 2021, 31（5）：3226-3236.

9. Yan L, Lan Y, Xiao J, et al. Long-term outcomes of radiofrequency ablation for unifocal low-risk papillary thyroid microcarcinoma：a large cohort study of 414 patients［J］. Eur Radiol, 2021, 31（2）：685-694.

10. Zhang M, Luo Y, Zhang Y, et al. Efficacy and safety of ultrasoundguided radiofrequency ablation for treating low-risk papillary thyroid microcarcinoma：a prospective study［J］. Thyroid, 2016, 26（11）：1581-1587.

11. Zhang Y, Luo Y K, Zhang M B, et al. Values of ultrasound features and MMP-9 of papillary thyroid carcinoma in predicting cervical lymph node metastases［J］. Sci Rep, 2017, 7（1）：6670.

12. 周玲燕，葛明华，陈丽羽，等.大涎腺腺样囊腺癌的常规超声及超声造影特征［J］.中华医学超声杂志（电子版），2017, 14（1）：57-60.

13. 孙艺华，王宏桥，贾暮云，等.涎腺常见良性肿瘤的超声造影特点［J］.中国医学影像学杂志，2019, 27（7）：538-542.

14. Li Q, Hu M, Chen Z K, et al. Meta-analysis：contrast-enhanced ultrasound versus conventional ultrasound for differentiation of benign and malignant breast lesions［J］. Ultrasound Med Biol, 2018, 44（5）：919-929.

15. Guo J M, Chen Q, Wu H, et al. Differential diagnosis between acinic cell carcinoma and pleomorphic adenoma

using the quantitative parameters of contrast-enhanced ultrasound.［J］. European review for medical and pharmacological sciences, 2021, 25（4）: 1936-1943.

16. 蔡沁村,陈琴,周青,等. 原发性睾丸淋巴瘤超声表现及误诊分析［J］. 中国超声医学杂志,2020,36（1）: 93-95.

17. 赵胜男,杨冉,田思雨,等. 隆突性皮肤纤维肉瘤的超声诊断［J］. 中华医学超声杂志（电子版）. 2021,18（1）: 30-32.

18. 杜佳蕊,李鹤群,王洋,王辉,等. 节细胞神经瘤超声造影表现1例［J］. 中华超声影像学杂志,2019（06）: 547-548.

19. 陈雨凡,何燕妮,周美君,等. 外周神经源性肿瘤的超声诊断与鉴别诊断分析［J］. 中国超声医学杂志,2021, 37（01）: 87-89.

20. 胡彩,蒋丽萍,陈莉. 颈部孤立性纤维性肿瘤的超声诊断价值［J］. 中国超声医学杂志,2021,37（1）: 101-104.

21. 岳林先,陈琴. 阴囊超声诊断［M］. 成都: 四川科学技术出版社,2013.

22. 轩维锋. 浅表组织超声与病理诊断［M］. 北京: 人民军医出版社,2015.

23. Zhou S C, Le J, Zhou J, et al. The role of contrast-enhanced ultrasound in the diagnosis and pathologic response prediction in breast cancer: a meta-analysis and systematic review［J］. Clin Breast Cancer, 2020, 20（4）: e490-e509.

24. Nielsen Moody A, Bull J, Culpan AM, et al. Preoperative sentinel lymph node identification, biopsy and localisation using contrast enhanced ultrasound（CEUS）in patients with breast cancer: a systematic review and meta-analysis［J］. Clin Radiol, 2017, 72（11）: 959-971.

25. Park A Y, Seo B K. Up-to-date Doppler techniques for breast tumor vascularity: superb microvascular imaging and contrast-enhanced ultrasound［J］. Ultrasonography, 2018, 37（2）: 98-106.

26. Wubulihasimu M, Maimaitusun M, Xu X L, et al. The added value of contrast-enhanced ultrasound to conventional ultrasound in differentiating benign and malignant solid breast lesions: a systematic review and meta-analysis［J］. Clin Radiol, 2018, 73（11）: 936-943

27. Jia K, Li L, Wu X J, et al. Contrast-enhanced ultrasound for evaluating the pathologic response of breast cancer to neoadjuvant chemotherapy: A meta-analysis［J］. Medicine（Baltimore）, 2019, 98（4）: e14258.

28. Li J, Lu M, Cheng X, et al. How pre-operative sentinel lymph node contrast-enhanced ultrasound helps intra-operative sentinel lymph node biopsy in breast cancer: initial experience［J］. Ultrasound Med Biol, 2019, 45（8）: 1865-1873.

29. Lau C, Rivas M, Dinalo J, et al. Scoping review of targeted ultrasound contrast agents in the detection of angiogenesis［J］. J Ultrasound Med, 2020, 39（1）: 19-28.

30. Boca Bene I, Dudea SM, Ciurea AI. Contrast-enhanced ultrasonography in the diagnosis and treatment modulation of breast cancer［J］. J Pers Med, 2021, 11（2）: 81.

31. Cui Q, Dai L, Li J, et al. Accuracy of CEUS-guided sentinel lymph node biopsy in early-stage breast cancer: a study review and meta-analysis［J］. World J Surg Oncol, 2020, 18（1）: 112.

32. Hahn SY, Shin JH. Description and comparison of the sonographic characteristics of poorly differentiated thyroid carcinoma and anaplastic thyroid carcinoma[J]. J Ultrasound Med, 2016, 35(9): 1873-1879.

33. Fung ACH, Tsang JS, Lang BHH. Thyroid carcinoma showing thymus-like differentiation(CASTLE) with tracheal invasion: a case report[J]. American Journal of Case Reports, 2019, 20: 1845-1851.

34. Yang GCH, Fried KO. Most thyroid cancers detected by sonography lack intranodular vascularity on color Doppler imaging review of the literature and sonographic-pathologic correlations for 698 thyroid neoplasms[J]. J Ultrasound Med, 2017, 36(1): 89-94.

登录中华临床影像库步骤

▎公众号登录 >>

扫描二维码
关注"临床影像库"公众号

点击"影像库"菜单
进入中华临床影像库首页

临床影像库
中华临床影像库内容涵盖国内近百家大
型三甲医院临床影像诊断中所能见… ∨
7位朋友关注

__关注公众号__

| 影像库 |

▎网站登录 >>

输入网址 medbooks.ipmph.com/yx
进入中华临床影像库首页

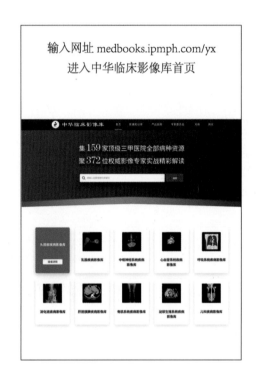

进入中华临床影像库首页

.... 注册或登录 ....

PC 端点击首页"兑换"按钮
移动端在首页菜单中选择"兑换"按钮

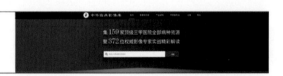

输入兑换码,点击"激活"按钮
开通中华临床影像库的使用权限

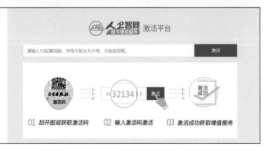

69枚